图解实用临床护理系列

图解实用
急诊科临床护理

马佳英　主编

化学工业出版社
·北京·

本书注重临床实际应用，以图解的方式重点讲述急诊科常见疾病的护理知识，使读者能够对疾病有一个系统和全面的了解和认识。本书写作突出技能性和实用性，全书文字内容精炼、简洁翔实、重点突出、条理清楚，抓住了疾病护理的关键环节。指导对象明确，实用性强。

本书可供急诊科护理人员及相关护理管理人员查阅参考。

图书在版编目（CIP）数据

图解实用急诊科临床护理/马佳英主编. —北京：化学工业出版社，2017.5
（图解实用临床护理系列）
ISBN 978-7-122-29345-9

Ⅰ.①图… Ⅱ.①马… Ⅲ.①急诊-护理-图解
Ⅳ.①R472.2-64

中国版本图书馆 CIP 数据核字（2017）第 060967 号

责任编辑：张　蕾　　　　　　　　　　　　　　　装帧设计：关　飞
责任校对：边　涛

出版发行：化学工业出版社（北京市东城区青年湖南街 13 号　邮政编码 100011）
印　　装：高教社（天津）印务有限公司
787mm×1092mm　1/16　印张 14　字数 344 千字　2017 年 7 月北京第 1 版第 1 次印刷

购书咨询：010-64518888（传真：010-64519686）　　售后服务：010-64518899
网　　址：http://www.cip.com.cn
凡购买本书，如有缺损质量问题，本社销售中心负责调换。

定　　价：49.80 元

编写人员名单

主　编　马佳英

编　者　（按姓氏笔画排列）

马佳英　　王克勤　　王淑艳　　刘丽萍

李占杰　　张　彤　　张　颖　　陈晓茉

修士会　　柴新雷　　高秀宏　　黄　晋

裴向娟　　潘　岩

前言

　　护理学是将自然科学与社会科学紧密联系起来的为人类健康服务的综合性应用学科。随着医学科学的迅速发展和医学模式的转变，医学理论和诊疗护理不断更新，护理学科领域发生了很大的变化。急诊护理工作是个高风险的职业，护士在面对重症患者时能否及时无误地做出判断和救护，直接关系到患者的安危和抢救的成败，为此要求护士能够熟练掌握急救知识和技能，能在紧急情况下对患者实施及时、准确的救治和护理，以提高抢救成功率。

　　《图解实用急诊科临床护理》旨在为急诊临床护理人员提供最新的专业理论和专业指导，帮助护理人员熟练掌握基本理论知识和临床护理技能，提高护理质量，是对急诊科临床护理实践及技能给予指导的专业参考书。本书注重临床实际应用，以图解的方式重点讲述急诊科常见疾病的护理知识，使读者能够对疾病有一个系统和全面的了解和认识。本书写作突出技能性和实用性，全书文字内容精炼、简洁翔实、重点突出、条理清楚，抓住了疾病护理的关键环节。内容精炼，指导对象明确，实用性强。

　　本书系统地介绍了急诊科护理中必备的理论、知识和技能，内容紧密结合临床工作需要，力求做到详略适度，使其更具有科学性、思想性、先进性、启发性、实用性。本书共分为七章，主要讲述急诊护理管理、急诊护理的基本技能、各种临床危象的急救护理、常见内科急救护理、常见外科急救护理、常见妇产科急救护理、急性中毒急救护理等内容。

　　由于编者学识和经验有限，虽经编者尽心尽力，书中难免有不足之处，恳请广大读者热心指点。

编者

2017 年 3 月

目　录

第五章　常见外科急救护理 / 117

第六章　常见妇产科急救护理 ╱ 181

第七章　急性中毒急救护理 / 197

第一章

急诊护理管理

第一节　院前急救

　　院前急救是一门新兴医疗学科。目前我国中等以上城市普遍建立了不同规模的院前急救医疗中心，随着城市现代化水平及社会文明程度的不断提高，院前急救正日益被社会所重视。急救医疗已经成为我国医疗领域中的重要组成部分，提高院前急救功能已经成为增强城市功能的迫切任务。在现代社会生活中，随着人民生活水平和文明程度的日益提高，人民对物质文明、精神文明的需求不断提高，更重要的方面表现为对生命质量和生命保障的要求不断提高，对危重患者的抢救，最宝贵的时机是在院前。处于危重状态的患者，几分钟、十几分钟的延误，就可能就丧失了挽回生命的时机。

　　院前急救是卫生事业的重要组成部分，它将急救服务与人民健康、生命保障有机结合起来，不断推动社会文明的发展与进步。随着人类寿命的增长，老年社会出现，心脑血管疾病骤增，且常以急症的形式出现，危及生命。同时随着社会的繁荣与发展，各种意外伤害包括交通事故、航空意外明显增多，加以火灾、地震以及洪水等灾害，导致群伤群亡，凡此种种，都需要进行及时有效的院前急救。今后的院前急救将面对社会各个层面，涉及社会各个角落，已经不再是医院围墙内医护人员的专利，也不是昔日所谓的止血、包扎、固定以及搬运简单的四大技术，而是院外急救医疗，立足于现场，以心肺复苏（CPR）和伤残抢救等危急情况为主的紧急救护。现代院前急救要求建立高效的医疗急救指挥系统、完善的急救医疗网络系统以及训练有素、装备精良、反应迅速的院前急救专业队伍。

一、院前急救体制

1. 概念

概念
- 院前急救是急、危、重伤（病）员进入医院以前的医疗急救，也称现场急救和途中急救，不论在厂矿、农村、事故现场或在家庭等，包括在所有出事地点对患者进行的初步急救
- 首先在建立有效的循环和呼吸的基础上，视伤（病）情和条件采取输液、止痛、包扎、固定、解毒等救治措施，然后通过各种通讯联络工具向救护站或医院呼救
- 院前急救工作要与院内急救相结合，院前急救是前提和基础。在患者转运途中应连续监护并做必要的治疗、护理，为患者争取最初的抢救时机

2. 任务

任务

平时对呼救患者的院前急救是经常性和主要任务。呼救患者一般分两种类型：一种为短时间内有生命危险的患者，称为危重患者或急救患者，如心肌梗死、窒息等；另一种为病情紧急、短时间内尚无生命危险者，称为急诊患者，如急腹症、重症哮喘等。现场处理的目的在于稳定病情、减轻患者在运送过程中的痛苦和避免并发症的发生

灾害或战争时对遇难者的院前急救：对遇难者除应做到平时急救的要求外，还要注意在现场与其他救灾专业队伍的密切配合以及自身的安全

执行救护值班的特殊任务：指当地的大型集会、重要会议等的救护值班。执行此项任务要求加强责任心，严禁擅离职守

普及急救知识：急救知识的普及教育可提高急救服务的成功率。国外如新加坡等国家由医院定期对公众进行CPR、呼吸道异物现场急救等全民教育

3. 院前通讯与急救

院前通讯与急救

院前通讯

通讯是院前急救三大要素（通讯、运输、医疗）之一。灵敏的通讯网络是急救医疗的重要组成部分，是日常院前医疗急救和灾害事故医疗救援反应的中枢。现代化急救通讯系统，应集有线、无线、计算机网络通讯为一体，具有高度的自动化。所有救护车都安装最先进的卫星定位系统和无线对讲。当有线求救电话进入120后，在计算机屏幕上可立即显示主要信息：求救号码、装机地址和在大屏幕上显示呼救电话号码的地理位置。卫星定位系统同时显示救护车所在的方位，并能自动检索最近路线。急救指挥人员可根据这些科学、直观、可靠的急救信息对救护车进行快速地指挥调度，有效地缩短了院前急救反应时间

急救运输

急救运输是院前急救的重要组成部分，运输工具的先进程度是一个地区经济和科技发达与否，政府和社会对医疗卫生事业重视与否的标志。承担院前急救的主要力量是救护车，急救中心每台救护车上都应配备气管插管、人工呼吸器、除颤器、心电图机、吸引器、血糖仪、产式担架、氧气及急救药品、器材等，就像一个小型的抢救室，为抢救各种急、危、重症患者创造了良好的条件。急救工作的质量直接影响患者的生存及预后

二、院前急救的内容

院前急救和院内急救的内容有所不同，它强调现场急救和途中救护。其特点是在紧急情况下，急救现场条件差，病史不详，缺乏客观资料，病变程度各异，环境较恶劣，抢救人员体力消耗比较大，设备条件差，所以抢救措施应以生命器官的维持与对症治疗为主。院前急救是在现场和途中进行，因此难以适用医院各种抢救常规。尽管院前急救是暂时的、应急的，但是对于一些特重患者来说，若没有在院前急救过程中争取到的分分秒秒，院内设备再好，医护人员技术再高也难以起死回生，所以院前急救是急救医疗服务体系的前沿阵地。

1. 现场急救

目的在于挽救和维持基本生命，减轻转运途中的痛苦和避免并发症，不一定要针对病因给予确定性治疗，而是强调对症治疗。

现
场
急
救

现
场
急
救
的
组
织
协
调

应
急
急
救
组
织

在全国各地都设有的急救中心是管理院前急救医疗的主要机构,我国统一呼救电话号码为120

无论是哪种形式的急救机构,平时要熟悉意外事故发生时的处理原则和程序,从而具备快速反应和较强的应变指挥能力。如有重大意外发生时,卫生行政部门应及时组织灾害现场就近的各方面医疗力量,全力奔赴现场抢救。同时,要依靠社会支持以协同抢救、转送和疏散伤员,并按下列程序向有关领导报告:①事故发生地点、类别、性质;②伤员人数和伤情;③简要抢救动态

现
场
急
救
人
员
的
调
集
与
物
资
供
应
协
调

院前急救医护人员,原则上要求有较丰富的临床经验和较强的应急及独立工作能力。院前急救士应选择受过正规护理教育、具有2年以上临床实践工作经验的年轻护士,同时应接受过专门的急救培训。医务人员在院前急救的主要工作内容包括携带急救药品和设备赶赴现场,对患者进行询问、检查、诊断(灾害事故发生时的检伤、分类),进行现场抢救、搬运、转送和途中的监护、救治,直到把患者运抵能够进一步进行救治的医院

院前急救的药品、器械、仪器设备和救护车等,均应准备完善,固定放置,专人保管,定期检查更新,随时处于备用状态

院
前
急
救
护
理
基
本
程
序

镇定有序的指挥:一旦灾祸突然降临,不要惊慌失措,如果现场伤员较多,要一面马上分派人员迅速呼叫医务人员前来现场,一面对伤病员进行必要的处理

检查伤病员的生命体征与意识状态:检查伤病员呼吸道是否通畅,有无呼吸异常,注意心跳、脉搏、血压等基本情况,观察患者神志、瞳孔大小及对光反射是否正常,如有呼吸心脏停搏,应就地立刻进行心脏按压和人工呼吸

对伤病员进行全身检查:主要根据病情对伤病员头颈部、胸部、腹部、骨盆、脊柱及四肢进行检查,在检查中要充分暴露伤病员身体各部位,迅速检查,以利于发现是否有直接危及患者生命的症状和体征

实
施
初
步
救
护
措
施

迅速排除致命和致伤因素如搬开压在身上的重物;撤离中毒现场;如是触电意外,应立即切断电源;清除伤病员口鼻内的泥沙、呕吐物、血块或其他异物,保持呼吸道通畅等

维持呼吸系统功能包括吸氧、吸痰,口对口人工呼吸,呼吸兴奋剂,气管插管,人工呼吸等

维持循环系统功能包括胸外心脏按压、心电监护、除颤、体外起搏器的使用,严重心律失常的药物治疗等

维持中枢神经系统功能如急性脑血管病的处理,预防治疗脑水肿、降低颅内压和控制癫痫等

急性中毒、意外事故处理

其他对症处理有创伤出血者,应迅速就地取材,包扎止血,可用加压包扎、上止血带或指压止血等,同时尽快送往医院;如有腹腔脏器脱出或颅脑组织膨出可用无菌敷料、干净毛巾、软布料或搪瓷碗等加以保护;有骨折者用木板等临时固定;神志昏迷者,未明确病因前,注意心跳、呼吸、两侧瞳孔大小;有舌后坠者,用舌钳将舌头拉出,紧急情况下可用别针穿刺固定在口外,防止窒息

2. 转运与途中急救

途中转运救治是院前急救中的一个重要组成部分，指患者在发病之初或在现场进行了有效的初步救治之后，用配备急救器材的运输工具，把伤病员护送到医院急诊科前的途中救治。

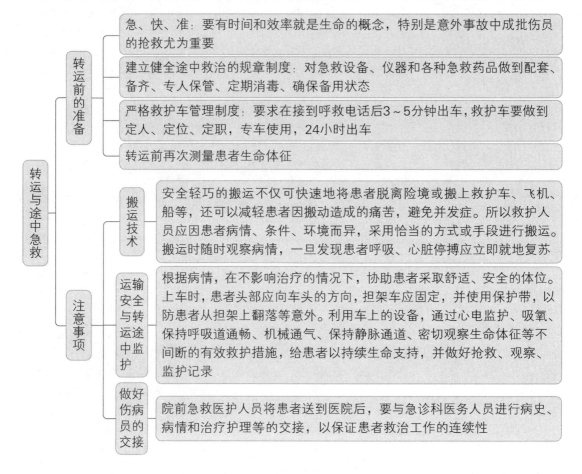

第二节　急诊科的设置与管理

一、急诊科的设置与布局

急诊科的设置与布局	医院急诊科收治的多是突发性的急、危、重患者，一切都应以"急"字出发，急诊科位置的选择首先要以方便患者就诊为原则
	急诊科应有直接通道与住院部和门诊部相连，有单独的出入口，门口有宽敞的停车场，急诊科及各诊疗室和辅助部门的标志必须醒目、突出，急诊大厅应宽广，分诊台应设在大厅明显位置，走廊应宽敞，室内采光明亮，空气流通，通讯设施保证，备有平车、轮椅供患者使用
	设有"绿色通道"，对于急危重患者，直接进入抢救室先行急救处理再补办手续

二、急诊科的结构

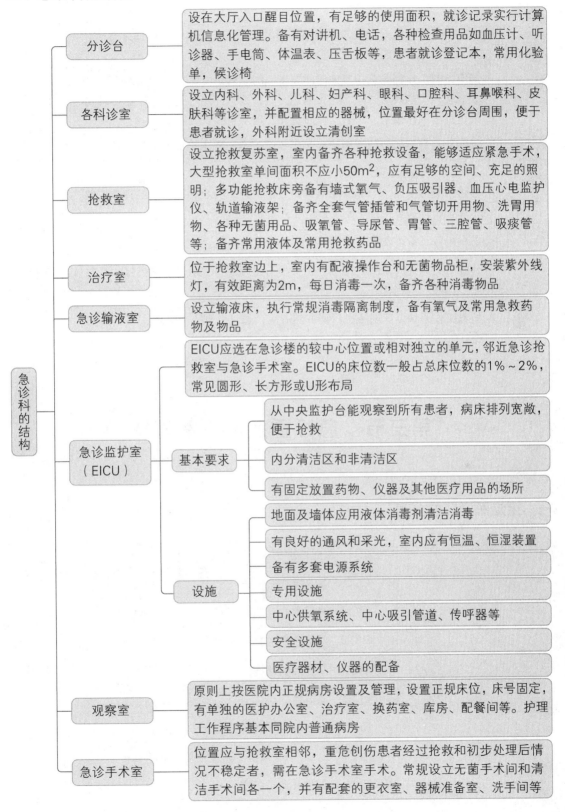

分诊台 — 设在大厅入口醒目位置，有足够的使用面积，就诊记录实行计算机信息化管理。备有对讲机、电话，各种检查用品如血压计、听诊器、手电筒、体温表、压舌板等，患者就诊登记本，常用化验单，候诊椅

各科诊室 — 设立内科、外科、儿科、妇产科、眼科、口腔科、耳鼻喉科、皮肤科等诊室，并配置相应的器械，位置最好在分诊台周围，便于患者就诊，外科附近设立清创室

抢救室 — 设立抢救复苏室，室内备齐各种抢救设备，能够适应紧急手术，大型抢救室单间面积不应小50m²，应有足够的空间、充足的照明；多功能抢救床旁备有墙式氧气、负压吸引器、血压心电监护仪、轨道输液架；备齐全套气管插管和气管切开用物、洗胃用物、各种无菌用品、吸氧管、导尿管、胃管、三腔管、吸痰管等；备齐常用液体及常用抢救药品

治疗室 — 位于抢救室边上，室内有配液操作台和无菌物品柜，安装紫外线灯，有效距离为2m，每日消毒一次，备齐各种消毒物品

急诊输液室 — 设立输液床，执行常规消毒隔离制度，备有氧气及常用急救药物及物品

急诊监护室（EICU） — EICU应选在急诊楼的较中心位置或相对独立的单元，邻近急诊抢救室与急诊手术室。EICU的床位数一般占总床位数的1%~2%，常见圆形、长方形或U形布局

基本要求
- 从中央监护台能观察到所有患者，病床排列宽敞，便于抢救
- 内分清洁区和非清洁区
- 有固定放置药物、仪器及其他医疗用品的场所

设施
- 地面及墙体应用液体消毒剂清洁消毒
- 有良好的通风和采光，室内应有恒温、恒湿装置
- 备有多套电源系统
- 专用设施
- 中心供氧系统、中心吸引管道、传呼器等
- 安全设施
- 医疗器材、仪器的配备

观察室 — 原则上按医院内正规病房设置及管理，设置正规床位，床号固定，有单独的医护办公室、治疗室、换药室、库房、配餐间等。护理工作程序基本同院内普通病房

急诊手术室 — 位置应与抢救室相邻，重危创伤患者经过抢救和初步处理后情况不稳定者，需在急诊手术室手术。常规设立无菌手术间和清洁手术间各一个，并有配套的更衣室、器械准备室、洗手间等

三、急诊科工作要求

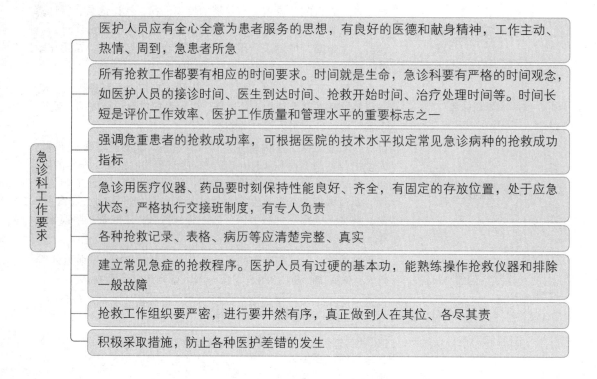

急诊科工作要求

- 医护人员应有全心全意为患者服务的思想，有良好的医德和献身精神，工作主动、热情、周到，急患者所急
- 所有抢救工作都要有相应的时间要求。时间就是生命，急诊科要有严格的时间观念，如医护人员的接诊时间、医生到达时间、抢救开始时间、治疗处理时间等。时间长短是评价工作效率、医护工作质量和管理水平的重要标志之一
- 强调危重患者的抢救成功率，可根据医院的技术水平拟定常见急诊病种的抢救成功指标
- 急诊用医疗仪器、药品要时刻保持性能良好、齐全，有固定的存放位置，处于应急状态，严格执行交接班制度，有专人负责
- 各种抢救记录、表格、病历等应清楚完整、真实
- 建立常见急症的抢救程序。医护人员有过硬的基本功，能熟练操作抢救仪器和排除一般故障
- 抢救工作组织要严密，进行要井然有序，真正做到人在其位、各尽其责
- 积极采取措施，防止各种医护差错的发生

第三节 急诊重症监护室管理

一、重症医学科的分类

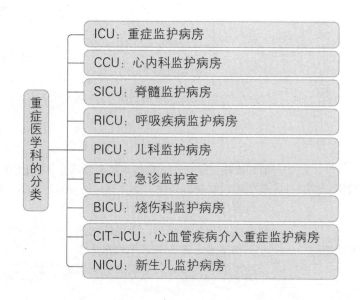

重症医学科的分类

- ICU：重症监护病房
- CCU：心内科监护病房
- SICU：脊髓监护病房
- RICU：呼吸疾病监护病房
- PICU：儿科监护病房
- EICU：急诊监护室
- BICU：烧伤科监护病房
- CIT-ICU：心血管疾病介入重症监护病房
- NICU：新生儿监护病房

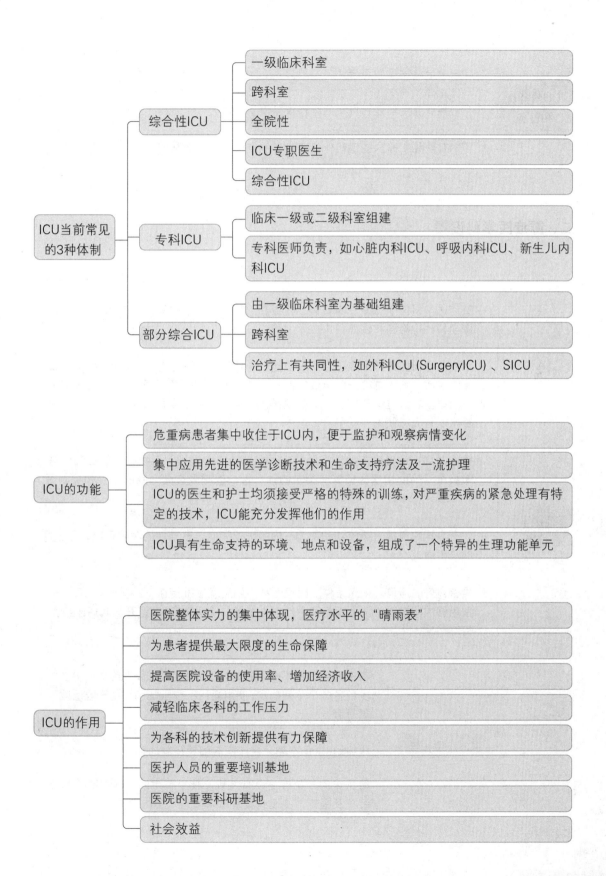

```
                    ┌─────────────────────────────────────────┐
                    │ 救治急危重的患者                          │
                    ├─────────────────────────────────────────┤
ICU的特点 ──────────│ 拥有高尖科技和贵重的医疗仪器设备          │
和任务              ├─────────────────────────────────────────┤
                    │ 有熟练掌握这些现代化仪器设备的专门医护人员队伍 │
                    └─────────────────────────────────────────┘
```

二、重症医学科设置

```
            ┌──────────────────────────────────────────────────────────┐
            │ 重症医学科位于方便患者转运、检查和治疗的区域，并宜接近手术室、医学影 │
            │ 像学科、检验科和输血科（血库）等                            │
            ├──────────────────────────────────────────────────────────┤
            │ 重症医学科病床数量应符合医院功能任务和实际收治重症患者的需要，三级综 │
            │ 合医院床位数为医院病床总数的2%～8%，床位使用率以75%为宜，全年床位 │
            │ 使用率平均超过85%时，应该适度扩大规模。重症医学科每天至少应保留1张 │
            │ 空床以备应急使用                                           │
            ├──────────────────────────────────────────────────────────┤
            │ 整体布局：放置病床的医疗区域、医疗辅助用房区域、污物处理区域和医务 │
重症医学 ───│ 人员生活辅助用房区域等有相对的独立性，以减少彼此之间的干扰和控制医 │
科设置      │ 院感染                                                     │
            ├──────────────────────────────────────────────────────────┤
            │ 要有合理的包括人员流动和物流在内的医疗流向，有条件的医院可以设置不同 │
            │ 的进出通道                                                 │
            ├──────────────────────────────────────────────────────────┤
            │ 具备良好的通风、采光条件。医疗区域内的温度应维持在（24±1.5）℃。具 │
            │ 备足够的非接触性洗手设施和手部消毒装置，单间每床1套，开放式病床至少 │
            │ 每2床1套                                                   │
            ├──────────────────────────────────────────────────────────┤
            │              ┌───────────────────────────────────────────┐ │
            │              │ 每床使用面积不少于15m²，床间距大于1m；每个病房最 │ │
            │              │ 少配备一个单间病房，使用面积不少于18m²，用于收治隔 │ │
            │              │ 离患者                                      │ │
            │              ├───────────────────────────────────────────┤ │
            │ ICU床位设置 ─│ 床头留60cm空隙，病床配有脚轮及制动装置          │ │
            │              ├───────────────────────────────────────────┤ │
            │              │ 每张床的天花板上设有天轨，其上有可以自由移动的吊液 │ │
            │              │ 装置及围帐，并设有设备吊塔                    │ │
            │              └───────────────────────────────────────────┘ │
            └──────────────────────────────────────────────────────────┘
```

三、重症医学科基本设备

重症医学科基本设备

- 每床配备完善的功能设备带或功能架，提供电、氧气、压缩空气和负压吸引等功能支持。每张监护病床装配电源插座12个以上，氧气接口2个以上，压缩空气接口2个和负压吸引接口2个以上

- 每床配备床旁监护系统，进行心电、血压、脉搏、血氧饱和度、有创压力检测等基本生命体征监护。原则上每床配备1台呼吸机、简易呼吸器。为便于安全转运患者，每个ICU至少应有1台便携式呼吸机、1台便携式监护仪

- 每床配备输液泵和微量注射泵，其中微量注射泵原则上每床4台以上。另配备一定数量的肠内营养输注泵

- 其他设备：心电图机、血气分析仪、除颤仪、心肺复苏抢救装备车（喉镜、气管导管、急救药品以及其他抢救用具等）、纤维支气管镜、升降温设备等。三级医院必须配置血液净化装置、血流动力学与氧代谢检测设备

四、人力资源配置与管理

人力资源配置与管理

- 重症医学科必须配备足够数量、受过专门训练、掌握重症医学的基本理念、基础知识和基本操作技术，具备独立工作能力的医护人员。其中医师人数与床位数之比应为0.8:1以上，护士人数与床位数之比应为3:1以上；可以根据需要配备适当数量的医疗辅助人员，有条件的医院还可配备相关的设备技术与维修人员

- 随着医学的发展和全世界对ICU的认识加深，ICU护士成为ICU中最重要的角色

- ICU护士素质标准
  - 有效获取知识的能力、突出的应变能力、情绪的调节与自控能力、敏锐精细的观察力、非语言交流能力、扎实的操作动手能力

  - ICU护士应是本学科中技术最全面、应变（综合）能力最强，在临床实践及护理科研方面起重要作用的专职监护人员

  - ICU护士经过严格的专业理论和技术培训并考核合格。ICU护士应有强健的体魄、能适应紧张的工作、有较高的业务素质、较强的责任感和无私奉献的精神

  - ICU护士掌握重症监护的专业技术：输液泵的临床应用和护理，外科各类导管的护理，给氧治疗、气道管理和人工呼吸机监护技术，循环系统血流动力学检测，心电检测及除颤技术，水、电解质及酸碱平衡检测技术，胸部物理治疗技术，重症患者营养支持技术，危重症患者抢救配合技术等

  - ICU护士除掌握重症监护的专业技术外，应具备以下能力：各系统疾病重症患者的护理、重症医学科的医院感染预防与控制、重症患者的疼痛管理、重症监护心理护理等

五、重症医学科管理制度

重症医学科管理制度

- 工作人员需衣帽整洁，入室更衣、换鞋。其他人员未经批准不得入内，参观学习者要经医务科、护理部批准。患者家属未经允许不得探视，特殊情况者，应换鞋、穿戴隔离衣帽及口罩

- 保持监护室整洁、舒适、安全、安静，避免噪音，不得在病房内大声喧哗。工作时间内不准谈论与工作无关的话题，不得因私事向外打电话。接听电话时，应以最简单的话语，以免影响工作

- 重症医学科工作人员必须履行各自的职责，严格遵守重症医学科的各项规章制度，坚守工作岗位。护士的工作站是在患者床旁，除工作需要需暂时离开患者外，护士不允许离开患者

- 病房床位物品摆放规范，所有与医疗、护理有关的仪器和物品，如监护急救仪器、急救物品、药品及一次性用物应放置在固定位置，使用后应物归原处，不得随意乱放

- 危重病患者入科时，要立即对患者进行相应的安排处理，使患者得到快速准确的抢救、治疗及监护。及时进行患者安全风险评估，对神志不清、躁动不安、年老衰弱或偏瘫患者应及时加用床栏并适当约束以防跌伤、自伤

- 急救仪器设备和用物应处于能用状态，并指定专人负责每日清点、检查、补充，做到有备无患。做到"五定一及时"（定品种数量、定点放置、定人管理、定时检查、定期消毒灭菌，及时维修补充）

- 报警信号就是呼救，医护人员听到报警必须立即检查，迅速采取措施，方可消除报警信号。一切仪器在工作期间，未经许可不得擅自改动参数，如患者需要，需要有关人员先调试，然后向主管护士交班并记录

- 严格执行交接班制度。做到"四清楚"
  - 患者病情交接清楚
  - 各种登记、表格、文书字迹准确清楚
  - 药品、器械使用情况交接清楚
  - 医疗器械运转情况交接清楚
  - 护士交接班必须床旁交接，接班护士确定无问题后，交班者方可离开病房

- 对转出重症医学科的患者，要提前与有关科室联系，并负责将患者安全送到转入科室，同时做好交接工作并登记

六、重症医学科收治范围

重症医学科收治范围

- 急性、可逆、已经危及生命的器官或者系统功能衰竭，经过严密监护和加强治疗短期内可能得到恢复的患者
- 存在各种高危因素，具有潜在生命危险，经过严密的监护和有效治疗可能减少死亡风险的患者
- 在慢性器官或者系统功能不全的基础上，出现急性加重且危及生命，经过严密监护和治疗可能恢复到原来或接近原来状态的患者
- 其他适合在重症医学科进行监护和治疗的患者
- 慢性消耗性疾病及肿瘤的终末状态、不可逆性疾病和不能从加强监测治疗中获得益处的患者，一般不是重症医学科的收治范围

七、重症医学科护理质量管理

重症医学科护理质量管理

- 工作人员按要求着装，进入ICU应规范洗手、更鞋、更衣、戴口罩、帽子，外出衣、鞋有明显标志，定点放置，区分明显
- 护士态度热情，礼貌待人，耐心解答患者及家属提出的问题，做好与病区护士、医师沟通
- 严格执行护士条例，未注册护士不能单独上岗；护士实行分层级管理，体现能级对应
- 坚守工作岗位，严格履行岗位职责，工作场所不得从事与工作无关的活动
- 护理人员掌握重症监护的专业技术、熟悉仪器（如心电监护仪、呼吸机、输液泵等）的操作规程、识别故障并能及时处理
- 布局合理、分区明确，标识清楚，洁污区域分开，窗帘、布幔悬挂整齐、清洁
- 工作室（办公室、治疗室）物品放置有序，保持整洁，有标识，治疗室清洁区、污染区划分合理。各室物品放置有序，定位、标示明显，使用符合要求
- 病区安静，做到四轻：说话轻；走路轻；操作轻；开、关门轻
- 应具备良好的通风、采光条件。医疗区域内的温度应维持在（24±1.5）℃左右
- 严格限制非医务人员的探访；确需探访的，应穿隔离衣，并遵循医院感染预防控制的规定
- 护理人员掌握各项规章制度及技术操作规程、疾病护理常规，并严格执行，确保护理安全
- 护理人员掌握重症医学科收住患者的范围、转入和转出标准及转出流程，并能认真落实
- 严格执行查对及交接班制度，使用腕带身份标识制度，准确识别患者身份，规范与急诊科、手术室、病区的交接流程，记录完整并签名
- 危重患者转运及外出检查有义务人员护送，备必需的急救用物

重
症
医
学
科
护
理
质
量
管
理

有风险评估和安全防范措施，高危患者评估及时，悬挂标识，措施落实到位

发生护理不良事件主动报告，及时分析原因，制定整改措施

护士知晓"患者安全管理应急预案及处理程序"，并有运用能力（如失火、停电、坠床、误吸、猝死）

建立危急值报告制度，规范危急值报告程序，记录符合要求

基础护理符合要求

密切观察患者的生命体征和病情变化，护理措施到位，患者安全措施有效，记录规范

护士对危重患者"八知道"：①姓名；②诊断；③主要病情（症状、体征、目前主要阳性检查结果、睡眠、排泄等）；④心理状况；⑤治疗（手术名称、主要用药的名称、目的、注意事项）；⑥饮食；⑦护理措施（护理要点、观察要点、康复要点）；⑧潜在危险及预防措施，保证护理安全

护士掌握管道护理相关知识，特殊导管有标识，记录导管留置时间及更换辅料时间，管道护理做到：正确使用、妥善固定、通畅、清洁、按要求更换

掌握专科护理观察指标，如有异常及时采取相应护理措施

护理记录客观、及时、准确、完整，体现出严密观察生命体征及病情变化，发现问题及时处理

依据患者需求制定护理计划，依据病情及时修订护理计划，充分考虑患者生理、心理、社会、文化等因素

输血按照输血技术操作规范进行操作，严格执行双人查对签名制度，确保无误

护理人员掌握预防与控制管理制度及质量控制标准

感染患者应当依据其传染途径实施相应的隔离措施，对经空气感染的患者应当安置负压病房进行隔离治疗

呼吸机湿化装置、螺纹管处理符合要求，使用后及时送供应室处理，连续使用的螺纹管每周清洁、消毒一次，如有污染随时更换

掌握手卫生规范和医疗废物管理制度，手卫生正确率达100%

掌握职业卫生安全防护制度，必要的防护用品配备齐全，清洁、消毒、存放及使用符合要求，落实职业安全防护各项措施

消毒设施运行正常，定期对空气质量、环境等进行检测，有记录

抢救器材齐全，防置合理，性能良好，处于备用状态

抢救药品标签清楚，无破损、变质、过期现象

抢救物品、药品分类放置符合要求，干净整洁

抢救器材（除颤仪、呼吸机、简易呼吸器、麻醉咽喉镜）每天检查安全性能一次；每班认真清点，交接登记并签名

物品分类放置有序，保持整洁，有标识

掌握安全用药制度和麻醉及精神药品、高危药品等特殊药品管理制度。要物定期清点，做到药品无混浊、无变质、无过期、有效期标志明显、药柜整洁，高危药品有醒目标示，剧毒麻药品及一类精神药专人、专柜加锁管理，有使用记录，每班清点，账物相符，签全名

各类仪器清洁、妥善保管，及时维修保养，登记符合要求，保持完好状态。有专人负责设备维护，设备、设施处于备用完好状态

冰箱清洁，物品放置有序

发放满意度调查表，每月进行一次，汇总分析，对存在问题制定整改措施

护理不良事件及时记录，护理不良事件讨论分析记录格式符合要求

重症医学科护理质量管理

第二章

急诊护理的基本技能

第一节 气管插管术与气管切开术

一、气管插管配合技术

1. 目的

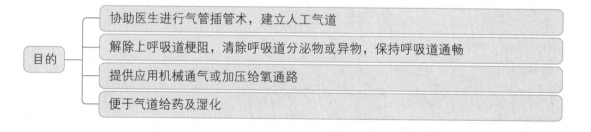

目的
- 协助医生进行气管插管术，建立人工气道
- 解除上呼吸道梗阻，清除呼吸道分泌物或异物，保持呼吸道通畅
- 提供应用机械通气或加压给氧通路
- 便于气道给药及湿化

2. 评估

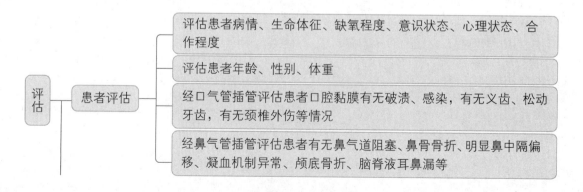

评估 — 患者评估
- 评估患者病情、生命体征、缺氧程度、意识状态、心理状态、合作程度
- 评估患者年龄、性别、体重
- 经口气管插管评估患者口腔黏膜有无破溃、感染，有无义齿、松动牙齿，有无颈椎外伤等情况
- 经鼻气管插管评估患者有无鼻气道阻塞、鼻骨骨折、明显鼻中隔偏移、凝血机制异常、颅底骨折、脑脊液耳鼻漏等

用物准备	经口气管插管：型号适宜的气管导管及喉镜、导管芯、润滑剂、牙垫、胶布或一次性气管插管固定器、10ml注射器
	经鼻气管插管：型号适宜的气管导管及喉镜、插管钳、润滑剂、胶布、10ml注射器、1%麻黄碱，必要时准备肌松药物
	其他物品：吸氧装置、简易人工呼吸器、呼吸机、负压吸引装置、吸痰用具、听诊器，必要时准备护目镜
环境评估	环境安静、整洁，光线充足，隔帘遮挡

3. 操作规程

（1）经口气管插管配合技术

经口气管插管配合技术

- 迅速备齐用物，携用物至床旁，核对
- 检查患者口腔，清除口、鼻分泌物及异物，取下义齿
- 检查并润滑导管：向气囊注入气体检查是否漏气，然后将气体抽出，直至囊壁紧贴导管，润滑导管前端1/3
- 插入管芯：将管芯插入导管中，利用管芯将导管塑形成"J"形
- 摆放体位：取下床头挡板及床挡，调整病床高度于操作者胸骨下缘水平。协助患者取去枕仰卧位，松解患者衣领口，头后仰，使口腔、咽喉、气管处于一条直线，利于插管
- 利用面罩或简易人工呼吸器或麻醉机给予辅助呼吸，当经皮血氧饱和度达到0.90以上（最好在0.95以上），再开始插管
- 操作者站在患者头端，护士站在患者一侧，当操作者将喉镜放入口腔后，护士用吸引器吸净口、鼻、咽腔分泌物、血液或胃反流物
- 当气管导管插入声门后，操作者送导管，护士配合拔除管芯
- 插管成功后，将牙垫插入口腔，取出喉镜
- 立即连接简易人工呼吸器或调试好的呼吸机，用听诊器听诊双肺呼吸音，确认导管插入气管
- 调整导管深度（根据年龄调整气管导管插入深度，见表2-1），向气囊注气5～10ml，气囊测压计测囊压在20～30cmH$_2$O，胶布或一次性气管插管固定器固定气管导管
- 吸引气道分泌物，保持呼吸道通畅
- 连接呼吸机进行机械通气，观察生命体征的变化及呼吸机参数
- 协助患者采取舒适卧位，必要时给予肢体约束
- 处理用物，洗手，记录气管插管日期、时间，导管插入长度（导管尖端距门齿距离）或外露长度，导管气囊的充气量、压力，患者生命体征，痰液的颜色、气味、量、黏稠度等

（2）经鼻气管插管配合技术

<table>
<tr><td rowspan="13">经鼻气管插管配合技术</td><td>迅速备齐用物，携用物至床旁，核对</td></tr>
<tr><td>检查患者口腔，清除口、鼻分泌物及异物，取下义齿</td></tr>
<tr><td>检查患者鼻孔通畅度，用1%麻黄碱滴鼻以收缩鼻黏膜血管</td></tr>
<tr><td>检查并润滑导管</td></tr>
<tr><td>摆放体位：协助患者取去枕仰卧位，头后仰，使口腔、咽喉、气管处于一条直线</td></tr>
<tr><td>充分吸氧，病情允许遵医嘱给予肌松药物</td></tr>
<tr><td>操作者经一侧鼻孔插入导管，过鼻后孔再向前送4～5cm时，护士配合将喉镜及插管钳递给操作者，用喉镜窥喉，插管钳协助将气管导管送入气管</td></tr>
<tr><td>插管成功后，调整导管深度（见表2-1），向气囊注气5～10ml，气囊测压计测囊压在20～30cmH$_2$O，胶布固定气管导管于鼻部及面颊部</td></tr>
<tr><td>吸引气道分泌物，保持呼吸道通畅</td></tr>
<tr><td>连接呼吸机进行机械通气，观察生命体征的变化及呼吸机参数</td></tr>
<tr><td>协助患者采取舒适卧位，必要时给予肢体约束</td></tr>
<tr><td>处理用物，洗手，记录气管插管日期、时间，导管插入长度或外露长度，导管气囊的充气量、压力，患者生命体征，痰液的颜色、气味、量、黏稠度等</td></tr>
</table>

表 2-1　根据年龄调整气管导管插入深度

年龄	从口腔插入深度/cm	从鼻腔插入深度/cm
新生儿	9	12
1～6 个月	10	14
7～12 个月	12	16
1～2 岁	13	17
3～4 岁	14	18
5～6 岁	15～16	19
7～8 岁	16～17	20
9～10 岁	17～18	21
11～13 岁	18～20	23
成年女性	20～22	25
成年男性	22～24	25

图解实用急诊科临床护理

4. 患者指导

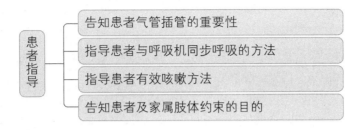

患者指导
- 告知患者气管插管的重要性
- 指导患者与呼吸机同步呼吸的方法
- 指导患者有效咳嗽方法
- 告知患者及家属肢体约束的目的

5. 注意事项

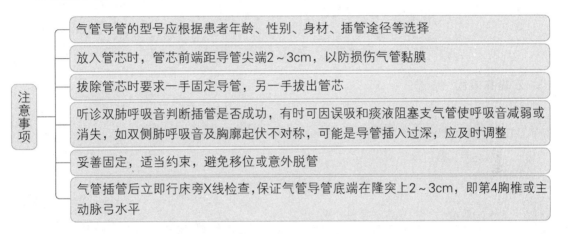

注意事项
- 气管导管的型号应根据患者年龄、性别、身材、插管途径等选择
- 放入管芯时，管芯前端距导管尖端2～3cm，以防损伤气管黏膜
- 拔除管芯时要求一手固定导管，另一手拔出管芯
- 听诊双肺呼吸音判断插管是否成功，有时可因误吸和痰液阻塞支气管使呼吸音减弱或消失，如双侧肺呼吸音及胸廓起伏不对称，可能是导管插入过深，应及时调整
- 妥善固定，适当约束，避免移位或意外脱管
- 气管插管后立即行床旁X线检查,保证气管导管底端在隆突上2～3cm，即第4胸椎或主动脉弓水平

附：气管插管配合技术操作流程
气管插管配合技术操作流程见图 2-1。

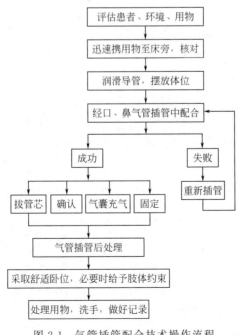

图 2-1 气管插管配合技术操作流程

二、人工气道气囊压力测定技术

1. 目的及评估

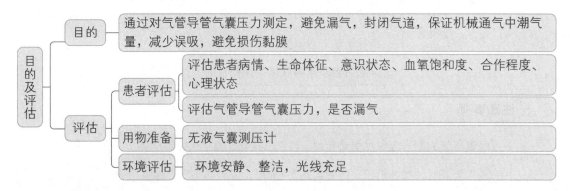

目的及评估
- 目的：通过对气管导管气囊压力测定，避免漏气，封闭气道，保证机械通气中潮气量，减少误吸，避免损伤黏膜
- 评估
  - 患者评估
    - 评估患者病情、生命体征、意识状态、血氧饱和度、合作程度、心理状态
    - 评估气管导管气囊压力，是否漏气
  - 用物准备：无液气囊测压计
  - 环境评估：环境安静、整洁，光线充足

2. 操作规程

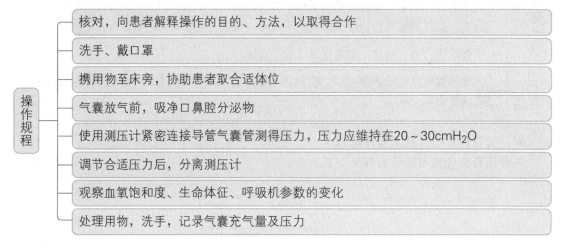

操作规程
- 核对，向患者解释操作的目的、方法，以取得合作
- 洗手、戴口罩
- 携用物至床旁，协助患者取合适体位
- 气囊放气前，吸净口鼻腔分泌物
- 使用测压计紧密连接导管气囊管测得压力，压力应维持在20~30cmH$_2$O
- 调节合适压力后，分离测压计
- 观察血氧饱和度、生命体征、呼吸机参数的变化
- 处理用物，洗手，记录气囊充气量及压力

3. 患者指导

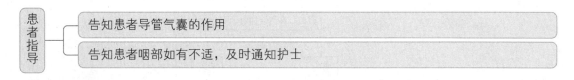

患者指导
- 告知患者导管气囊的作用
- 告知患者咽部如有不适，及时通知护士

4. 注意事项

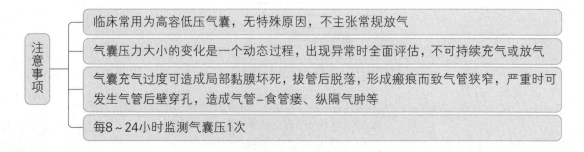

注意事项
- 临床常用为高容低压气囊，无特殊原因，不主张常规放气
- 气囊压力大小的变化是一个动态过程，出现异常时全面评估，不可持续充气或放气
- 气囊充气过度可造成局部黏膜坏死，拔管后脱落，形成瘢痕而致气管狭窄，严重时可发生气管后壁穿孔，造成气管-食管瘘、纵隔气肿等
- 每8~24小时监测气囊压1次

附：人工气道气囊压力测定技术操作流程

人工气道气囊压力测定技术操作流程见图 2-2。

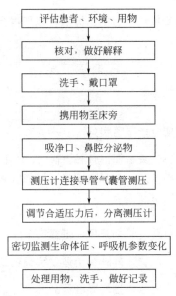

图 2-2　人工气道气囊压力测定技术操作流程

三、气管切开配合技术

1. 目的

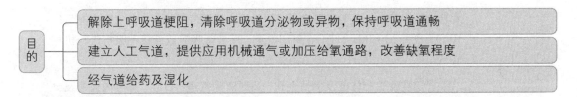

2. 评估

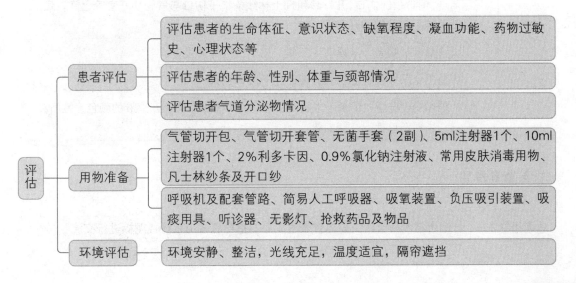

3. 操作规程

操作规程

- 核对，向患者解释操作的目的、方法，以取得合作
- 洗手、戴口罩
- 携用物至床旁
- 剃须，清洁皮肤
- 检查负压吸引装置性能是否良好
- 协助患者取仰卧位，头后仰，肩下垫软枕，使下颌、喉及胸骨柄上切迹成一直线，充分暴露颈前区。严重呼吸困难不能仰卧者，采取半坐卧位
- 准备无影灯，调整光线
- 按无菌操作原则打开气管切开包，铺盘
- 吸净口、鼻腔内分泌物，静脉给予适量镇静药物
- 协助医生常规消毒皮肤，抽取局麻药品
- 气囊内注入气体后浸入0.9%氯化钠注射液中，检查是否漏气，然后将气体完全抽出
- 准备切开气管时，吸净气管插管内分泌物后，将气囊放气，并将插管缓慢向外拔出5～6cm退至距门齿18～20cm处
- 术者切开气管放入气管切开套管，同时护士拔除气管插管，向气囊内充气5～10ml，压力20～30cmH$_2$O，封闭气道，接导管吸氧或连接呼吸机进行机械通气
- 术中密切观察生命体征及病情变化，及时清除气道、口腔、鼻腔内血液及分泌物
- 清理、消毒颈部伤口，开口纱和凡士林纱条垫于伤口与气管切开套管之间，颈部系带固定气管切开套管
- 听诊双肺呼吸音，观察有无气胸、皮下气肿等并发症
- 协助患者采取舒适卧位，必要时给予肢体约束
- 处理用物，洗手，记录手术日期、时间、患者生命体征、痰液的颜色、性质和量、局部伤口情况、渗血量

4. 患者指导

患者指导 —— 告知患者术后暂时失去语言表达能力，指导患者用手势或题板进行交流

5. 注意事项

注意事项

> 非紧急情况气管切开术应在手术室进行

> 严格执行无菌技术操作

> 常用的气管切开套管有金属和塑料两种。金属套管一般采用银质合金制成，有底板、内套管、外套管和管芯4部分。塑料套管多为聚氯乙烯塑料制成，气囊现多采用高容低压气囊封闭气道以行机械通气，避免误吸，因此应定期测压

> 根据患者的年龄、性别、体重与颈部的粗细、长短选择适宜的气管切开套管型号。成年人一般选择直径8~9mm的套管，对颈部粗而肥厚者选择加长型的套管。1岁以上的患儿套管选择参考公式：直径（mm）=（年龄/4）+4

> 气管切开套管插入后妥善固定，防止脱出，尤其术后早期脱出因窦道未形成难以再次置入，而造成危险。固定套管的颈部系带打死结，松紧度以能伸入一指为宜。太紧影响局部皮肤血液循环并压迫颈部血管；太松套管在气道内上下移动损伤气管壁黏膜及周围血管甚至套管脱出

> 手术当日不宜过多变换体位，翻身或改变体位时，应使头、颈及上身保持在同一直线，防止套管活动造成刺激或套管脱出

> 密切观察有无并发症，如早期的出血、皮下气肿、气胸，后期的切口感染、气道梗阻、气管–食管瘘等

附：气管切开配合技术操作流程

气管切开配合技术操作流程见图 2-3。

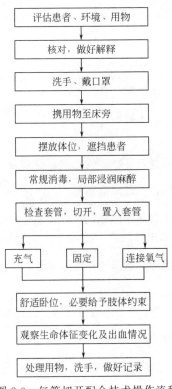

图 2-3　气管切开配合技术操作流程

第二节　环甲膜穿刺术与环甲膜切开术

一、环甲膜穿刺配合技术

1. 目的

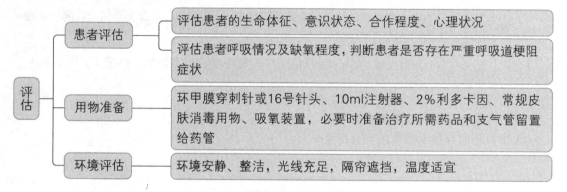

目的
- 紧急开放气道，解除急性上呼吸道梗阻，改善缺氧
- 经气道给药

2. 评估

评估

- 患者评估
  - 评估患者的生命体征、意识状态、合作程度、心理状况
  - 评估患者呼吸情况及缺氧程度，判断患者是否存在严重呼吸道梗阻症状
- 用物准备
  - 环甲膜穿刺针或16号针头、10ml注射器、2%利多卡因、常规皮肤消毒用物、吸氧装置，必要时准备治疗所需药品和支气管留置给药管
- 环境评估
  - 环境安静、整洁，光线充足，隔帘遮挡，温度适宜

3. 操作规程

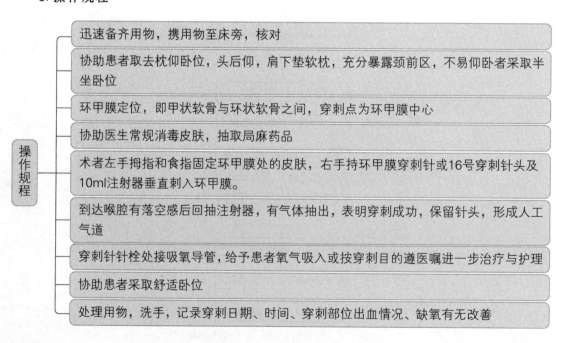

操作规程
- 迅速备齐用物，携用物至床旁，核对
- 协助患者取去枕仰卧位，头后仰，肩下垫软枕，充分暴露颈前区，不易仰卧者采取半坐卧位
- 环甲膜定位，即甲状软骨与环状软骨之间，穿刺点为环甲膜中心
- 协助医生常规消毒皮肤，抽取局麻药品
- 术者左手拇指和食指固定环甲膜处的皮肤，右手持环甲膜穿刺针或16号穿刺针头及10ml注射器垂直刺入环甲膜。
- 到达喉腔有落空感后回抽注射器，有气体抽出，表明穿刺成功，保留针头，形成人工气道
- 穿刺针针栓处接吸氧导管，给予患者氧气吸入或按穿刺目的遵医嘱进一步治疗与护理
- 协助患者采取舒适卧位
- 处理用物，洗手，记录穿刺日期、时间、穿刺部位出血情况、缺氧有无改善

4. 患者指导

患者指导 —— 告知患者术后可能咳出带血分泌物，勿紧张，一般在1～2天即可消失

5. 注意事项

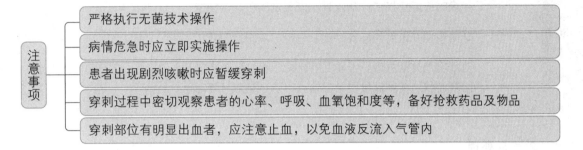

注意事项
- 严格执行无菌技术操作
- 病情危急时应立即实施操作
- 患者出现剧烈咳嗽时应暂缓穿刺
- 穿刺过程中密切观察患者的心率、呼吸、血氧饱和度等，备好抢救药品及物品
- 穿刺部位有明显出血者，应注意止血，以免血液反流入气管内

附：环甲膜穿刺配合技术操作流程

环甲膜穿刺配合技术操作流程见图2-4。

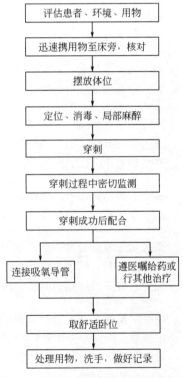

图 2-4　环甲膜穿刺配合技术操作流程

二、环甲膜切开术

对于病情危急，需立即抢救者，可先行环甲膜切开手术，待呼吸困难缓解后，再行常规气管切开术。

1. 环甲膜切开术的手术要点

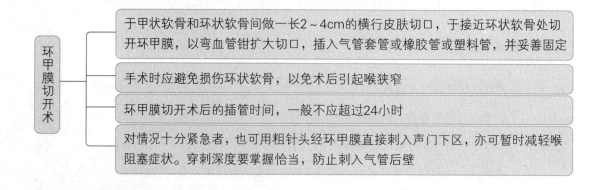

环甲膜切开术
- 于甲状软骨和环状软骨间做一长2~4cm的横行皮肤切口，于接近环状软骨处切开环甲膜，以弯血管钳扩大切口，插入气管套管或橡胶管或塑料管，并妥善固定
- 手术时应避免损伤环状软骨，以免术后引起喉狭窄
- 环甲膜切开术后的插管时间，一般不应超过24小时
- 对情况十分紧急者，也可用粗针头经环甲膜直接刺入声门下区，亦可暂时减轻喉阻塞症状。穿刺深度要掌握恰当，防止刺入气管后壁

2. 术后处理

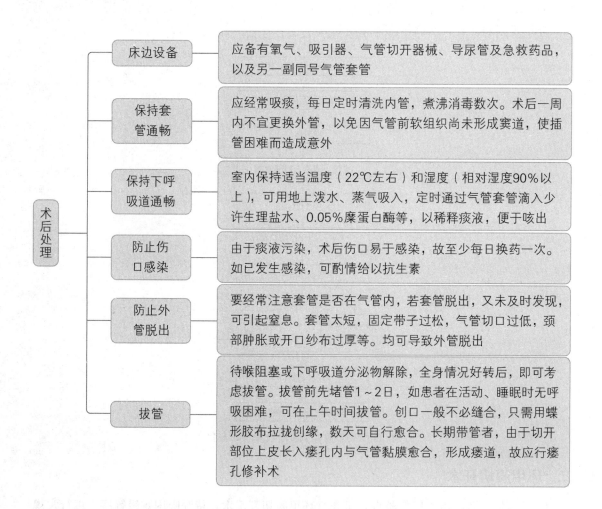

术后处理

- **床边设备**：应备有氧气、吸引器、气管切开器械、导尿管及急救药品，以及另一副同号气管套管

- **保持套管通畅**：应经常吸痰，每日定时清洗内管，煮沸消毒数次。术后一周内不宜更换外管，以免因气管前软组织尚未形成窦道，使插管困难而造成意外

- **保持下呼吸道通畅**：室内保持适当温度（22℃左右）和湿度（相对湿度90%以上），可用地上泼水、蒸气吸入，定时通过气管套管滴入少许生理盐水、0.05%糜蛋白酶等，以稀释痰液，便于咳出

- **防止伤口感染**：由于痰液污染，术后伤口易于感染，故至少每日换药一次。如已发生感染，可酌情给以抗生素

- **防止外管脱出**：要经常注意套管是否在气管内，若套管脱出，又未及时发现，可引起窒息。套管太短，固定带子过松，气管切口过低，颈部肿胀或开口纱布过厚等。均可导致外管脱出

- **拔管**：待喉阻塞或下呼吸道分泌物解除，全身情况好转后，即可考虑拔管。拔管前先堵管1~2日，如患者在活动、睡眠时无呼吸困难，可在上午时间拔管。创口一般不必缝合，只需用蝶形胶布拉拢创缘，数天可自行愈合。长期带管者，由于切开部位上皮长入瘘孔内与气管黏膜愈合，形成瘘道，故应行瘘孔修补术

3. 手术并发症

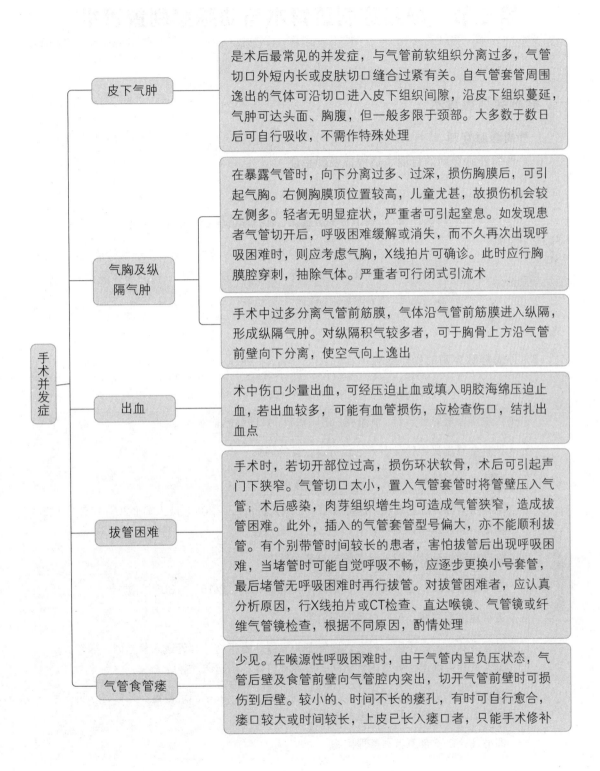

手术并发症

皮下气肿
是术后最常见的并发症，与气管前软组织分离过多，气管切口外短内长或皮肤切口缝合过紧有关。自气管套管周围逸出的气体可沿切口进入皮下组织间隙，沿皮下组织蔓延，气肿可达头面、胸腹，但一般多限于颈部。大多数于数日后可自行吸收，不需作特殊处理

气胸及纵隔气肿
在暴露气管时，向下分离过多、过深，损伤胸膜后，可引起气胸。右侧胸膜顶位置较高，儿童尤甚，故损伤机会较左侧多。轻者无明显症状，严重者可引起窒息。如发现患者气管切开后，呼吸困难缓解或消失，而不久再次出现呼吸困难时，则应考虑气胸，X线拍片可确诊。此时应行胸膜腔穿刺，抽除气体。严重者可行闭式引流术

手术中过多分离气管前筋膜，气体沿气管前筋膜进入纵隔，形成纵隔气肿。对纵隔积气较多者，可于胸骨上方沿气管前壁向下分离，使空气向上逸出

出血
术中伤口少量出血，可经压迫止血或填入明胶海绵压迫止血，若出血较多，可能有血管损伤，应检查伤口，结扎出血点

拔管困难
手术时，若切开部位过高，损伤环状软骨，术后可引起声门下狭窄。气管切口太小，置入气管套管时将管壁压入气管；术后感染，肉芽组织增生均可造成气管狭窄，造成拔管困难。此外，插入的气管套管型号偏大，亦不能顺利拔管。有个别带管时间较长的患者，害怕拔管后出现呼吸困难，当堵管时可能自觉呼吸不畅，应逐步更换小号套管，最后堵管无呼吸困难时再行拔管。对拔管困难者，应认真分析原因，行X线拍片或CT检查、直达喉镜、气管镜或纤维气管镜检查，根据不同原因，酌情处理

气管食管瘘
少见。在喉源性呼吸困难时，由于气管内呈负压状态，气管后壁及食管前壁向气管腔内突出，切开气管前壁时可损伤到后壁。较小的、时间不长的瘘孔，有时可自行愈合，瘘口较大或时间较长，上皮已长入瘘口者，只能手术修补

第三节　静脉穿刺置管术与动脉穿刺置管术

一、静脉穿刺置管术

1. 外周静脉穿刺

（1）外周静脉穿刺的目的、适应证及禁忌证

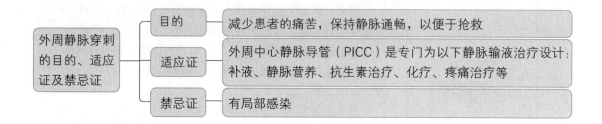

外周静脉穿刺的目的、适应证及禁忌证

- 目的　减少患者的痛苦，保持静脉通畅，以便于抢救
- 适应证　外周中心静脉导管（PICC）是专门为以下静脉输液治疗设计：补液、静脉营养、抗生素治疗、化疗、疼痛治疗等
- 禁忌证　有局部感染

（2）外周静脉穿刺的操作步骤

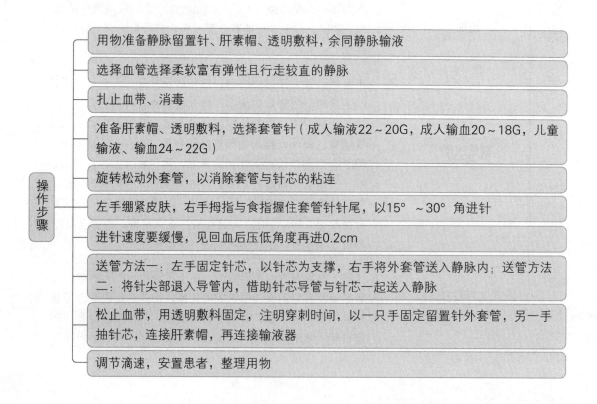

操作步骤

- 用物准备静脉留置针、肝素帽、透明敷料，余同静脉输液
- 选择血管选择柔软富有弹性且行走较直的静脉
- 扎止血带、消毒
- 准备肝素帽、透明敷料，选择套管针（成人输液22～20G，成人输血20～18G，儿童输液、输血24～22G）
- 旋转松动外套管，以消除套管与针芯的粘连
- 左手绷紧皮肤，右手拇指与食指握住套管针针尾，以15°～30°角进针
- 进针速度要缓慢，见回血后压低角度再进0.2cm
- 送管方法一：左手固定针芯，以针芯为支撑，右手将外套管送入静脉内；送管方法二：将针尖部退入导管内，借助针芯导管与针芯一起送入静脉
- 松止血带，用透明敷料固定，注明穿刺时间，以一只手固定留置针外套管，另一手抽针芯，连接肝素帽，再连接输液器
- 调节滴速，安置患者，整理用物

（3）外周静脉穿刺的护理

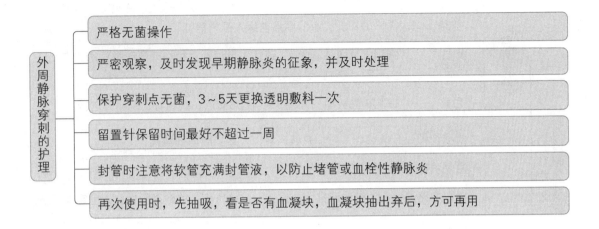

外周静脉穿刺的护理
- 严格无菌操作
- 严密观察，及时发现早期静脉炎的征象，并及时处理
- 保护穿刺点无菌，3~5天更换透明敷料一次
- 留置针保留时间最好不超过一周
- 封管时注意将软管充满封管液，以防止堵管或血栓性静脉炎
- 再次使用时，先抽吸，看是否有血凝块，血凝块抽出弃后，方可再用

2. 中心静脉穿刺置管术

（1）适应证及禁忌证

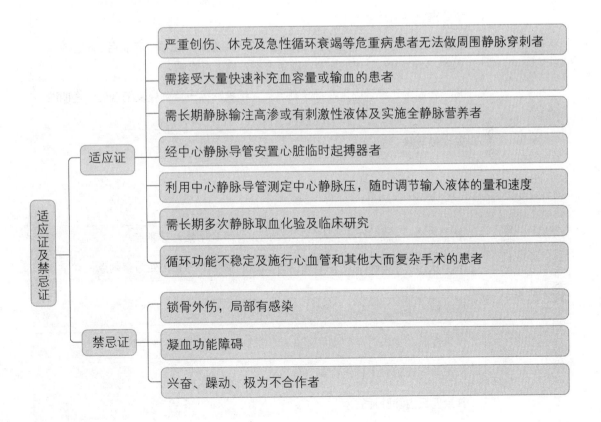

适应证及禁忌证
- 适应证
  - 严重创伤、休克及急性循环衰竭等危重病患者无法做周围静脉穿刺者
  - 需接受大量快速补充血容量或输血的患者
  - 需长期静脉输注高渗或有刺激性液体及实施全静脉营养者
  - 经中心静脉导管安置心脏临时起搏器者
  - 利用中心静脉导管测定中心静脉压，随时调节输入液体的量和速度
  - 需长期多次静脉取血化验及临床研究
  - 循环功能不稳定及施行心血管和其他大而复杂手术的患者
- 禁忌证
  - 锁骨外伤，局部有感染
  - 凝血功能障碍
  - 兴奋、躁动、极为不合作者

（2）操作技术

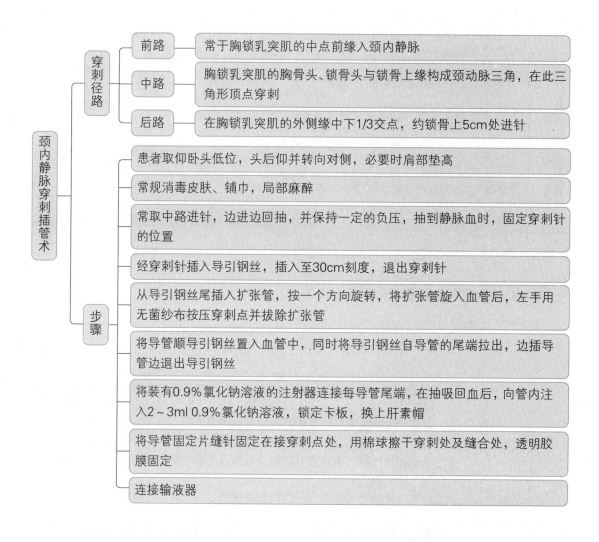

颈内静脉穿刺插管术

穿刺径路

- 前路 —— 常于胸锁乳突肌的中点前缘入颈内静脉
- 中路 —— 胸锁乳突肌的胸骨头、锁骨头与锁骨上缘构成颈动脉三角，在此三角形顶点穿刺
- 后路 —— 在胸锁乳突肌的外侧缘中下1/3交点，约锁骨上5cm处进针

步骤

- 患者取仰卧头低位，头后仰并转向对侧，必要时肩部垫高
- 常规消毒皮肤、铺巾，局部麻醉
- 常取中路进针，边进边回抽，并保持一定的负压，抽到静脉血时，固定穿刺针的位置
- 经穿刺针插入导引钢丝，插入至30cm刻度，退出穿刺针
- 从导引钢丝尾插入扩张管，按一个方向旋转，将扩张管旋入血管后，左手用无菌纱布按压穿刺点并拔除扩张管
- 将导管顺导引钢丝置入血管中，同时将导引钢丝自导管的尾端拉出，边插导管边退出导引钢丝
- 将装有0.9%氯化钠溶液的注射器连接每导管尾端，在抽吸回血后，向管内注入2～3ml 0.9%氯化钠溶液，锁定卡板，换上肝素帽
- 将导管固定片缝针固定在接穿刺点处，用棉球擦干穿刺处及缝合处，透明胶膜固定
- 连接输液器

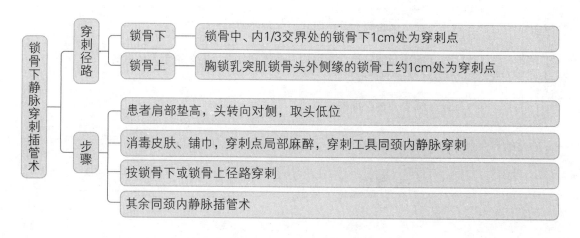

锁骨下静脉穿刺插管术

穿刺径路

- 锁骨下 —— 锁骨中、内1/3交界处的锁骨下1cm处为穿刺点
- 锁骨上 —— 胸锁乳突肌锁骨头外侧缘的锁骨上约1cm处为穿刺点

步骤

- 患者肩部垫高，头转向对侧，取头低位
- 消毒皮肤、铺巾，穿刺点局部麻醉，穿刺工具同颈内静脉穿刺
- 按锁骨下或锁骨上径路穿刺
- 其余同颈内静脉插管术

```
                    ┌─────────────┬──── 在腹股沟韧带的下方，紧贴腹股沟韧带，髂前上棘和耻骨联合连线的中
                    │ 股静脉的     │     点是股动脉，其内侧是股静脉
                    │ 解剖位置     │
              股    ├─────────────┤
              静    │             ├──── 患者仰卧，将大腿外展与身体长轴成45°
              脉    │             │
              穿    │             ├──── 定位：方法一，腹股沟韧带中点下方股动脉搏动最明显处的内侧。方
              刺    │             │     法二，髂前上棘和耻骨结节连线中点即是股动脉，其内侧为股静脉
              置    │             │
              管    │             ├──── 局部常规消毒，待干，戴手套，铺无菌方巾
              术    │ 操作方法     │
                    │             ├──── 检查中心静脉导管及套管针是否完好
                    │             │
                    │             ├──── 术者立于穿刺侧，以左手食指在腹股沟韧带下方中部扪清动脉搏动最
                    │             │     明显部位
                    │             │
                    │             └──── 右手持穿刺针，在腹股沟韧带中点下2～3cm、股动脉内侧，与皮肤成
                    └─────────────┘     30°～45°角刺入，抽得静脉大量回血后其余操作同颈内静脉置管
```

（3）中心静脉穿刺置管术的护理

```
                    ┌──── 局部必须严格消毒，不要选择有感染的部位进行穿刺。气胸患者避免行颈内静脉及锁
                    │     骨下静脉穿刺，腹内出血患者避免行股静脉穿刺
                    │
                    │             ┌──── 如技术操作不当，可发生气胸、血肿、血胸、气栓、感染等并发症，
                    │             │     故不应视作普通静脉穿刺，应从严掌握适应证
         中         │             │
         心         │ 置管时还注   ├──── 躁动不安而无法约束者、不能取肩高头低位的呼吸急促患者、胸膜顶
         静         │ 意的事项     │     上升的肺气肿患者，均不宜施行此术
         脉         │             │
         穿         │             └──── 避免反复多次穿刺，以免形成血肿，如抽出鲜红血液即示穿入动脉，
         刺         │                   应拔出，紧压穿刺处数分钟至无出血为止
         置         │
         管         ├──── 每周更换肝素帽一次，每3～5天更换透明敷料一次，注意严格无菌操作
         术         │
         的         ├──── 由于置管入上腔静脉，故常为负压，输液时注意输液瓶绝对不应输空，更换接头时应先
         护         │     夹住导管，以防空气进入，发生气栓
         理         │
                    ├──── 10～100U/ml稀释肝素液正压封管，每次2～5ml，每12小时一次，防止血液在导管内
                    │     凝固
                    │
                    ├──── 疑有导管源性感染，须拔管后做导管头培养
                    │
                    └──── 拔管如为颈内静脉穿刺，嘱能合作的患者屏气，轻缓地将导管拔出，注意按压。拔管
                          后24小时内用无菌敷料覆盖
```

（4）常见的并发症及护理

气胸　是较常见的并发症，多发生于经锁骨下的锁骨下静脉穿刺。穿刺后患者如出现呼吸困难、同侧呼吸音减低，就要考虑到有此并发症的可能。应及早拍摄胸片加以证实，以便及时做胸腔抽气减压或闭式引流等处理

血胸　穿刺过程中若将静脉甚至锁骨下动脉壁撕裂或穿透，同时又将胸膜刺破，血液可经破口流入胸腔，形成血胸。患者可表现为呼吸困难、胸痛和发绀，胸片有助于诊断。临床一旦出现肺受压症状，应立即拔出导管，并做胸腔穿刺引流

血肿　由于动、静脉紧邻，操作中可能会误伤动脉。当刺破动脉时，回血鲜红且压力较大，应立即拔出穿刺针，经压迫局部后可不引起明显血肿

神经损伤　损伤臂丛神经时，患者出现放射到同侧手、臂的触电样感或麻刺感，应立即退出穿刺针或导管

胸导管损伤　做左侧锁骨下静脉或颈内静脉穿刺插管时有可能损伤胸导管，表现为穿刺点渗出清亮的淋巴液，此时应拔除导管。如发生乳糜胸，应及时放置胸腔引流管

空气栓塞　中心静脉在吸气时可能形成负压，穿刺过程中、更换输液器及导管和接头脱开时，尤其是头高半卧位的患者，容易发生空气栓塞。患者应取头低位穿刺，插管时不要大幅度呼吸，多可避免空气栓塞发生。同时，输液时注意输液瓶绝对不应输空，更换接头时应先弯折或夹住导管，以防空气进入，发生气栓

血栓形成和栓塞　主要发生于长期置管和全静脉营养的患者，应注意保证液体持续滴注及定期肝素生理盐水冲洗

感染　导管留置期间局部护理十分重要，一般每2～3日更换1次敷料，有渗血或污染时及时更换。如患者出现不能解释的寒战、发热、白细胞数升高、导管穿出皮肤处痛和红肿等，应立即拔除导管，做导管头端及患者血液的细菌培养，并同时应用抗生素

常见的并发症及护理

大血管和心脏穿孔

为少见的严重并发症

主要表现　血胸、纵隔血肿和心包填塞。一旦发生，后果严重，心包填塞病死率可高达80%。穿孔原因往往与导管太硬及插入过深有关，尤其当原有心脏病变、腔壁变薄而脆的情况下。留置中心静脉导管的患者若突然出现发绀、面颈部静脉怒张、恶心、胸骨后和上腹疼痛、不安和呼吸困难，进而血压下降、脉压变窄、奇脉、心动过速、心音遥远时，都提示有心包填塞的可能

应对措施　立即终止静脉输注

降低输液容器的高度至低于患者心脏的水平，以利用重力尽可能吸出心包腔或纵隔内积血或液体，然后慢慢地拔出导管

必要时应考虑做心包穿刺减压

预防措施　导管质地不可太硬

导管顶端插至上腔静脉与右心房交界处即可，不宜过深

有怀疑时，可经导管注入2ml X线显影剂，以判断导管尖端的位置

3. 经外周静脉置入中心静脉导管

（1）适应证

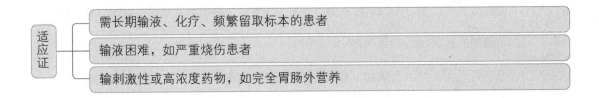

适应证	需长期输液、化疗、频繁留取标本的患者
	输液困难，如严重烧伤患者
	输刺激性或高浓度药物，如完全胃肠外营养

（2）操作步骤

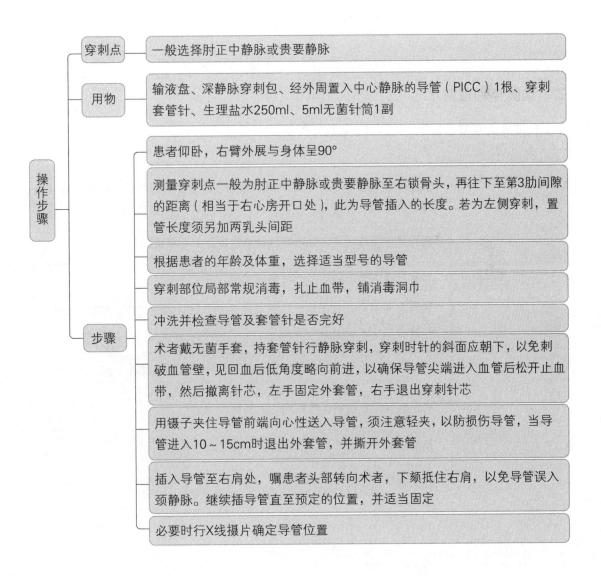

操作步骤	穿刺点	一般选择肘正中静脉或贵要静脉
	用物	输液盘、深静脉穿刺包、经外周置入中心静脉的导管（PICC）1根、穿刺套管针、生理盐水250ml、5ml无菌针筒1副
	步骤	患者仰卧，右臂外展与身体呈90°
		测量穿刺点一般为肘正中静脉或贵要静脉至右锁骨头，再往下至第3肋间隙的距离（相当于右心房开口处），此为导管插入的长度。若为左侧穿刺，置管长度须另加两乳头间距
		根据患者的年龄及体重，选择适当型号的导管
		穿刺部位局部常规消毒，扎止血带，铺消毒洞巾
		冲洗并检查导管及套管针是否完好
		术者戴无菌手套，持套管针行静脉穿刺，穿刺时针的斜面应朝下，以免刺破血管壁，见回血后低角度略向前进，以确保导管尖端进入血管后松开止血带，然后撤离针芯，左手固定外套管，右手退出穿刺针芯
		用镊子夹住导管前端向心性送入导管，须注意轻夹，以防损伤导管，当导管进入10～15cm时退出外套管，并撕开外套管
		插入导管至右肩处，嘱患者头部转向术者，下颌抵住右肩，以免导管误入颈静脉。继续插导管直至预定的位置，并适当固定
		必要时行X线摄片确定导管位置

（3）护理

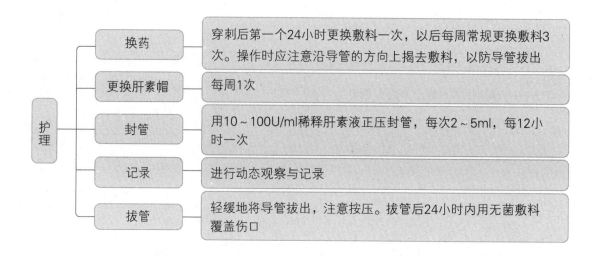

护理
- 换药 —— 穿刺后第一个24小时更换敷料一次，以后每周常规更换敷料3次。操作时应注意沿导管的方向上揭去敷料，以防导管拔出
- 更换肝素帽 —— 每周1次
- 封管 —— 用10~100U/ml稀释肝素液正压封管，每次2~5ml，每12小时一次
- 记录 —— 进行动态观察与记录
- 拔管 —— 轻缓地将导管拔出，注意按压。拔管后24小时内用无菌敷料覆盖伤口

二、动脉穿刺置管术

1. 适应证与禁忌证

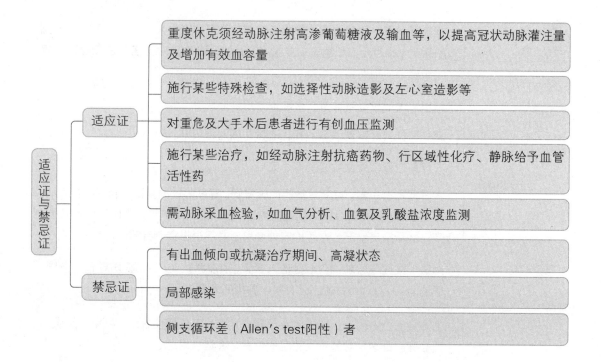

适应证与禁忌证
- 适应证
  - 重度休克须经动脉注射高渗葡萄糖液及输血等，以提高冠状动脉灌注量及增加有效血容量
  - 施行某些特殊检查，如选择性动脉造影及左心室造影等
  - 对重危及大手术后患者进行有创血压监测
  - 施行某些治疗，如经动脉注射抗癌药物、行区域性化疗、静脉给予血管活性药
  - 需动脉采血检验，如血气分析、血氨及乳酸盐浓度监测
- 禁忌证
  - 有出血倾向或抗凝治疗期间、高凝状态
  - 局部感染
  - 侧支循环差（Allen's test阳性）者

2. 操作步骤

操作步骤

动脉穿刺部位的选择

股动脉、肱动脉、桡动脉等，以左手桡动脉为首选，新生儿常用脐动脉

桡动脉侧支循环试验（Allen's test）

先将患者手臂抬高，术者双手拇指分别摸到桡、尺动脉搏动后，嘱患者做三次握拳和放松动作，接着压迫阻断桡、尺动脉血流至手部发白，然后放低手臂，解除对尺动脉的压迫，观察手部转红时间：<5～7秒属正常，6～7秒表示血循环良好，8～15秒属可疑，>15秒属供血不足。>15秒称为Allen's试验阳性，不宜选用桡动脉作穿刺插管

步骤

固定手和前臂，腕下放一小垫子，背曲抬高60°。局部皮肤常规消毒

术者戴无菌手套，铺洞巾

于动脉搏动最明显处用消毒后的两手指上下固定欲穿刺的动脉，两指间相隔0.5～1cm以供进针

右手持注射器或动脉插管套针（事先用肝素冲洗）。凡用插管套针者，应先用2%利多卡因1～2ml于进针处皮肤进行局麻。将穿刺针与皮肤呈15°～30°角朝近心方向斜刺，将针稳稳地刺向动脉搏动点，如针尖部传来搏动感，则表示已触及动脉，再快速推入少许，即可刺入动脉，此时可见鲜红动脉血回流，退出针芯少许，将外套管继续推进，使之深入动脉腔内以免脱出，然后拔出外套管。如拔出针芯后无回血，则可将套管退至皮下插入针芯，重新穿刺

排尽测压管道通路的空气，边冲洗边接上连接管，装上压力换能器（调整好零点）和测压仪，加压袋压力保持为约200mmHg

用薄膜固定套管针，除去垫子，立即用肝素盐水冲洗，保持通畅，即可测压

观察压力值：关闭肝素液通道，使传感器和桡动脉相通，测压开始。此时监护仪上可连续显示动脉血压的数据和波形（见图2-5）

动脉冲洗系统：为保证测压准确，连接管和动脉导管内应充满肝素生理盐水，对动脉导管的冲洗可以是持续的也可以是间断定时的，其目的都是为了保持导管通畅，防止动脉内血栓形成，维持动脉测压的有效性（见图2-6）

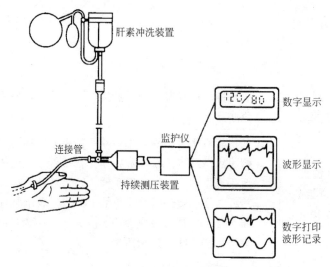

图 2-5   观察压力值

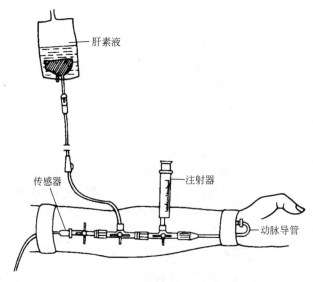

图 2-6   动脉冲洗系统

3. 注意事项

<table>
<tr><td rowspan="7">注意事项</td><td>Allen's 试验阳性者避免行桡动脉穿刺置管</td></tr>
<tr><td>局部严格消毒，操作应保持无菌，以防感染</td></tr>
<tr><td>穿刺点应选择动脉搏动最明显处。如行注射，则头面部疾病注入颈总动脉，上肢疾病注入锁骨下动脉或肱动脉，下肢疾病注入股动脉</td></tr>
<tr><td>置管时间原则上不超过4天，以预防导管源性感染</td></tr>
<tr><td>发现血块应抽出，不可注入</td></tr>
<tr><td>固定好导管位置，防止移动</td></tr>
<tr><td>留置的导管用加压袋将肝素液以3ml/h持续输入动脉内，肝素液浓度为2U/ml，避免导管内血液凝固，保证管道通畅</td></tr>
</table>

第四节 伤口的止血和包扎

一、止血

1.目的和评估

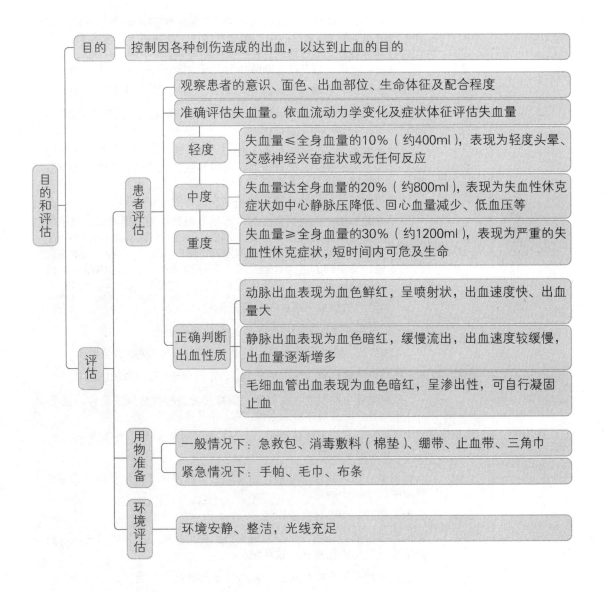

2. 操作规程

操作规程
- 迅速携用物至患者旁，做好解释
- 协助患者松衣，取合适体位，暴露出血部位
- 选择正确的止血方法
  - 小伤口出血：敷料、外绷带加压缠绕
  - 静脉出血：加压包扎止血
  - 动脉出血：宜先指压法止血，再根据情况采用其他压迫法
- 实施正确的止血方法
  - 指压止血法
    - 在出血部位的近心端触及到动脉的搏动点
    - 手指、手掌或拳头在近心端动脉经过骨骼表面的部位压闭血管、阻断血流，达到临时止血的目的
  - 常见部位指压点及方法
    - 头颈部：头部或额部出血，在同侧耳屏前方颞弓根部触及颞浅动脉搏动点并压向颧骨（图2-7A）；颜面部出血，在同侧下颌骨下缘、咬肌前缘触及面动脉搏动点并压向下颌骨（图2-7B）；头、面、颈部出血，在同侧触及颈总动脉并用力压向第5颈椎横突（图2-7C）
    - 头后部：在同侧耳后触及枕动脉搏动点并压迫枕动脉于乳突（图2-8）
    - 肩、腋部：在同侧锁骨上窝中部触及锁骨下动脉搏动点并压向第1肋骨（图2-9A）
    - 上肢：上臂出血，在同侧上肢外展90°触及腋动脉搏动点并压向肱骨头（图2-9B）；前臂出血，在同侧肱二头肌内侧沟中部触及肱动脉搏动点并压向肱骨干（图2-9C）；手部出血，在同侧腕部两侧触及尺动脉、桡动脉搏动点并压迫（图2-9D）
    - 下肢：大腿出血，在同侧腹股沟中点稍下触及股动脉搏动点，双手拇指重叠用力压向耻骨上支（图2-10A）；小腿出血，在同侧腘窝触及腘动脉搏动点并压向腘窝（图2-10B）；足部出血，在同侧足背中部近足踝处触及胫前动脉搏动点、足跟与内踝之间的胫后动脉搏动点，并压向胫骨（图2-10C）
  - 加压包扎止血法
    - 消毒的敷料或干净的布类覆盖伤口
    - 纱布卷或毛巾等折成垫子压迫伤口敷料上面
    - 绷带或三角巾加压包扎、抬高肢体有助静脉回流减少出血
  - 填塞止血法：①无菌敷料填入伤口内压紧；②外用绷带、三角巾加压包扎
  - 屈曲肢体加垫止血法
    - 前臂或小腿出血：在肘窝、腘窝部放置棉纱垫或绷带卷，强屈关节，用三角巾或绷带做"8"字扎紧固定
    - 上臂出血：在腋窝加垫，前臂屈曲于胸前，用三角巾或绷带将上臂固定于胸前
  - 止血带止血法
    - 大腿出血：在大腿根部加垫，屈曲髋关节和膝关节，用三角巾或绷带将腿紧贴于躯干固定
    - 先抬高患肢，使肢体血液回流
    - 在出血部位的近心端，尽量靠近伤口，先用棉垫、三角巾、布块等衬垫垫平，避免损伤皮肤、软组织
    - 将止血带扎在近心端，用力绑扎，完全阻断肢体血流
    - 在醒目部位注明扎止血带的具体时间、部位并检查止血效果
    - 记录止血时间、止血效果、肢端血供和患者的全身情况

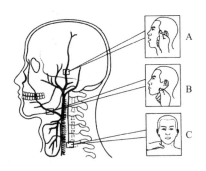

图 2-7 头颈部出血指压部位

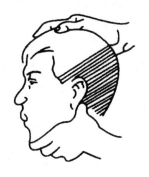

图 2-8 枕动脉指压法

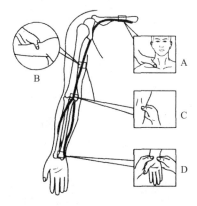

图 2-9 肩、腋部及上肢出血指压部位

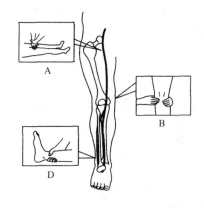

图 2-10 下肢出血指压部位

3. 注意事项

注意事项

指压法只适用于短时急救且要求压迫时间不宜过长。使用指压法时按压部位要准确，压迫颈总动脉止血时，不应同时压迫两侧的颈总动脉，以免阻断脑部供血

屈曲肢体加垫止血法在前臂或小腿骨折和关节损伤时不能使用。此方法伤员痛苦较大，有可能压迫到神经、血管，且不便于搬动伤员，不宜首选

止血带止血法注意事项

应结扎在近心端，尽量靠近伤口，如遇特殊情况，如肘关节以下的伤口，应将止血带扎在上臂的上1/3处，膝关节以下的伤口应将止血带扎在大腿根部

止血压力要适当，以刚能阻断血流，远端动脉搏动消失为宜，止血带的标准压力，上肢为250～300mmHg（33.3～40.0kPa），下肢为300～400mmHg（40.0～53.3kPa）

定时放松：应每隔30分钟至1小时放松止血带2～3分钟，松开止血带之前用手压迫动脉近心端，再在稍高的平面上扎止血带，不可再在同一平面反复缚扎

停用止血带时应缓慢松开，防止肢体突然增加血流，影响全身血液重新分布，甚至引起血压下降

上肢远端明显缺血或有严重挤压伤时禁用此法

附：止血技术操作流程

止血技术操作流程见图2-11。

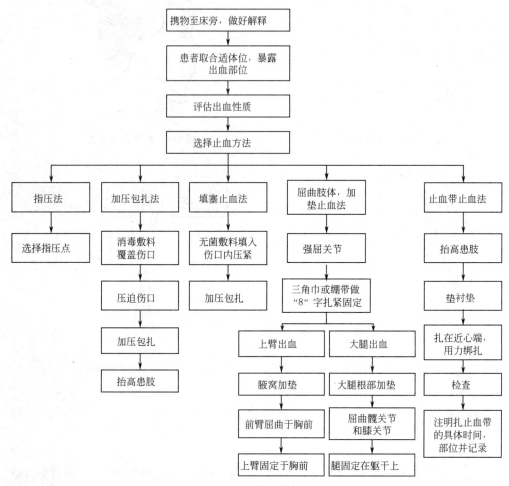

图 2-11　止血技术操作流程

二、包扎

1. 目的及评估

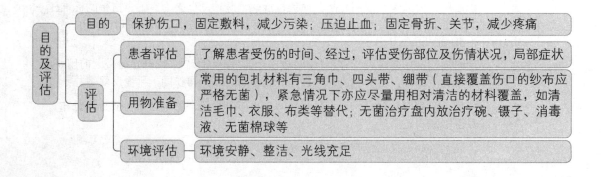

2. 操作规程

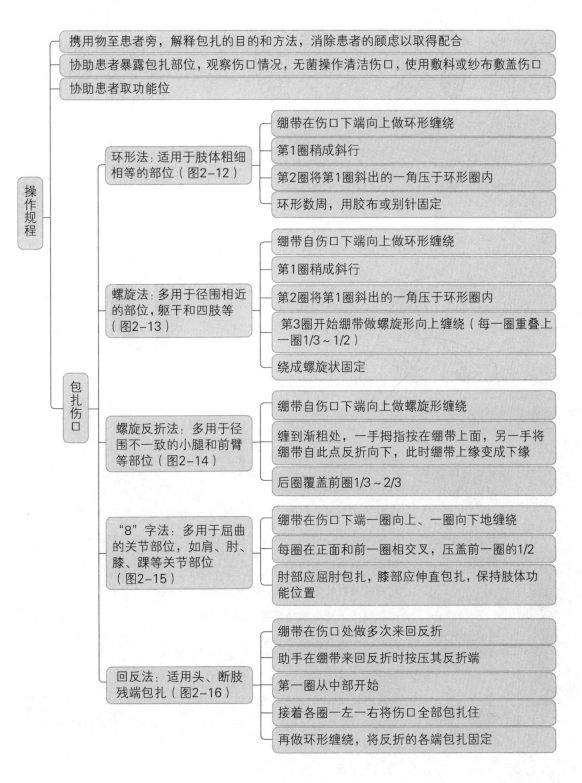

操作规程

- 携用物至患者旁，解释包扎的目的和方法，消除患者的顾虑以取得配合
- 协助患者暴露包扎部位，观察伤口情况，无菌操作清洁伤口，使用敷料或纱布敷盖伤口
- 协助患者取功能位
- **包扎伤口**
  - 环形法：适用于肢体粗细相等的部位（图2-12）
    - 绷带在伤口下端向上做环形缠绕
    - 第1圈稍成斜行
    - 第2圈将第1圈斜出的一角压于环形圈内
    - 环形数周，用胶布或别针固定
  - 螺旋法：多用于径围相近的部位，躯干和四肢等（图2-13）
    - 绷带自伤口下端向上做环形缠绕
    - 第1圈稍成斜行
    - 第2圈将第1圈斜出的一角压于环形圈内
    - 第3圈开始绷带做螺旋形向上缠绕（每一圈重叠上一圈1/3～1/2）
    - 绕成螺旋状固定
  - 螺旋反折法：多用于径围不一致的小腿和前臂等部位（图2-14）
    - 绷带自伤口下端向上做螺旋形缠绕
    - 缠到渐粗处，一手拇指按在绷带上面，另一手将绷带自此点反折向下，此时绷带上缘变成下缘
    - 后圈覆盖前圈1/3～2/3
  - "8"字法：多用于屈曲的关节部位，如肩、肘、膝、踝等关节部位（图2-15）
    - 绷带在伤口下端一圈向上、一圈向下地缠绕
    - 每圈在正面和前一圈相交叉，压盖前一圈的1/2
    - 肘部应屈肘包扎，膝部应伸直包扎，保持肢体功能位置
  - 回反法：适用头、断肢残端包扎（图2-16）
    - 绷带在伤口处做多次来回反折
    - 助手在绷带来回反折时按压其反折端
    - 第一圈从中部开始
    - 接着各圈一左一右将伤口全部包扎住
    - 再做环形缠绕，将反折的各端包扎固定

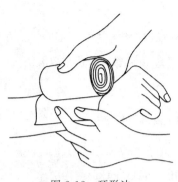

图 2-12 环形法

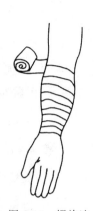

图 2-13 螺旋法

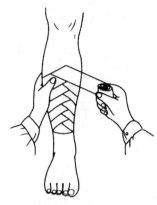

图 2-14 螺旋反折法

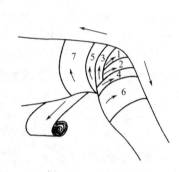

图 2-15 "8"字法

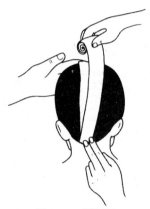

图 2-16 回反法

特殊损伤的包扎方法	开放性颅脑损伤的包扎	敷料做成大于伤口的环形保护圈或选择大口碗
		放在伤口周围
		包扎（以免包扎时骨折片陷入颅内、同时保护膨出的脑组织）
	开放性气胸的包扎	立即用比伤口面积大的厚敷料在患者呼气末迅速严密覆盖伤口
		用绷带绕胸壁加压包扎
	多根肋骨骨折	用衣物或枕头等加压包扎伤侧（遏制胸壁浮动）
		必要时（无适当物品可用）将伤员侧卧在伤侧
	开放性骨折并骨端外露	包扎时外露的骨折端不要还纳，若自行还纳者应该注明
	腹部外伤并内脏脱出	脱出的内脏不要还纳
		包扎时屈曲双腿，放松腹肌，将脱出的内脏用大块无菌纱布或毛巾盖好
		再用清洁凹形容器如饭碗、木勺、钢盔等物在无菌纱布或毛巾外扣上，以保护内脏
		再包扎固定
	有异物插入身体内，不要移动异物，伤口周围用物体如保护环等支持，再包扎固定	

3. 注意事项

注意事项

- 根据受伤部位，选用合适的包扎用物和包扎方法
- 有条件者应对伤口妥善处理，如碘酒、酒精消毒皮肤，清除伤口周围油污等
- 包扎材料，尤其是直接覆盖伤口的纱布应严格无菌，没有时亦应尽量用相对清洁的材料覆盖，如清洁毛巾、衣服、布类等。包扎时用力均匀牢固
- 包扎松紧适度，并在骨突处加以衬垫。既要保证敷料固定和压迫止血，又不影响肢体血液循环
- 包扎打结的位置，应在肢体外侧面或前面。不可在伤口处、受压处、骨隆突处或摩擦处打结
- 包扎应露出肢体末梢部分，便于观察肢体末端颜色、温度及评估血供情况，如有异常应拆下重新包扎
- 包扎敷料应超出伤口5～10cm
- 包扎要掌握"三点一走行"，即绷带起点、止点、着力点（多在伤处）和走行方向顺序

附：包扎护理技术操作流程

包扎护理技术操作流程见图 2-17。

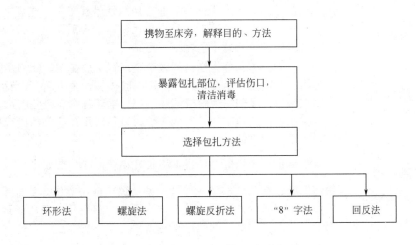

图 2-17 包扎护理技术操作流程

第五节　外伤患者的固定和搬运

一、固定

1.目的及常用材料

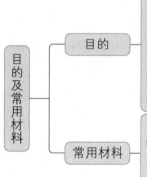

目的及常用材料

目的：固定是针对骨折的急救措施，实施骨折固定先要注意伤员的全身状况，如心脏停搏要先复苏；如有休克要先抗休克或同时处理休克；大出血要先止血包扎，后固定。急救固定的目的不是让骨折复位，而是防止骨折断端的移动，避免损伤血管、神经等组织，因此开放性的骨折断端不应该回纳。固定时动作轻巧，快速稳妥，松紧适度，皮肤与夹板之间要垫适量的软物，尤其是夹板两端骨突出处和空隙部位更要注意，以防局部受压引起缺血坏死

常用材料：有木制夹板、钢丝夹板、充气夹板、负压气垫、塑料夹板，其他材料如特制的颈部固定器、股骨骨折的托马固定架、紧急时就地取材的竹棒、木棍、树枝、镐把、枪托等，还可直接用伤员的健侧肢体或躯干进行临时固定

2.常用固定法

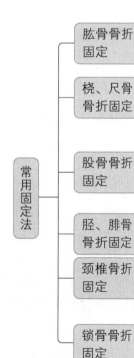

常用固定法

肱骨骨折固定：用两条三角巾和一块夹板先将伤肢固定，然后用一块燕尾式三角巾中间悬吊前臂，使两底角向上绕颈部后打结，最后用一条带状三角巾分别经胸背于健侧腋下打结

桡、尺骨骨折固定：用一块合适的夹板置于伤肢下面，用两块带状三角巾或绷带把伤肢和夹板固定，再用一块燕尾三角巾悬吊伤肢，最后再用一条带状三角巾的两底边分别绕胸背于健侧腋下打结固定

股骨骨折固定：用一块长夹板（长度为伤员的腋下至足跟）放在伤肢外侧，另用一块短夹板（长度为会阴至足跟）放在伤肢内侧，至少用4条带状三角巾，分别在腋下、腰部、大腿根部及膝部分别环绕伤肢包扎固定，注意在关节突出部位要放软垫。若无夹板时，可以用带状三角巾或绷带把伤肢固定在健侧肢体上

胫、腓骨骨折固定：与股骨骨折固定相似，只是夹板长度稍超过膝关节即可

颈椎骨折固定：伤员仰卧，在头枕部垫一薄枕，使头颈部成中立位，头部不要前屈或后仰，再在头的两侧各垫枕头或衣服卷，最后用一条带子通过伤员额部固定头部，限制头部前后左右晃动

锁骨骨折固定：用敷料或毛巾垫于两脚前上方，将三角巾叠成带状，两端分别绕两肩呈"8"字形，拉紧三角巾的两头在背后打结，并尽量使两臂后张，也可在背后放T字形夹板，然后在两肩及腰部各用绷带包扎固定。一侧锁骨骨折，可用三角巾把患侧手臂悬兜在胸前，限制上肢活动即可

3. 注意事项

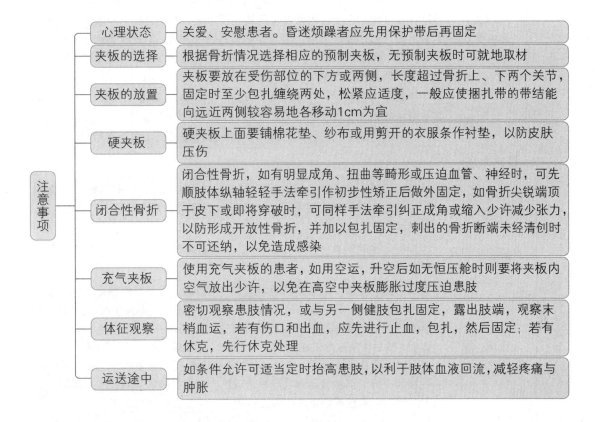

注意事项	心理状态	关爱、安慰患者。昏迷烦躁者应先用保护带后再固定
	夹板的选择	根据骨折情况选择相应的预制夹板,无预制夹板时可就地取材
	夹板的放置	夹板要放在受伤部位的下方或两侧,长度超过骨折上、下两个关节,固定时至少包扎缠绕两处,松紧应适度,一般应使捆扎带的带结能向远近两侧较容易地各移动1cm为宜
	硬夹板	硬夹板上面要铺棉花垫、纱布或用剪开的衣服条作衬垫,以防皮肤压伤
	闭合性骨折	闭合性骨折,如有明显成角、扭曲等畸形或压迫血管、神经时,可先顺肢体纵轴轻轻手法牵引作初步性矫正后做外固定,如骨折尖锐端顶于皮下或即将穿破时,可同样手法牵引纠正成角或缩入少许减少张力,以防形成开放性骨折,并加以包扎固定,刺出的骨折断端未经清创时不可还纳,以免造成感染
	充气夹板	使用充气夹板的患者,如用空运,升空后如无恒压舱时则要将夹板内空气放出少许,以免在高空中夹板膨胀过度压迫患肢
	体征观察	密切观察患肢情况,或与另一侧健肢包扎固定,露出肢端,观察末梢血运,若有伤口和出血,应先进行止血,包扎,然后固定;若有休克,先行休克处理
	运送途中	如条件允许可适当定时抬高患肢,以利于肢体血液回流,减轻疼痛与肿胀

二、搬运

急、危、重伤(病)员在现场救护后,由于发病现场条件的限制和抢救的需要,尤其是现场仍存在伤害因素时,往往要把伤(病)员转移至更适合的场所,这需要借助一定的工具或以人为的方式安全地把病员搬运到运输工具上。

1. 常用搬运法

(1)徒手搬运

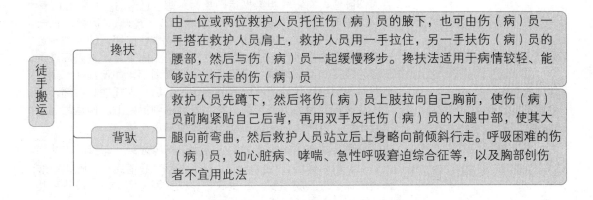

徒手搬运	搀扶	由一位或两位救护人员托住伤(病)员的腋下,也可由伤(病)员一手搭在救护人员肩上,救护人员用一手拉住,另一手扶伤(病)员的腰部,然后与伤(病)员一起缓慢移步。搀扶法适用于病情较轻、能够站立行走的伤(病)员
	背驮	救护人员先蹲下,然后将伤(病)员上肢拉向自己胸前,使伤(病)员前胸紧贴自己后背,再用双手反托伤(病)员的大腿中部,使其大腿向前弯曲,然后救护人员站立后上身略向前倾斜行走。呼吸困难的伤(病)员,如心脏病、哮喘、急性呼吸窘迫综合征等,以及胸部创伤者不宜用此法

	双人搭椅	由两个救护人员对立于伤（病）员两侧，然后两人弯腰，各以一手伸入伤（病）员大腿下方而相互十字交叉紧握，另一手彼此交替支持伤（病）员背部；或者救护人员右手紧握自己的左手手腕，左手紧握另一救护人员的右手手腕，以形成口字形。这两种不同的握手方法，都形成类似于椅状而命名。此法要点是两人的手必须握紧，移动步子必须协调一致，且伤（病）员的双臂都必须搭在两个救护人员的肩上
	拉车式	由一个救护人员站在伤（病）员的头部，两手从伤（病）员腋下抬起，将其头背抱在自己怀内，另一救护员蹲在伤（病）员两腿中间，同时夹住伤（病）员的两腿面向前，然后两人步调一致慢慢将伤（病）员抬起

（2）器械搬运

	定义	是指用担架（包括软担架）、移动床（轮式担架）等现代搬运器械，或者因陋就简利用床单、被褥、竹木椅、木板等作为搬运器械（工具）的一种搬运方法
器械搬运	担架搬运	担架搬运是院前急救最常用的方法。目前最常使用的担架有普通担架和轮式担架等
	床单、被褥搬运	遇有窄梯、狭道，担架或其他搬运工具难以搬运，且天气寒冷，徒手搬运会使伤（病）员受凉的情况下所采用的一种方法。搬运步骤为：取一条牢固的被单（被褥、毛毯也可）平铺在床上，将伤（病）员轻轻地搬到被单上，然后半条被单盖在伤（病）员身上，露出其头部（半垫半盖）。搬运者面对面紧抓被单两角，脚前头后（上楼则相反）缓慢移动，搬运时有人托腰则更好。这种搬运方式容易造成伤（病）员肢体弯曲，故胸部创伤、四肢骨折、脊柱损伤以及呼吸困难等伤（病）员不宜用此法
	椅式担架或椅子搬运	楼梯比较狭窄和陡直时，可用牢固的椅式担架或竹木椅作为工具搬运伤（病）员。伤（病）员采用坐位，并用宽带将其固定在椅背和凳上。两位救护人员一人抓住椅背，另一人紧握椅脚，然后以45°向椅背方向倾斜，缓慢地移动脚步。失去知觉的伤（病）员不宜用此法

2.常见危重伤（病）员的搬运

	脊柱、脊髓损伤	遇有脊柱、脊髓损伤或疑似损伤的伤（病）员，不可任意搬运或扭曲其脊柱部。在确定性诊断治疗前，按脊柱损伤原则处理。搬运时，顺应伤（病）员脊柱或躯干轴线，滚身移至硬担架上，一般为仰卧位，有铲式担架搬运则更为理想。搬运时，原则上应有2～4人同时进行，且用力均匀，动作一致。切忌一人抱胸，另一人搬腿双人拉车式的搬运法，以免会造成脊柱前屈，使脊椎骨进一步压缩而加重损伤。遇有颈椎受伤的伤（病）员，首先应注意不轻易改变其原有体位，应用颈托固定其颈部，如无颈托，则头部左右两侧可用软枕或衣服等物固定，然后一人托住其头部，其余人协调一致用力将伤（病）员平直地抬到担架上。搬运时注意用力一致，以防止因头部扭动和前屈而加重伤情
常见危重伤（病）员的搬运		
	颅脑损伤	颅脑损伤者常有脑组织暴露和呼吸道不畅等表现。搬运时应使伤（病）员取半仰卧位或侧卧位，利于保持呼吸道通畅；脑组织暴露者应保护好其脑组织，并用衣物、枕头等将伤（病）员头部垫好，以减轻震动

3. 注意事项

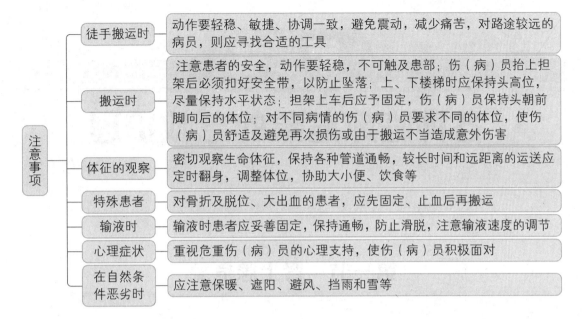

徒手搬运时	动作要轻稳、敏捷、协调一致，避免震动，减少痛苦，对路途较远的病员，则应寻找合适的工具
搬运时	注意患者的安全，动作要轻稳，不可触及患部；伤（病）员抬上担架后必须扣好安全带，以防止坠落；上、下楼梯时应保持头高位，尽量保持水平状态；担架上车后应予固定，伤（病）员保持头朝前脚向后的体位；对不同病情的伤（病）员要求不同的体位，使伤（病）员舒适及避免再次损伤或由于搬运不当造成意外伤害
体征的观察	密切观察生命体征，保持各种管道通畅，较长时间和远距离的运送应定时翻身，调整体位，协助大小便、饮食等
特殊患者	对骨折及脱位、大出血的患者，应先固定、止血后再搬运
输液时	输液时患者应妥善固定，保持通畅，防止滑脱，注意输液速度的调节
心理症状	重视危重伤（病）员的心理支持，使伤（病）员积极面对
在自然条件恶劣时	应注意保暖、遮阳、避风、挡雨和雪等

（注意事项）

第三章

各种临床危象的急救护理

第一节　肾上腺危象

肾上腺危象又称急性肾上腺皮质功能不全，是由于各种原因引起的肾上腺皮质功能急性衰竭，皮质醇和醛固酮绝对缺乏所引起的一种临床综合征。

一、临床表现

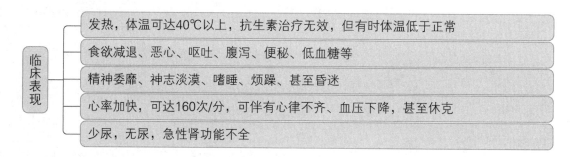

临床表现
- 发热，体温可达40℃以上，抗生素治疗无效，但有时体温低于正常
- 食欲减退、恶心、呕吐、腹泻、便秘、低血糖等
- 精神委靡、神志淡漠、嗜睡、烦躁、甚至昏迷
- 心率加快，可达160次/分，可伴有心律不齐、血压下降，甚至休克
- 少尿，无尿，急性肾功能不全

二、护理评估

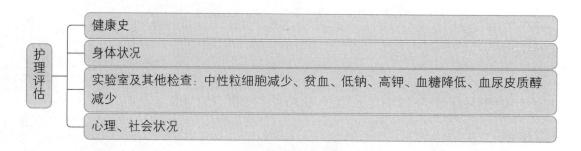

护理评估
- 健康史
- 身体状况
- 实验室及其他检查：中性粒细胞减少、贫血、低钠、高钾、血糖降低、血尿皮质醇减少
- 心理、社会状况

三、护理诊断

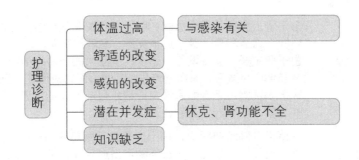

护理诊断
- 体温过高 —— 与感染有关
- 舒适的改变
- 感知的改变
- 潜在并发症 —— 休克、肾功能不全
- 知识缺乏

四、护理措施

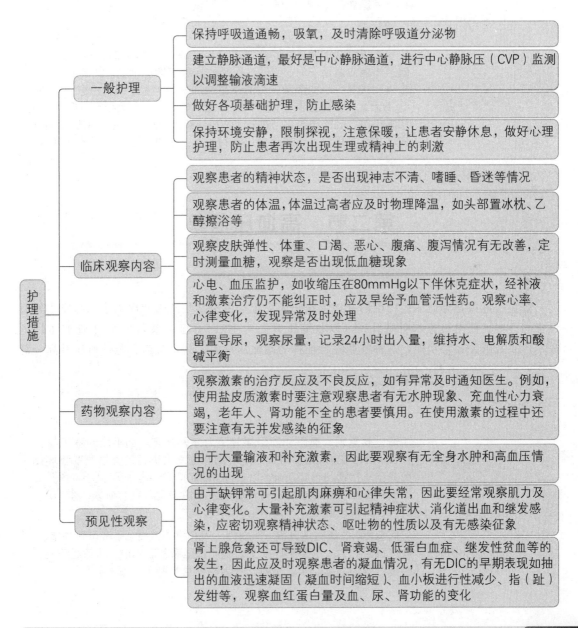

护理措施

一般护理
- 保持呼吸道通畅，吸氧，及时清除呼吸道分泌物
- 建立静脉通道，最好是中心静脉通道，进行中心静脉压（CVP）监测以调整输液滴速
- 做好各项基础护理，防止感染
- 保持环境安静，限制探视，注意保暖，让患者安静休息，做好心理护理，防止患者再次出现生理或精神上的刺激

临床观察内容
- 观察患者的精神状态，是否出现神志不清、嗜睡、昏迷等情况
- 观察患者的体温，体温过高者应及时物理降温，如头部置冰枕、乙醇擦浴等
- 观察皮肤弹性、体重、口渴、恶心、腹痛、腹泻情况有无改善，定时测量血糖，观察是否出现低血糖现象
- 心电、血压监护，如收缩压在80mmHg以下伴休克症状，经补液和激素治疗仍不能纠正时，应及早给予血管活性药。观察心率、心律变化，发现异常及时处理
- 留置导尿，观察尿量，记录24小时出入量，维持水、电解质和酸碱平衡

药物观察内容
- 观察激素的治疗反应及不良反应，如有异常及时通知医生。例如，使用盐皮质激素时要注意观察患者有无水肿现象、充血性心力衰竭，老年人、肾功能不全的患者要慎用。在使用激素的过程中还要注意有无并发感染的征象

预见性观察
- 由于大量输液和补充激素，因此要观察有无全身水肿和高血压情况的出现
- 由于缺钾常可引起肌肉麻痹和心律失常，因此要经常观察肌力及心律变化。大量补充激素可引起精神症状、消化道出血和继发感染，应密切观察精神状态、呕吐物的性质以及有无感染征象
- 肾上腺危象还可导致DIC、肾衰竭、低蛋白血症、继发性贫血等的发生，因此应及时观察患者的凝血情况，有无DIC的早期表现如抽出的血液迅速凝固（凝血时间缩短）、血小板进行性减少、指（趾）发绀等，观察血红蛋白量及血、尿、肾功能的变化

五、健康教育

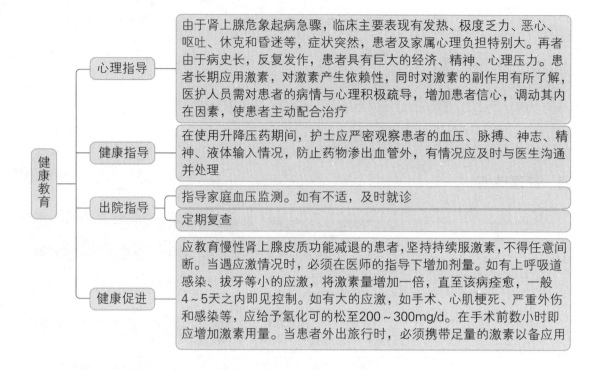

健康教育

- **心理指导**: 由于肾上腺危象起病急骤,临床主要表现有发热、极度乏力、恶心、呕吐、休克和昏迷等,症状突然,患者及家属心理负担特别大。再者由于病史长,反复发作,患者具有巨大的经济、精神、心理压力。患者长期应用激素,对激素产生依赖性,同时对激素的副作用有所了解,医护人员需对患者的病情与心理积极疏导,增加患者信心,调动其内在因素,使患者主动配合治疗

- **健康指导**: 在使用升降压药期间,护士应严密观察患者的血压、脉搏、神志、精神、液体输入情况,防止药物渗出血管外,有情况应及时与医生沟通并处理

- **出院指导**:
  - 指导家庭血压监测。如有不适,及时就诊
  - 定期复查

- **健康促进**: 应教育慢性肾上腺皮质功能减退的患者,坚持持续服激素,不得任意间断。当遇应激情况时,必须在医师的指导下增加剂量。如有上呼吸道感染、拔牙等小的应激,将激素量增加一倍,直至该病痊愈,一般4~5天之内即见控制。如有大的应激,如手术、心肌梗死、严重外伤和感染等,应给予氢化可的松至200~300mg/d。在手术前数小时即应增加激素用量。当患者外出旅行时,必须携带足量的激素以备应用

第二节　高血压危象

　　高血压危象是高血压病程中的一种特殊临床征象。由于某些诱因使周围小动脉发生暂时性强烈痉挛,使血压急剧明显升高(以收缩压升高为主),引起一系列神经-血管加压性危象,严重威胁靶器官功能,这种临床综合征称为高血压危象。其定义为:急性血压升高,舒张压>120~130mmHg(16.0~17.3kPa)。

一、临床表现

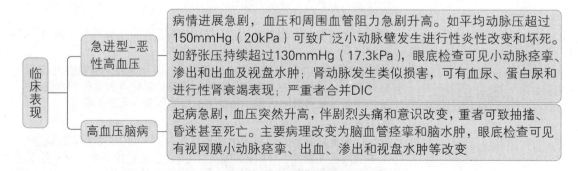

临床表现

- **急进型-恶性高血压**: 病情进展急剧,血压和周围血管阻力急剧升高。如平均动脉压超过150mmHg(20kPa)可致广泛小动脉壁发生进行性炎性改变和坏死。如舒张压持续超过130mmHg(17.3kPa),眼底检查可见小动脉痉挛、渗出和出血及视盘水肿;肾动脉发生类似损害,可有血尿、蛋白尿和进行性肾衰竭表现;严重者合并DIC

- **高血压脑病**: 起病急剧,血压突然升高,伴剧烈头痛和意识改变,重者可致抽搐、昏迷甚至死亡。主要病理改变为脑血管痉挛和脑水肿,眼底检查可见有视网膜小动脉痉挛、出血、渗出和视盘水肿等改变

二、护理评估

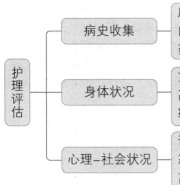

护理评估
- 病史收集 → 应询问患者既往有无高血压病史,有无寒冷、过冷、精神刺激及内分泌功能紊乱,是否服用抗血压药物或其他药物,详细了解服药情况。此外,还应了解患者有无高血压病的家族史
- 身体状况 → 重点是评估患者有无高血压,何时确诊为高血压及血压升高水平,高血压的持续时间和高血压治疗情况,是否伴有心血管危险因素,靶器官损害及是否合并相关的临床疾病及治疗情况
- 心理–社会状况 → 评估患者的心理反应,是否伴有紧张、烦躁、抑郁、恐惧等心理状态。同时应评估患者及家属对高血压及其后果的认识,评估患者对高血压保健知识的掌握程度

三、护理诊断

护理诊断
- 恐惧焦虑
- 体液过多
- 有受伤的危险
- 潜在并发症 → 心力衰竭、脑出血、肾衰竭

四、护理措施

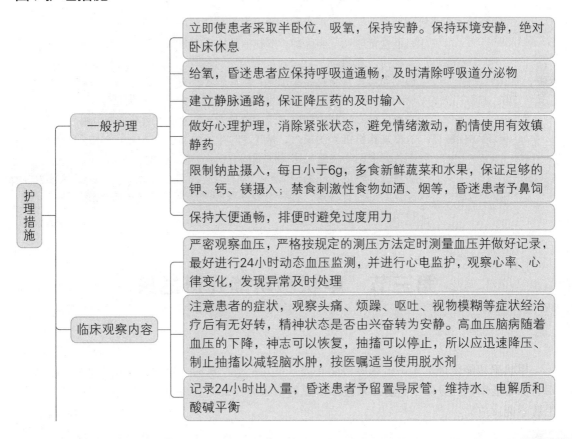

护理措施
- 一般护理
  - 立即使患者采取半卧位,吸氧,保持安静。保持环境安静,绝对卧床休息
  - 给氧,昏迷患者应保持呼吸道通畅,及时清除呼吸道分泌物
  - 建立静脉通路,保证降压药的及时输入
  - 做好心理护理,消除紧张状态,避免情绪激动,酌情使用有效镇静药
  - 限制钠盐摄入,每日小于6g,多食新鲜蔬菜和水果,保证足够的钾、钙、镁摄入;禁食刺激性食物如酒、烟等,昏迷患者予鼻饲
  - 保持大便通畅,排便时避免过度用力
- 临床观察内容
  - 严密观察血压,严格按规定的测压方法定时测量血压并做好记录,最好进行24小时动态血压监测,并进行心电监护,观察心率、心律变化,发现异常及时处理
  - 注意患者的症状,观察头痛、烦躁、呕吐、视物模糊等症状经治疗后有无好转,精神状态是否由兴奋转为安静。高血压脑病随着血压的下降,神志可以恢复,抽搐可以停止,所以应迅速降压、制止抽搐以减轻脑水肿,按医嘱适当使用脱水剂
  - 记录24小时出入量,昏迷患者予留置导尿管,维持水、电解质和酸碱平衡

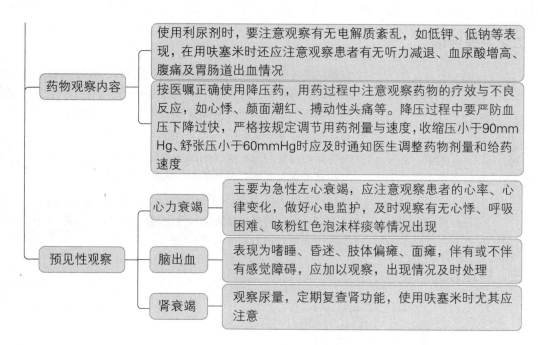

药物观察内容	使用利尿剂时，要注意观察有无电解质紊乱，如低钾、低钠等表现，在用呋塞米时还应注意观察患者有无听力减退、血尿酸增高、腹痛及胃肠道出血情况
	按医嘱正确使用降压药，用药过程中注意观察药物的疗效与不良反应，如心悸、颜面潮红、搏动性头痛等。降压过程中要严防血压下降过快，严格按规定调节用药剂量与速度，收缩压小于90mmHg、舒张压小于60mmHg时应及时通知医生调整药物剂量和给药速度

预见性观察	心力衰竭	主要为急性左心衰竭，应注意观察患者的心率、心律变化，做好心电监护，及时观察有无心悸、呼吸困难、咳粉红色泡沫样痰等情况出现
	脑出血	表现为嗜睡、昏迷、肢体偏瘫、面瘫，伴有或不伴有感觉障碍，应加以观察，出现情况及时处理
	肾衰竭	观察尿量，定期复查肾功能，使用呋塞米时尤其应注意

五、健康教育

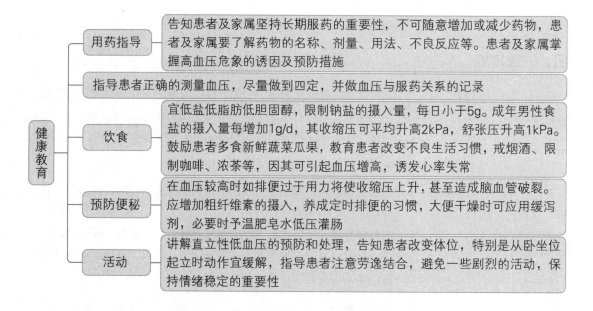

健康教育	用药指导	告知患者及家属坚持长期服药的重要性，不可随意增加或减少药物，患者及家属要了解药物的名称、剂量、用法、不良反应等。患者及家属掌握高血压危象的诱因及预防措施
	指导患者正确的测量血压，尽量做到四定，并做血压与服药关系的记录	
	饮食	宜低盐低脂肪低胆固醇，限制钠盐的摄入量，每日小于5g。成年男性食盐的摄入量每增加1g/d，其收缩压可平均升高2kPa，舒张压升高1kPa。鼓励患者多食新鲜蔬菜瓜果，教育患者改变不良生活习惯，戒烟酒、限制咖啡、浓茶等，因其可引起血压增高，诱发心率失常
	预防便秘	在血压较高时如排便过于用力将使收缩压上升，甚至造成脑血管破裂。应增加粗纤维素的摄入，养成定时排便的习惯，大便干燥时可应用缓泻剂，必要时予温肥皂水低压灌肠
	活动	讲解直立性低血压的预防和处理，告知患者改变体位，特别是从卧坐位起立时动作宜缓解，指导患者注意劳逸结合，避免一些剧烈的活动，保持情绪稳定的重要性

第三节　甲状腺功能亢进危象

　　甲状腺功能亢进危象是甲状腺功能亢进（甲亢）最严重的并发症，是由多种原因引起的甲状腺功能增强，分泌甲状腺激素过多所致的临床综合征。表现为代谢率极度增高及过度肾上腺素能反应。

一、临床表现

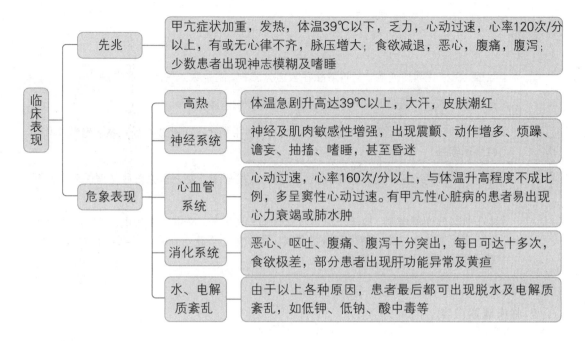

临床表现
- 先兆 —— 甲亢症状加重，发热，体温39℃以下，乏力，心动过速，心率120次/分以上，有或无心律不齐，脉压增大；食欲减退，恶心，腹痛，腹泻；少数患者出现神志模糊及嗜睡
- 危象表现
  - 高热 —— 体温急剧升高达39℃以上，大汗，皮肤潮红
  - 神经系统 —— 神经及肌肉敏感性增强，出现震颤、动作增多、烦躁、谵妄、抽搐、嗜睡，甚至昏迷
  - 心血管系统 —— 心动过速，心率160次/分以上，与体温升高程度不成比例，多呈窦性心动过速。有甲亢性心脏病的患者易出现心力衰竭或肺水肿
  - 消化系统 —— 恶心、呕吐、腹痛、腹泻十分突出，每日可达十多次，食欲极差，部分患者出现肝功能异常及黄疸
  - 水、电解质紊乱 —— 由于以上各种原因，患者最后都可出现脱水及电解质紊乱，如低钾、低钠、酸中毒等

二、护理评估

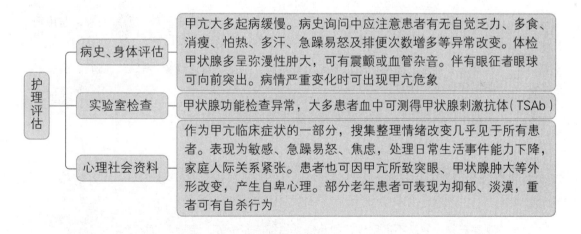

护理评估
- 病史、身体评估 —— 甲亢大多起病缓慢。病史询问中应注意患者有无自觉乏力、多食、消瘦、怕热、多汗、急躁易怒及排便次数增多等异常改变。体检甲状腺多呈弥漫性肿大，可有震颤或血管杂音。伴有眼征者眼球可向前突出。病情严重变化时可出现甲亢危象
- 实验室检查 —— 甲状腺功能检查异常，大多患者血中可测得甲状腺刺激抗体（TSAb）
- 心理社会资料 —— 作为甲亢临床症状的一部分，搜集整理情绪改变几乎见于所有患者。表现为敏感、急躁易怒、焦虑，处理日常生活事件能力下降，家庭人际关系紧张。患者也可因甲亢所致突眼、甲状腺肿大等外形改变，产生自卑心理。部分老年患者可表现为抑郁、淡漠，重者可有自杀行为

三、护理诊断

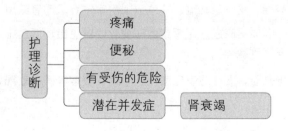

护理诊断
- 疼痛
- 便秘
- 有受伤的危险
- 潜在并发症 —— 肾衰竭

四、护理措施

1. 一般护理

一般护理	吸氧，保持呼吸道通畅，及时清除呼吸道分泌物，防止吸入性肺炎发生
	建立静脉通道，最好是中心静脉通道，进行CVP监测
	留置导尿，记录24小时出入量，注意出入液量平衡，及时补液，纠正水、电解质和酸碱平衡紊乱
	保持室内环境安静，避免精神刺激，安慰、鼓励患者，使之学会自我心理调节，必要时适当使用镇静药物
	由于机体代谢率增高，应给予高碳水化合物、高蛋白、高维生素饮食，提供足够的能量，满足高代谢需要，避免刺激性食物。鼓励患者多饮水，不少于2000ml/d，昏迷或不能经口进食者予以鼻饲

2. 临床观察内容

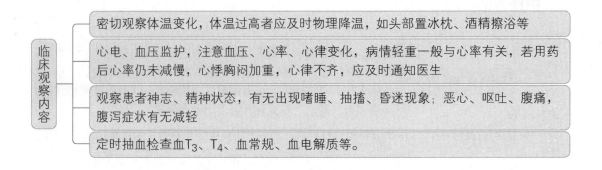

临床观察内容	密切观察体温变化，体温过高者应及时物理降温，如头部置冰枕、酒精擦浴等
	心电、血压监护，注意血压、心率、心律变化，病情轻重一般与心率有关，若用药后心率仍未减慢，心悸胸闷加重，心律不齐，应及时通知医生
	观察患者神志、精神状态，有无出现嗜睡、抽搐、昏迷现象；恶心、呕吐、腹痛，腹泻症状有无减轻
	定时抽血检查血T_3、T_4、血常规、血电解质等。

3. 药物观察内容

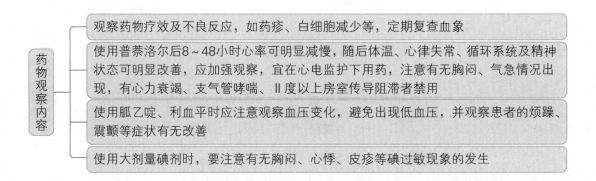

药物观察内容	观察药物疗效及不良反应，如药疹、白细胞减少等，定期复查血象
	使用普萘洛尔后8～48小时心率可明显减慢，随后体温、心律失常、循环系统及精神状态可明显改善，应加强观察，宜在心电监护下用药，注意有无胸闷、气急情况出现，有心力衰竭、支气管哮喘、Ⅱ度以上房室传导阻滞者禁用
	使用胍乙啶、利血平时应注意观察血压变化，避免出现低血压，并观察患者的烦躁、震颤等症状有无改善
	使用大剂量碘剂时，要注意有无胸闷、心悸、皮疹等碘过敏现象的发生

4.预见性观察

预见性观察

感染为甲亢危象常见的诱因，也是常见的并发症，特别是在使用糖皮质激素后，因此应加强观察和预防，做好呼吸道护理，定期肺部听诊，防止吸入性肺炎的发生

观察24小时出入量，并做好记录，观察有无皮肤皱缩、眼眶凹陷、血压降低等脱水表现，及时补充水分，防止由于高热、出汗、呕吐和腹泻引起脱水而导致休克的发生

五、健康教育

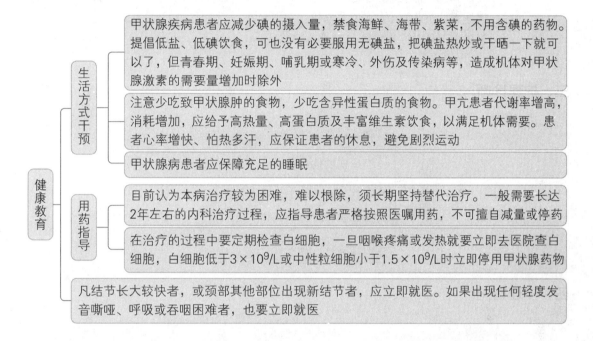

健康教育

生活方式干预

甲状腺疾病患者应减少碘的摄入量，禁食海鲜、海带、紫菜，不用含碘的药物。提倡低盐、低碘饮食，可也没有必要服用无碘盐，把碘盐热炒或干晒一下就可以了，但青春期、妊娠期、哺乳期或寒冷、外伤及传染病等，造成机体对甲状腺激素的需要量增加时除外

注意少吃致甲状腺肿的食物，少吃含异性蛋白质的食物。甲亢患者代谢率增高，消耗增加，应给予高热量、高蛋白质及丰富维生素饮食，以满足机体需要。患者心率增快、怕热多汗，应保证患者的休息，避免剧烈运动

甲状腺病患者应保障充足的睡眠

用药指导

目前认为本病治疗较为困难，难以根除，须长期坚持替代治疗。一般需要长达2年左右的内科治疗过程，应指导患者严格按照医嘱用药，不可擅自减量或停药

在治疗的过程中要定期检查白细胞，一旦咽喉疼痛或发热就要立即去医院查白细胞，白细胞低于3×10^9/L或中性粒细胞小于1.5×10^9/L时立即停用甲状腺药物

凡结节长大较快者，或颈部其他部位出现新结节者，应立即就医。如果出现任何轻度发音嘶哑、呼吸或吞咽困难者，也要立即就医

第四节 超高热危象

高热是指病理性的体温升高，是人体对于致病因子的一种全身反应。高热是指体温在39℃以上，超过41℃称为超高热，高热超过1～2周，尚未查明原因者称不明热。

一、临床表现

临床表现

引起发热的病因可分为感染性和非感染性两大类。前者最为多见，如细菌、病毒引起的呼吸道、消化道、尿路及皮肤感染等，后者主要由变态反应性疾病，如药物热、血清病以及自主神经功能紊乱和代谢疾病

高热时人体各系统产生一系列相应的变化，如新陈代谢加强，呼吸、心跳次数增加，特别是神经系统兴奋性增高，严重时可出现烦躁、谵妄、幻觉、全身抽搐等，甚至昏迷，因此对高热患者应积极降温，避免高热给患者带来的痛苦

二、护理评估

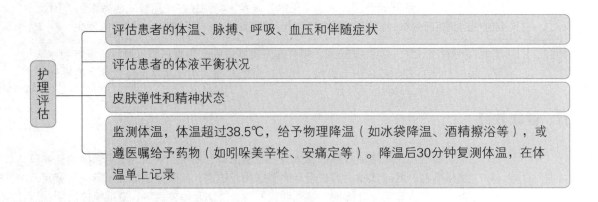

护理评估
- 评估患者的体温、脉搏、呼吸、血压和伴随症状
- 评估患者的体液平衡状况
- 皮肤弹性和精神状态
- 监测体温，体温超过38.5℃，给予物理降温（如冰袋降温、酒精擦浴等），或遵医嘱给予药物（如吲哚美辛栓、安痛定等）。降温后30分钟复测体温，在体温单上记录

三、护理诊断

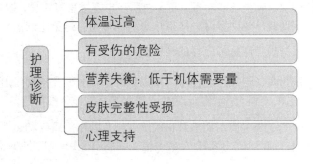

护理诊断
- 体温过高
- 有受伤的危险
- 营养失衡：低于机体需要量
- 皮肤完整性受损
- 心理支持

四、护理措施

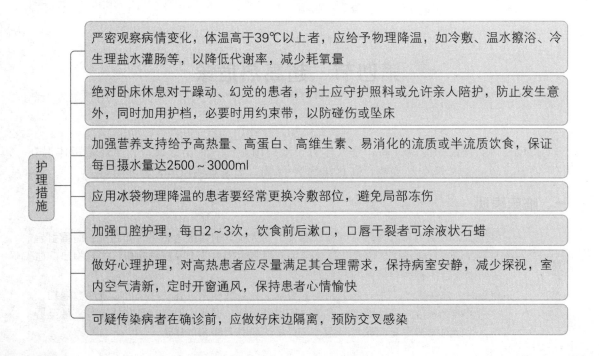

护理措施
- 严密观察病情变化，体温高于39℃以上者，应给予物理降温，如冷敷、温水擦浴、冷生理盐水灌肠等，以降低代谢率，减少耗氧量
- 绝对卧床休息对于躁动、幻觉的患者，护士应守护照料或允许亲人陪护，防止发生意外，同时加用护档，必要时用约束带，以防碰伤或坠床
- 加强营养支持给予高热量、高蛋白、高维生素、易消化的流质或半流质饮食，保证每日摄水量达2500～3000ml
- 应用冰袋物理降温的患者要经常更换冷敷部位，避免局部冻伤
- 加强口腔护理，每日2～3次，饮食前后漱口，口唇干裂者可涂液状石蜡
- 做好心理护理，对高热患者应尽量满足其合理需求，保持病室安静，减少探视，室内空气清新，定时开窗通风，保持患者心情愉快
- 可疑传染病者在确诊前，应做好床边隔离，预防交叉感染

五、健康教育

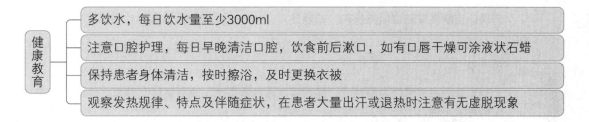

健康教育
- 多饮水，每日饮水量至少3000ml
- 注意口腔护理，每日早晚清洁口腔，饮食前后漱口，如有口唇干燥可涂液状石蜡
- 保持患者身体清洁，按时擦浴，及时更换衣被
- 观察发热规律、特点及伴随症状，在患者大量出汗或退热时注意有无虚脱现象

第五节　低血糖危象

　　当血糖降低，引起交感神经过度兴奋和中枢神经异常的症状和体征时，就称为低血糖危象。

一、临床表现

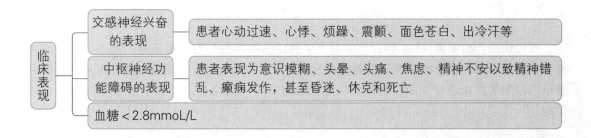

临床表现
- 交感神经兴奋的表现：患者心动过速、心悸、烦躁、震颤、面色苍白、出冷汗等
- 中枢神经功能障碍的表现：患者表现为意识模糊、头晕、头痛、焦虑、精神不安以致精神错乱、癫痫发作，甚至昏迷、休克和死亡
- 血糖＜2.8mmoL/L

二、护理诊断

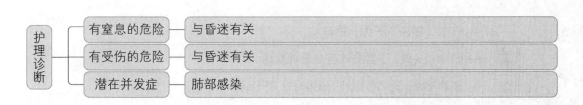

护理诊断
- 有窒息的危险：与昏迷有关
- 有受伤的危险：与昏迷有关
- 潜在并发症：肺部感染

三、护理措施

一般护理：昏迷患者按昏迷常规护理。意识恢复后要注意观察是否有出汗、倦睡、意识朦胧等再度低血糖状态，以便及时处理，抽搐者除补糖外，可酌情应用适量镇静剂，并注意保护患者，防止外伤

四、健康教育

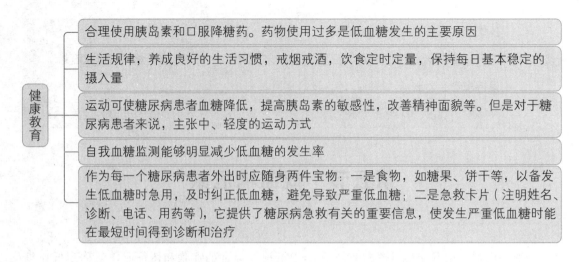

健康教育
- 合理使用胰岛素和口服降糖药。药物使用过多是低血糖发生的主要原因
- 生活规律，养成良好的生活习惯，戒烟戒酒，饮食定时定量，保持每日基本稳定的摄入量
- 运动可使糖尿病患者血糖降低，提高胰岛素的敏感性，改善精神面貌等。但是对于糖尿病患者来说，主张中、轻度的运动方式
- 自我血糖监测能够明显减少低血糖的发生率
- 作为每一个糖尿病患者外出时应随身两件宝物：一是食物，如糖果、饼干等，以备发生低血糖时急用，及时纠正低血糖，避免导致严重低血糖；二是急救卡片（注明姓名、诊断、电话、用药等），它提供了糖尿病急救有关的重要信息，使发生严重低血糖时能在最短时间得到诊断和治疗

第六节　糖尿病酮症酸中毒护理

糖尿病酮症酸中毒（DKA），主要是由于糖尿病患者胰岛素严重不足引起的，导致酮体堆积，进而引起代谢性酸中毒。患者常有多尿、恶心、呕吐甚至昏迷等症状，可通过检测尿糖以及尿酮等指标进行诊断。临床上可通过补液、补充胰岛素、纠正酸碱平衡等措施进行治疗。

一、临床表现

糖尿病酮症酸中毒的临床表现与酸中毒、电解质紊乱及脱水的发展密切相关。

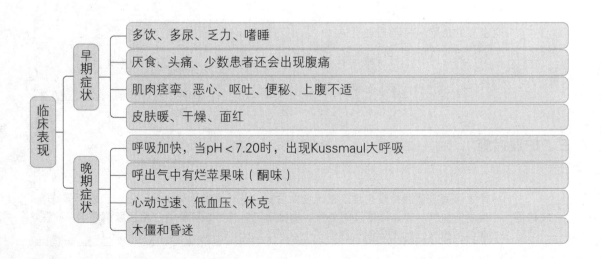

临床表现
- 早期症状
  - 多饮、多尿、乏力、嗜睡
  - 厌食、头痛、少数患者还会出现腹痛
  - 肌肉痉挛、恶心、呕吐、便秘、上腹不适
  - 皮肤暖、干燥、面红
- 晚期症状
  - 呼吸加快，当pH < 7.20时，出现Kussmaul大呼吸
  - 呼出气中有烂苹果味（酮味）
  - 心动过速、低血压、休克
  - 木僵和昏迷

二、护理评估

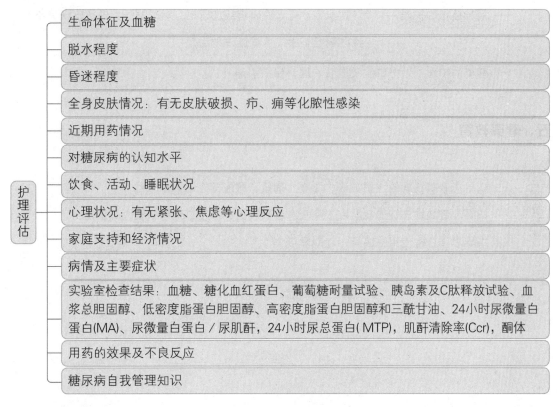

护理评估
- 生命体征及血糖
- 脱水程度
- 昏迷程度
- 全身皮肤情况：有无皮肤破损、疖、痈等化脓性感染
- 近期用药情况
- 对糖尿病的认知水平
- 饮食、活动、睡眠状况
- 心理状况：有无紧张、焦虑等心理反应
- 家庭支持和经济情况
- 病情及主要症状
- 实验室检查结果：血糖、糖化血红蛋白、葡萄糖耐量试验、胰岛素及C肽释放试验、血浆总胆固醇、低密度脂蛋白胆固醇、高密度脂蛋白胆固醇和三酰甘油、24小时尿微量白蛋白(MA)、尿微量白蛋白/尿肌酐，24小时尿总蛋白(MTP)，肌酐清除率(Ccr)，酮体
- 用药的效果及不良反应
- 糖尿病自我管理知识

三、护理诊断

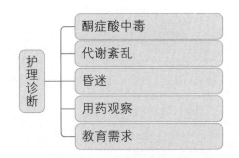

护理诊断
- 酮症酸中毒
- 代谢紊乱
- 昏迷
- 用药观察
- 教育需求

四、护理措施

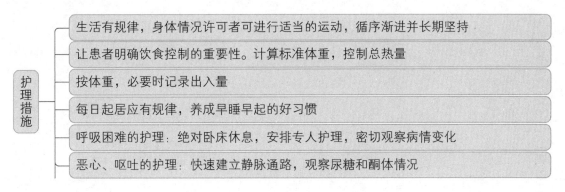

护理措施
- 生活有规律，身体情况许可者可进行适当的运动，循序渐进并长期坚持
- 让患者明确饮食控制的重要性。计算标准体重，控制总热量
- 按体重，必要时记录出入量
- 每日起居应有规律，养成早睡早起的好习惯
- 呼吸困难的护理：绝对卧床休息，安排专人护理，密切观察病情变化
- 恶心、呕吐的护理：快速建立静脉通路，观察尿糖和酮体情况

精神症状的护理 ── 加强病情观察，如神志状态，体温、呼吸、血压和心率等

注意安全，意识障碍者应加床档，定时翻身，保持皮肤完整性

遵医嘱给予胰岛素静脉注射治疗

感染的护理：做好口腔及皮肤护理，保持清洁

五、健康教育

健康教育 ── 指导患者胰岛素的注射方法、位置、剂量、尿液检查法等

指导患者如神志恍惚、恶心、呕吐、食欲缺乏、极度口渴等需要立即就医

指导患者正确使用胰岛素，定期复查

第四章

常见内科急救护理

第一节 支气管哮喘的护理

支气管哮喘是由多种细胞特别是肥大细胞、嗜酸性粒细胞以及 T 淋巴细胞参与的慢性气道炎症。

一、临床表现

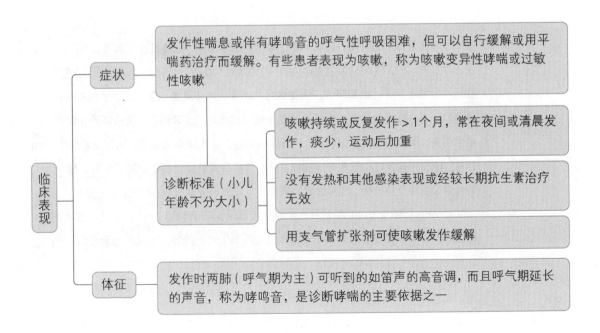

症状：发作性喘息或伴有哮鸣音的呼气性呼吸困难，但可以自行缓解或用平喘药治疗而缓解。有些患者表现为咳嗽，称为咳嗽变异性哮喘或过敏性咳嗽

诊断标准（小儿年龄不分大小）：
- 咳嗽持续或反复发作 > 1 个月，常在夜间或清晨发作，痰少，运动后加重
- 没有发热和其他感染表现或经较长期抗生素治疗无效
- 用支气管扩张剂可使咳嗽发作缓解

体征：发作时两肺（呼气期为主）可听到的如笛声的高音调，而且呼气期延长的声音，称为哮鸣音，是诊断哮喘的主要依据之一

哮喘严重发作通常称为"哮喘持续状态"，以往给"哮喘持续状态"所下的定义是："哮喘严重持续发作达24小时以上经用常规药物治疗无效"，但现在认为是不全面的。因为事实上，许多危重哮喘病例的病情发展常在一段时间内逐渐加剧，而无特定的时间因素。哮喘猝死的定义通常定为：哮喘突然急性严重发作，患者在2小时内死亡。其原因可能为哮喘突然发作或加剧，引起气道严重阻塞或其他心肺并发症导致心脏和呼吸骤停。重症哮喘患者出现生命危险的临床状态称为"潜在性致死性哮喘"

哮喘严重发作

导致潜在性致死性哮喘的因素

必须长期使用口服糖皮质激素类药物治疗

以往曾因严重哮喘发作住院抢救治疗

曾因哮喘严重发作而行气管切开，机械通气治疗

既往曾有气胸或纵隔气肿病史

本次发病过程中需不断超常规剂量使用支气管扩张剂，但效果仍不明显

在本次哮喘发作的过程中，还有一些征象值得高度警惕，如喘息症状频发，持续甚至迅速加剧，气促（呼吸超过30次/分，心率超过140次/分，体力活动和说话受限，夜间呼吸困难显著，取前倾位，极度焦虑、烦躁、大汗淋漓，甚至出现嗜睡和意识障碍，口唇、指甲发绀等。患者的肺部一般可以听到广泛哮鸣音，但若哮鸣音减弱，甚至消失，而全身情况不见好转，呼吸浅快，甚至神志淡漠和嗜睡，则意味着病情危笃，随时可能发生心脏和呼吸骤停。此时其他有关的肺功能检查很难实施，唯一的检查是血液气体分析。如果患者呼吸空气（即尚未吸氧），若其动脉血氧分压<60mmHg（8kPa），和(或)动脉血二氧化碳分压>45mmHg（6kPa），动脉血氧饱和度<90%，则意味着患者处于危险状态，应马上进行抢救，以挽救患者生命

二、护理评估

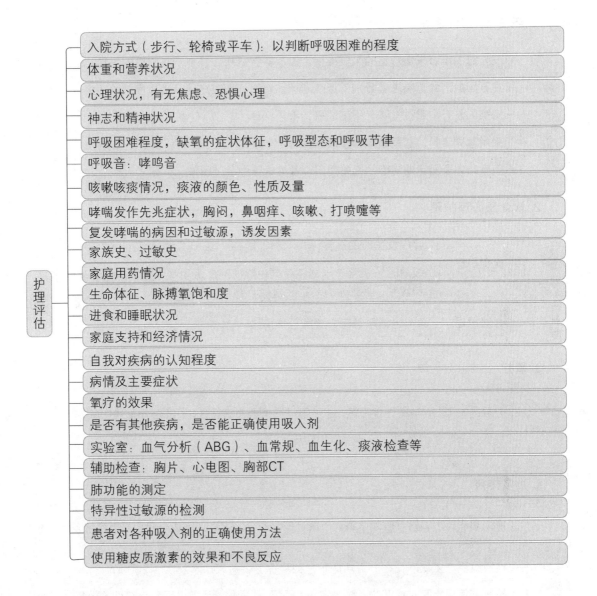

护理评估
- 入院方式（步行、轮椅或平车）：以判断呼吸困难的程度
- 体重和营养状况
- 心理状况，有无焦虑、恐惧心理
- 神志和精神状况
- 呼吸困难程度，缺氧的症状体征，呼吸型态和呼吸节律
- 呼吸音：哮鸣音
- 咳嗽咳痰情况，痰液的颜色、性质及量
- 哮喘发作先兆症状，胸闷，鼻咽痒、咳嗽、打喷嚏等
- 复发哮喘的病因和过敏源，诱发因素
- 家族史、过敏史
- 家庭用药情况
- 生命体征、脉搏氧饱和度
- 进食和睡眠状况
- 家庭支持和经济情况
- 自我对疾病的认知程度
- 病情及主要症状
- 氧疗的效果
- 是否有其他疾病，是否能正确使用吸入剂
- 实验室：血气分析（ABG）、血常规、血生化、痰液检查等
- 辅助检查：胸片、心电图、胸部CT
- 肺功能的测定
- 特异性过敏源的检测
- 患者对各种吸入剂的正确使用方法
- 使用糖皮质激素的效果和不良反应

三、护理诊断

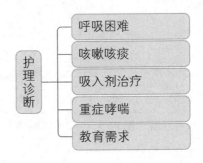

护理诊断
- 呼吸困难
- 咳嗽咳痰
- 吸入剂治疗
- 重症哮喘
- 教育需求

四、护理措施

1. 环境/体位和活动

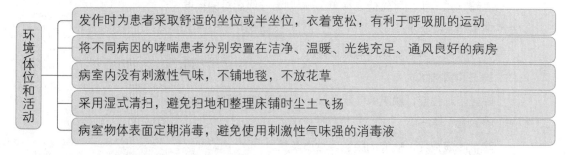

环境、体位和活动
- 发作时为患者采取舒适的坐位或半坐位，衣着宽松，有利于呼吸肌的运动
- 将不同病因的哮喘患者分别安置在洁净、温暖、光线充足、通风良好的病房
- 病室内没有刺激性气味，不铺地毯，不放花草
- 采用湿式清扫，避免扫地和整理床铺时尘土飞扬
- 病室物体表面定期消毒，避免使用刺激性气味强的消毒液

2. 饮食及心理护理

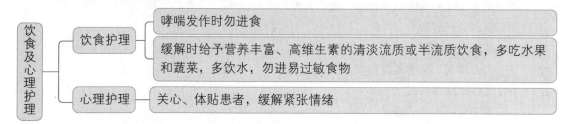

饮食及心理护理
- 饮食护理
  - 哮喘发作时勿进食
  - 缓解时给予营养丰富、高维生素的清淡流质或半流质饮食，多吃水果和蔬菜，多饮水，勿进易过敏食物
- 心理护理
  - 关心、体贴患者，缓解紧张情绪

3. 氧疗

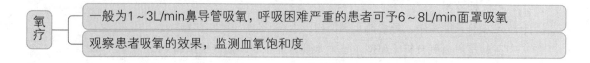

氧疗
- 一般为1～3L/min鼻导管吸氧，呼吸困难严重的患者可予6～8L/min面罩吸氧
- 观察患者吸氧的效果，监测血氧饱和度

4. 止咳排痰

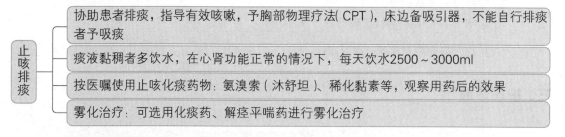

止咳排痰
- 协助患者排痰，指导有效咳嗽，予胸部物理疗法(CPT)，床边备吸引器，不能自行排痰者予吸痰
- 痰液黏稠者多饮水，在心肾功能正常的情况下，每天饮水2500～3000ml
- 按医嘱使用止咳化痰药物：氨溴索（沐舒坦）、稀化黏素等，观察用药后的效果
- 雾化治疗：可选用化痰药、解痉平喘药进行雾化治疗

5. 解痉平喘常用药物

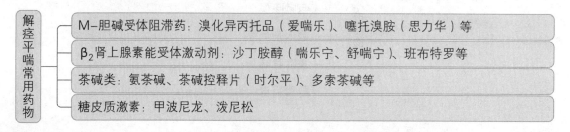

解痉平喘常用药物
- M-胆碱受体阻滞药：溴化异丙托品（爱喘乐）、噻托溴胺（思力华）等
- β_2肾上腺素能受体激动剂：沙丁胺醇（喘乐宁、舒喘宁）、班布特罗等
- 茶碱类：氨茶碱、茶碱控释片（时尔平）、多索茶碱等
- 糖皮质激素：甲波尼龙、泼尼松

6. 药物不良反应的观察

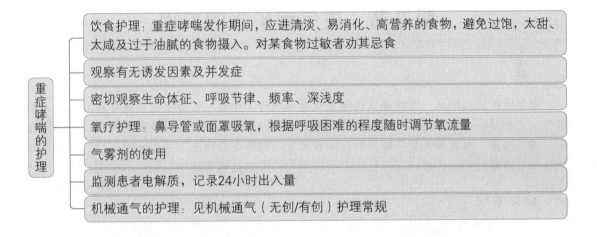

药物不良反应的观察

咳嗽是否减轻，气喘是否缓解。β₂受体兴奋剂有心悸、心率加快、肌肉震颤等不良反应。茶碱类常有恶心、呕吐、头痛、失眠，严重者心动过速、精神失常、惊厥、昏迷等

糖皮质激素使用后观察气急缓解程度，哮鸣音的消失情况。观察激素的不良反应（如满月脸、水牛背、多毛、水钠潴留、高血压、高血糖、低钾、低钙、应激性溃疡、精神性兴奋等），同时要预防口腔真菌感染

7. 重症哮喘的护理

重症哮喘的护理

饮食护理：重症哮喘发作期间，应进清淡、易消化、高营养的食物，避免过饱，太甜、太咸及过于油腻的食物摄入。对某食物过敏者劝其忌食

观察有无诱发因素及并发症

密切观察生命体征、呼吸节律、频率、深浅度

氧疗护理：鼻导管或面罩吸氧，根据呼吸困难的程度随时调节氧流量

气雾剂的使用

监测患者电解质，记录24小时出入量

机械通气的护理：见机械通气（无创/有创）护理常规

五、健康教育

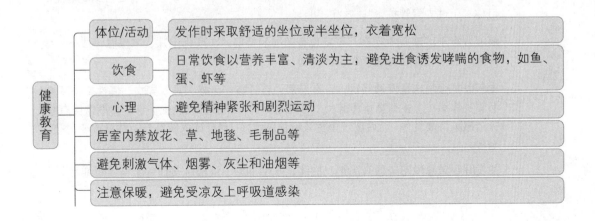

健康教育

体位/活动　发作时采取舒适的坐位或半坐位，衣着宽松

饮食　日常饮食以营养丰富、清淡为主，避免进食诱发哮喘的食物，如鱼、蛋、虾等

心理　避免精神紧张和剧烈运动

居室内禁放花、草、地毯、毛制品等

避免刺激气体、烟雾、灰尘和油烟等

注意保暖，避免受凉及上呼吸道感染

寻找过敏原，避免接触过敏原

戒烟

正确使用各种吸入剂及意义

指导患者识别哮喘发作的先兆，如出现胸部发紧，呼吸不畅，喉部发痒，打喷嚏，咳嗽等症状时，应及时告诉医护人员，采取预防措施

用药注意事项，激素的不良反应宣教等

鼓励患者加强体育锻炼，增强体质，冬天外出戴口罩，以避免冷空气刺激及受凉

可用气管炎菌苗或脱敏抗原注射，增强机体非特异性免疫功能

第二节　支气管扩张的护理

支气管扩张指的是一支或多支近端支气管和中等大小支气管管壁组织破坏造成不可逆性扩张。它是呼吸系统常见的化脓性炎症。主要致病因素是支气管的感染阻塞和牵拉，部分有先天遗传因素。患者多有童年麻疹百日咳或者支气管肺炎等病史。随着人民生活的改善，麻疹百日咳疫苗的预防接种，以及抗生素的应用等，本病已明显减少。

一、临床表现

临床表现

轻症患者可无异常体征，典型者可于病变局部闻及持续存在的湿性啰音，长期反复感染者可出现杵状指(趾)及肺气肿征

咯血是支气管扩张的另一典型表现。部分患者咳、咳痰不明显，主要为反复咯血，习称"干性支气管扩张"。咳痰不明显

痰液收集于玻璃瓶中观察，可发现有四层的特征，上层为泡沫，下层脓性成分，中为混合黏液，底层为坏死组织沉淀物

支气管扩张临床呈慢性经过，可有麻疹、百日咳、流感、吸入异物、慢性鼻炎及鼻旁窦炎等病史。多有童年患肺炎、百日咳等肺部严重感染病史。青年时期常伴有呼吸道感染反复发作，而后出现慢性咳嗽伴脓性痰，晨起或入夜卧床、体位改变时痰量增多

并发呼吸道急性感染时有高热、胸痛、咳嗽加剧、消瘦、贫血等全身中毒症状

二、护理评估

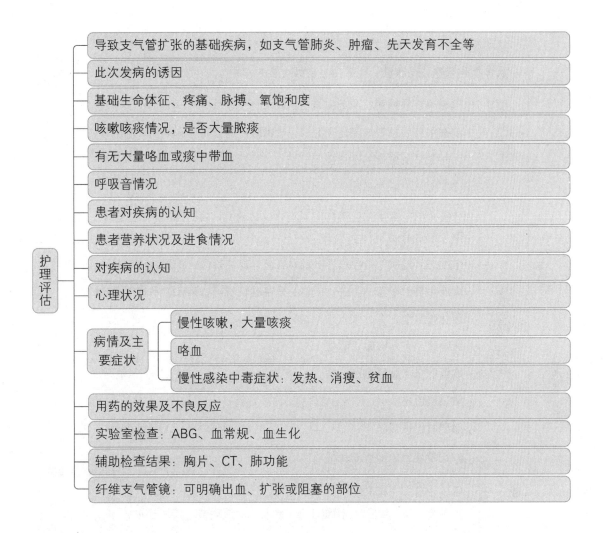

护理评估
- 导致支气管扩张的基础疾病，如支气管肺炎、肿瘤、先天发育不全等
- 此次发病的诱因
- 基础生命体征、疼痛、脉搏、氧饱和度
- 咳嗽咳痰情况，是否大量脓痰
- 有无大量咯血或痰中带血
- 呼吸音情况
- 患者对疾病的认知
- 患者营养状况及进食情况
- 对疾病的认知
- 心理状况
- 病情及主要症状
  - 慢性咳嗽，大量咳痰
  - 咯血
  - 慢性感染中毒症状：发热、消瘦、贫血
- 用药的效果及不良反应
- 实验室检查：ABG、血常规、血生化
- 辅助检查结果：胸片、CT、肺功能
- 纤维支气管镜：可明确出血、扩张或阻塞的部位

三、护理诊断

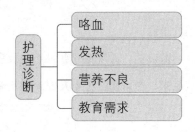

护理诊断
- 咯血
- 发热
- 营养不良
- 教育需求

四、护理措施

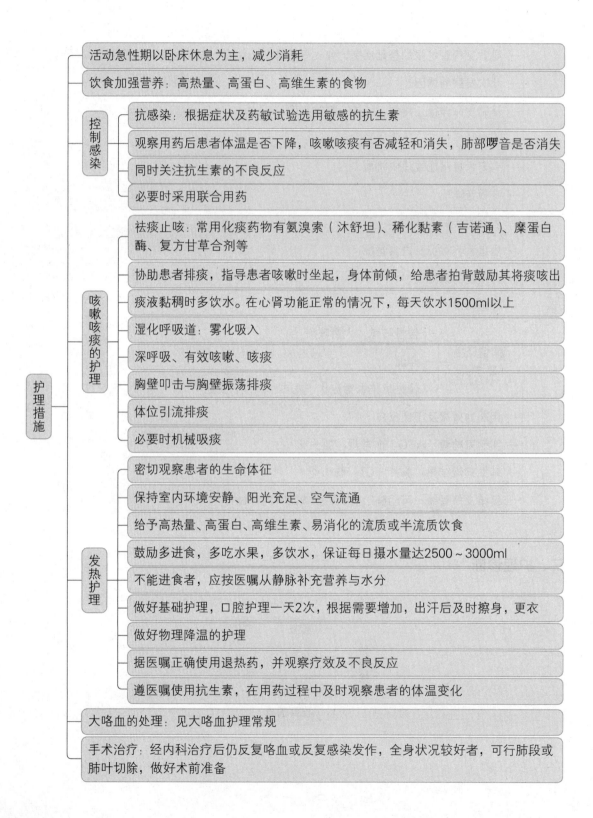

护理措施

- 活动急性期以卧床休息为主，减少消耗
- 饮食加强营养：高热量、高蛋白、高维生素的食物

控制感染
- 抗感染：根据症状及药敏试验选用敏感的抗生素
- 观察用药后患者体温是否下降，咳嗽咳痰有否减轻和消失，肺部啰音是否消失
- 同时关注抗生素的不良反应
- 必要时采用联合用药

咳嗽咳痰的护理
- 祛痰止咳：常用化痰药物有氨溴索（沐舒坦）、稀化黏素（吉诺通）、糜蛋白酶、复方甘草合剂等
- 协助患者排痰，指导患者咳嗽时坐起，身体前倾，给患者拍背鼓励其将痰咳出
- 痰液黏稠时多饮水。在心肾功能正常的情况下，每天饮水1500ml以上
- 湿化呼吸道：雾化吸入
- 深呼吸、有效咳嗽、咳痰
- 胸壁叩击与胸壁振荡排痰
- 体位引流排痰
- 必要时机械吸痰

发热护理
- 密切观察患者的生命体征
- 保持室内环境安静、阳光充足、空气流通
- 给予高热量、高蛋白、高维生素、易消化的流质或半流质饮食
- 鼓励多进食，多吃水果，多饮水，保证每日摄水量达2500~3000ml
- 不能进食者，应按医嘱从静脉补充营养与水分
- 做好基础护理，口腔护理一天2次，根据需要增加，出汗后及时擦身，更衣
- 做好物理降温的护理
- 据医嘱正确使用退热药，并观察疗效及不良反应
- 遵医嘱使用抗生素，在用药过程中及时观察患者的体温变化

- 大咯血的处理：见大咯血护理常规
- 手术治疗：经内科治疗后仍反复咯血或反复感染发作，全身状况较好者，可行肺段或肺叶切除，做好术前准备

五、健康教育

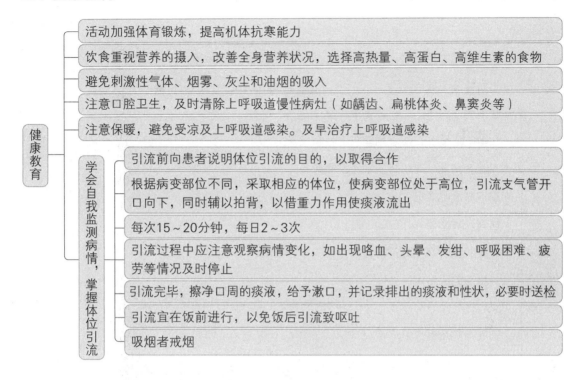

健康教育
- 活动加强体育锻炼，提高机体抗寒能力
- 饮食重视营养的摄入，改善全身营养状况，选择高热量、高蛋白、高维生素的食物
- 避免刺激性气体、烟雾、灰尘和油烟的吸入
- 注意口腔卫生，及时清除上呼吸道慢性病灶（如龋齿、扁桃体炎、鼻窦炎等）
- 注意保暖，避免受凉及上呼吸道感染。及早治疗上呼吸道感染
- 学会自我监测病情，掌握体位引流
  - 引流前向患者说明体位引流的目的，以取得合作
  - 根据病变部位不同，采取相应的体位，使病变部位处于高位，引流支气管开口向下，同时辅以拍背，以借重力作用使痰液流出
  - 每次15～20分钟，每日2～3次
  - 引流过程中应注意观察病情变化，如出现咯血、头晕、发绀、呼吸困难、疲劳等情况及时停止
  - 引流完毕，擦净口周的痰液，给予漱口，并记录排出的痰液和性状，必要时送检
  - 引流宜在饭前进行，以免饭后引流致呕吐
  - 吸烟者戒烟

第三节　慢性阻塞性肺气肿护理

肺气肿不是一种独立的疾病，而是一个解剖/结构术语，为慢性支气管炎或其他慢性肺部疾患发展的结果。主要是肺组织终末支气管远端部分包括呼吸性细支气管、肺泡管、肺泡囊以及肺泡的膨胀和过度充气，导致肺组织弹力减退，容积增大。由于其发病缓慢，病程较长，在我国的发病率在0.6%～4.3%。

一、临床表现

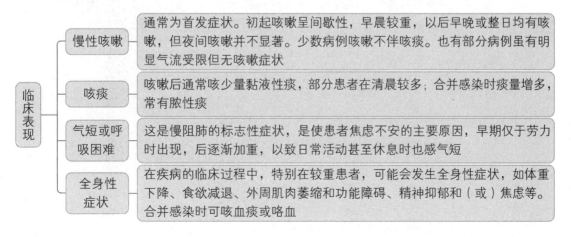

临床表现
- 慢性咳嗽：通常为首发症状。初起咳嗽呈间歇性，早晨较重，以后早晚或整日均有咳嗽，但夜间咳嗽并不显著。少数病例咳嗽不伴咳痰。也有部分病例虽有明显气流受限但无咳嗽症状
- 咳痰：咳嗽后通常咳少量黏液性痰，部分患者在清晨较多；合并感染时痰量增多，常有脓性痰
- 气短或呼吸困难：这是慢阻肺的标志性症状，是使患者焦虑不安的主要原因，早期仅于劳力时出现，后逐渐加重，以致日常活动甚至休息时也感气短
- 全身性症状：在疾病的临床过程中，特别在较重患者，可能会发生全身性症状，如体重下降、食欲减退、外周肌肉萎缩和功能障碍、精神抑郁和（或）焦虑等。合并感染时可咳血痰或咯血

二、护理评估

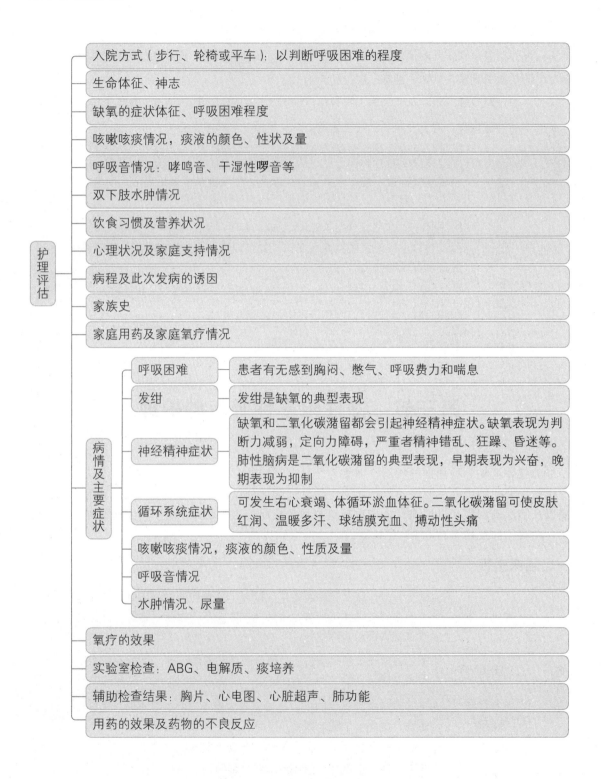

护理评估

- 入院方式（步行、轮椅或平车）：以判断呼吸困难的程度
- 生命体征、神志
- 缺氧的症状体征、呼吸困难程度
- 咳嗽咳痰情况，痰液的颜色、性状及量
- 呼吸音情况：哮鸣音、干湿性啰音等
- 双下肢水肿情况
- 饮食习惯及营养状况
- 心理状况及家庭支持情况
- 病程及此次发病的诱因
- 家族史
- 家庭用药及家庭氧疗情况

病情及主要症状

- 呼吸困难 —— 患者有无感到胸闷、憋气、呼吸费力和喘息
- 发绀 —— 发绀是缺氧的典型表现
- 神经精神症状 —— 缺氧和二氧化碳潴留都会引起神经精神症状。缺氧表现为判断力减弱，定向力障碍，严重者精神错乱、狂躁、昏迷等。肺性脑病是二氧化碳潴留的典型表现，早期表现为兴奋，晚期表现为抑制
- 循环系统症状 —— 可发生右心衰竭、体循环淤血体征。二氧化碳潴留可使皮肤红润、温暖多汗、球结膜充血、搏动性头痛
- 咳嗽咳痰情况，痰液的颜色、性质及量
- 呼吸音情况
- 水肿情况、尿量

- 氧疗的效果
- 实验室检查：ABG、电解质、痰培养
- 辅助检查结果：胸片、心电图、心脏超声、肺功能
- 用药的效果及药物的不良反应

三、护理诊断

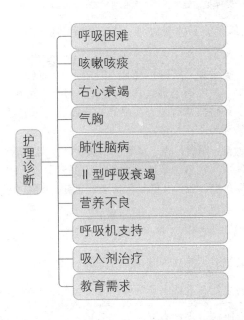

护理诊断
- 呼吸困难
- 咳嗽咳痰
- 右心衰竭
- 气胸
- 肺性脑病
- Ⅱ型呼吸衰竭
- 营养不良
- 呼吸机支持
- 吸入剂治疗
- 教育需求

四、护理措施

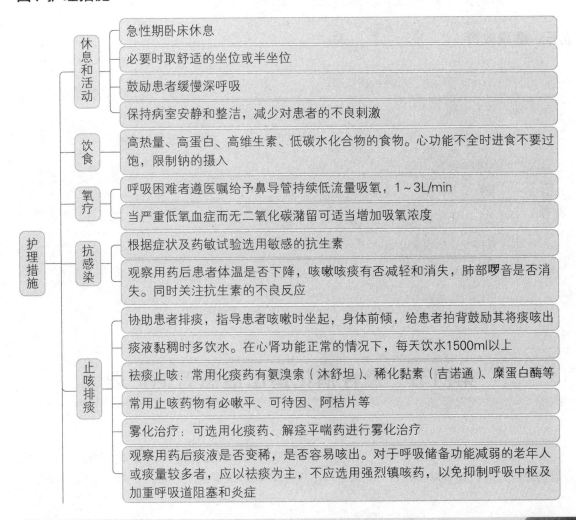

护理措施

休息和活动
- 急性期卧床休息
- 必要时取舒适的坐位或半坐位
- 鼓励患者缓慢深呼吸
- 保持病室安静和整洁，减少对患者的不良刺激

饮食
- 高热量、高蛋白、高维生素、低碳水化合物的食物。心功能不全时进食不要过饱，限制钠的摄入

氧疗
- 呼吸困难者遵医嘱给予鼻导管持续低流量吸氧，1～3L/min
- 当严重低氧血症而无二氧化碳潴留可适当增加吸氧浓度

抗感染
- 根据症状及药敏试验选用敏感的抗生素
- 观察用药后患者体温是否下降，咳嗽咳痰有否减轻和消失，肺部啰音是否消失。同时关注抗生素的不良反应

止咳排痰
- 协助患者排痰，指导患者咳嗽时坐起，身体前倾，给患者拍背鼓励其将痰咳出
- 痰液黏稠时多饮水。在心肾功能正常的情况下，每天饮水1500ml以上
- 祛痰止咳：常用化痰药有氨溴索（沐舒坦）、稀化黏素（吉诺通）、糜蛋白酶等
- 常用止咳药物有必嗽平、可待因、阿桔片等
- 雾化治疗：可选用化痰药、解痉平喘药进行雾化治疗
- 观察用药后痰液是否变稀，是否容易咳出。对于呼吸储备功能减弱的老年人或痰量较多者，应以祛痰为主，不应选用强烈镇咳药，以免抑制呼吸中枢及加重呼吸道阻塞和炎症

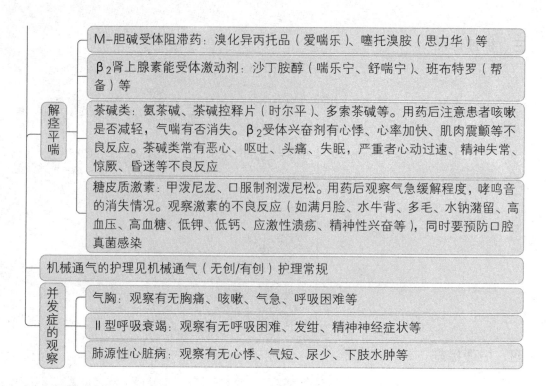

解痉平喘
- M-胆碱受体阻滞药：溴化异丙托品（爱喘乐）、噻托溴胺（思力华）等
- β₂肾上腺素能受体激动剂：沙丁胺醇（喘乐宁、舒喘宁）、班布特罗（帮备）等
- 茶碱类：氨茶碱、茶碱控释片（时尔平）、多索茶碱等。用药后注意患者咳嗽是否减轻，气喘有否消失。β₂受体兴奋剂有心悸、心率加快、肌肉震颤等不良反应。茶碱类常有恶心、呕吐、头痛、失眠，严重者心动过速、精神失常、惊厥、昏迷等不良反应
- 糖皮质激素：甲泼尼龙、口服制剂泼尼松。用药后观察气急缓解程度，哮鸣音的消失情况。观察激素的不良反应（如满月脸、水牛背、多毛、水钠潴留、高血压、高血糖、低钾、低钙、应激性溃疡、精神性兴奋等），同时要预防口腔真菌感染

机械通气的护理见机械通气（无创/有创）护理常规

并发症的观察
- 气胸：观察有无胸痛、咳嗽、气急、呼吸困难等
- Ⅱ型呼吸衰竭：观察有无呼吸困难、发绀、精神神经症状等
- 肺源性心脏病：观察有无心悸、气短、尿少、下肢水肿等

五、健康教育

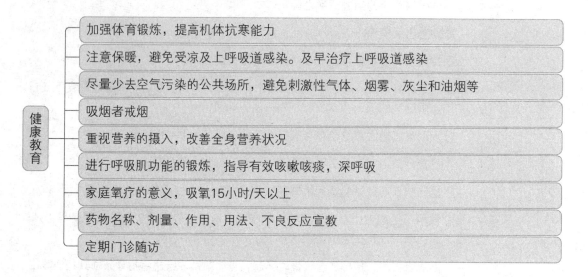

健康教育
- 加强体育锻炼，提高机体抗寒能力
- 注意保暖，避免受凉及上呼吸道感染。及早治疗上呼吸道感染
- 尽量少去空气污染的公共场所，避免刺激性气体、烟雾、灰尘和油烟等
- 吸烟者戒烟
- 重视营养的摄入，改善全身营养状况
- 进行呼吸肌功能的锻炼，指导有效咳嗽咳痰，深呼吸
- 家庭氧疗的意义，吸氧15小时/天以上
- 药物名称、剂量、作用、用法、不良反应宣教
- 定期门诊随访

第四节 急性消化道出血患者的护理

消化道出血为临床常见症状。根据出血部位分为上消化道出血和下消化道出血。上消化道出血是指屈氏韧带以上的食管、胃、十二指肠和胰、胆等病变引起的出血；胃空肠吻合术

后的空肠上段病变所致出血亦属此范围。屈氏韧带以下的肠道出血叫做下消化道出血。临床根据失血量与速度将消化道出血分为慢性隐性出血、慢性显性出血以及急性出血。急性大出血病死率约 10%，60 岁以上患者出血病死率高于中青年人，为 30%～50%。

一、临床表现

消化道出血的临床表现取决于出血病变的性质、部位以及失血量与速度，与患者的年龄、心肾功能等全身情况也有关。

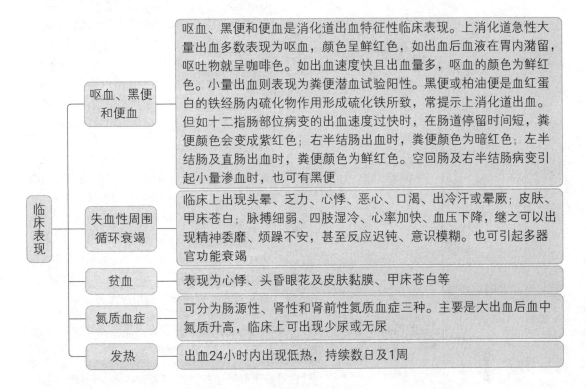

临床表现

呕血、黑便和便血：呕血、黑便和便血是消化道出血特征性临床表现。上消化道急性大量出血多数表现为呕血，颜色呈鲜红色，如出血后血液在胃内潴留，呕吐物就呈咖啡色。如出血速度快且出血量多，呕血的颜色为鲜红色。小量出血则表现为粪便潜血试验阳性。黑便或柏油便是血红蛋白的铁经肠内硫化物作用形成硫化铁所致，常提示上消化道出血。但如十二指肠部位病变的出血速度过快时，在肠道停留时间短，粪便颜色会变成紫红色；右半结肠出血时，粪便颜色为暗红色；左半结肠及直肠出血时，粪便颜色为鲜红色。空回肠及右半结肠病变引起小量渗血时，也可有黑便

失血性周围循环衰竭：临床上出现头晕、乏力、心悸、恶心、口渴、出冷汗或晕厥；皮肤、甲床苍白；脉搏细弱、四肢湿冷、心率加快、血压下降，继之可以出现精神委靡、烦躁不安，甚至反应迟钝、意识模糊。也可引起多器官功能衰竭

贫血：表现为心悸、头昏眼花及皮肤黏膜、甲床苍白等

氮质血症：可分为肠源性、肾性和肾前性氮质血症三种。主要是大出血后血中氮质升高，临床上可出现少尿或无尿

发热：出血24小时内出现低热，持续数日及1周

二、急救措施

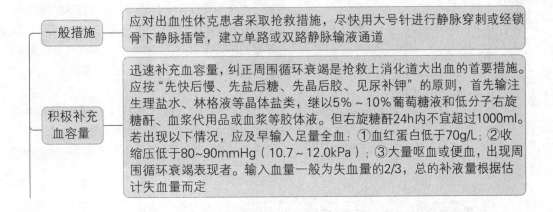

一般措施：应对出血性休克患者采取抢救措施，尽快用大号针进行静脉穿刺或经锁骨下静脉插管，建立单路或双路静脉输液通道

积极补充血容量：迅速补充血容量，纠正周围循环衰竭是抢救上消化道大出血的首要措施。应按"先快后慢、先盐后糖、先晶后胶、见尿补钾"的原则，首先输注生理盐水、林格液等晶体盐类，继以5%～10%葡萄糖液和低分子右旋糖酐、血浆代用品或血浆等胶体液。但右旋糖酐24h内不宜超过1000ml。若出现以下情况，应及早输入足量全血：①血红蛋白低于70g/L；②收缩压低于80~90mmHg（10.7～12.0kPa）；③大量呕血或便血，出现周围循环衰竭表现者。输入血量一般为失血量的2/3，总的补液量根据估计失血量而定

```
                              ┌─────────────┬────────────────────────────────────────────────────┐
                              │  一般止血剂  │ 去甲肾上腺素8mg加入100ml生理盐水中或          │
                              │             │ 白芨200g水煎至稀糊状分次口服,或凝血          │
                              │             │ 酶1000~1500U溶入50ml生理盐水或牛奶            │
                              │             │ 中口服,首剂加倍。上述三种药物可交替          │
                              │             │ 使用,每2~6小时给一次,根据病情而定          │
                              ├─────────────┼────────────────────────────────────────────────────┤
                              │             │ 碱性药如氢氧化铝凝胶口服或胃管内注入,        │
                              │             │ 60ml/次,调整胃内pH至7.0;$H_2$受体阻滞        │
                              │             │ 剂如西咪替丁0.4g或法莫替丁0.2g加入生          │
                     ┌────────┤  制酸药     │ 理盐水中静滴,每日2次;质子泵抑制剂如          │
                     │药物止血 │             │ 奥美拉唑40mg静注,每日1~2次。此类药          │
                     │        │             │ 通过降低胃内pH,抑制胃蛋白酶活性,保          │
                     │        │             │ 持创面凝血酶活性促使血痂形成。对消化          │
                     │        │             │ 性溃疡、急性胃黏膜损害等引起的出血兼          │
                     │        │             │ 具病因治疗的特殊意义                          │
                     │        ├─────────────┼────────────────────────────────────────────────────┤
                     │        │  降低门     │ 过去常用垂体加压素50U加入5%葡萄糖500          │
                     │        │  脉压力     │ ml中静滴,每分钟0.2~0.4U维持12~24小          │
                     │        │  的药物     │ 时,血止后减量。现临床上已开始大量使用        │
                     │        └─────────────│ 生长抑素及其类似品,如奥曲肽,先以            │
        ┌────────────┤                       │ 0.1mg皮下或静脉注射一次,继以每小时          │
        │及时止血    │                       │ 25μg速度持续静滴24~48小时。本法对           │
        │治疗        │                       │ 食管胃底曲张静脉破裂出血尤为适用              │
        │            ├─────────────────────┼────────────────────────────────────────────────────┤
        │            │ 三腔两囊管压迫       │ 适用于食管胃底曲张静脉破裂出血。操作中应注意 │
        │            │ 止血                 │ 置管引起的血反流入气管而致窒息              │
        │            ├─────────────────────┼────────────────────────────────────────────────────┤
        │            │                       │ 对食管曲张静脉破裂出血可通过内镜注射硬化剂,│
        │            │                       │ 如无水乙醇、乙氧硬化醇或利多卡因、高渗盐水与 │
        │            │                       │ 肾上腺素混合液至曲张静脉,或对食管下段曲张静 │
        │            │ 内镜直视下止血       │ 脉行套扎术,均有一定疗效;对各种黏膜病变出血,│
        │            │                       │ 可于内镜下直接向出血灶喷洒止血药,如凝血酶、 │
急救措施 │            │                       │ 孟氏液(主要成分为碱式硫酸铁);老年患者因伴血 │
        │            │                       │ 管硬化常持续出血,宜作内镜下高频电凝止血或Nd: │
        │            │                       │ YAG激光光凝止血,成功率可达90%以上           │
        │            ├─────────────────────┼────────────────────────────────────────────────────┤
        │            │ 经颈静脉肝内         │ 为近年开展的介入治疗术之一,对肝硬化门脉高压 │
        │            │ 门腔静脉支架         │ 所致出血近期疗效显著,优于内镜下套扎术和硬化 │
        │            │ 分流术               │ 治疗。但存在支架脱落、再狭窄及诱发肝昏迷的危 │
        │            │                       │ 险,远期疗效尚待观察                        │
        │            └─────────────────────┴────────────────────────────────────────────────────┘
        │
        └── 手术治疗 ───────── 对于经内科积极治疗而无效者,应及时考虑手术治疗
```

三、护理措施

1. 一般护理

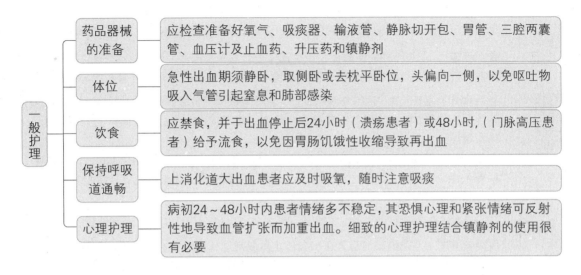

一般护理
- 药品器械的准备 —— 应检查准备好氧气、吸痰器、输液管、静脉切开包、胃管、三腔两囊管、血压计及止血药、升压药和镇静剂
- 体位 —— 急性出血期须静卧，取侧卧或去枕平卧位，头偏向一侧，以免呕吐物吸入气管引起窒息和肺部感染
- 饮食 —— 应禁食，并于出血停止后24小时（溃疡患者）或48小时,（门脉高压患者）给予流食，以免因胃肠饥饿性收缩导致再出血
- 保持呼吸道通畅 —— 上消化道大出血患者应及时吸氧，随时注意吸痰
- 心理护理 —— 病初24～48小时内患者情绪多不稳定，其恐惧心理和紧张情绪可反射性地导致血管扩张而加重出血。细致的心理护理结合镇静剂的使用很有必要

2. 病情监护

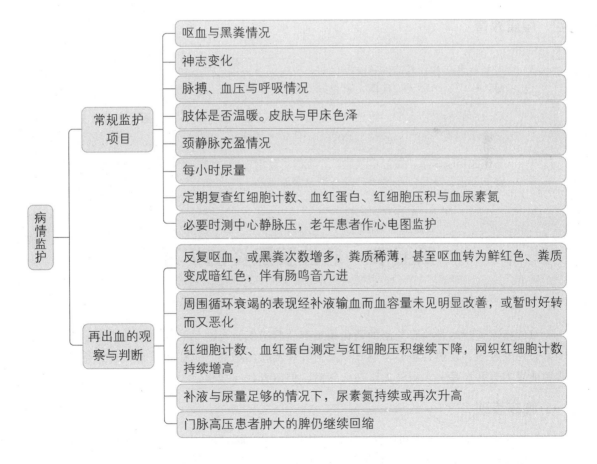

病情监护
- 常规监护项目
  - 呕血与黑粪情况
  - 神志变化
  - 脉搏、血压与呼吸情况
  - 肢体是否温暖。皮肤与甲床色泽
  - 颈静脉充盈情况
  - 每小时尿量
  - 定期复查红细胞计数、血红蛋白、红细胞压积与血尿素氮
  - 必要时测中心静脉压，老年患者作心电图监护
- 再出血的观察与判断
  - 反复呕血，或黑粪次数增多，粪质稀薄，甚至呕血转为鲜红色、粪质变成暗红色，伴有肠鸣音亢进
  - 周围循环衰竭的表现经补液输血而血容量未见明显改善，或暂时好转而又恶化
  - 红细胞计数、血红蛋白测定与红细胞压积继续下降，网织红细胞计数持续增高
  - 补液与尿量足够的情况下，尿素氮持续或再次升高
  - 门脉高压患者肿大的脾仍继续回缩

3. 护理要点

护理要点

- 凝血酶为生物活性药物，应避免加温或与酸、碱及重金属盐类物质接触，切忌肌内或血管内注射
- 适当掌握输液速度和输液量，避免输液过多过快引起急性肺水肿，尤其是老年患者
- 输血尽量选用3天内抽的新鲜血，以免因库血含氨量高而诱发肝性脑病。为防止大量输库血出现高钾血症和低钙血症，可适当给予10%葡萄糖酸钙和高渗葡萄糖与胰岛素
- 应用垂体加压素止血，须密切观察血压。最好同时舌下含服扩张冠状动脉的药物，如硝苯地平、硝酸甘油等，做到缩扩结合。滴速不能过快，慎防引起心律紊乱。已有冠心病者禁忌
- 应用三腔两囊管压迫止血，置管12~24小时后应放松1次，每次20~30min，以利观察有无活动性出血，并防止气囊压迫过久而导致黏膜糜烂出血。下管及放松气囊前应先口服液体石蜡20ml，以防黏膜损伤
- TIPPS术后患者应特别注意观察精神、神志和行为的变化，及早防治肝性脑病
- 肝硬化并发上消化道出血患者在出血停止后应常规采取清肠治疗措施，尽快排除肠内积血，预防肝性脑病。可口服或鼻饲20%的甘露醇，亦可用生理盐水或食醋等弱酸性溶液灌肠，忌用碱性液如肥皂水

四、健康教育

健康教育

- 告知患者在寒冷季节注意防寒保暖，及时调节室温，在不同的温度环境中及时增减衣服，积极预防呼吸道疾病，避免剧烈咳嗽、打喷嚏等腹压骤升的因素
- 养成良好的生活习惯，每日热水泡脚，保证充足的睡眠和休息，避免过度劳累，勿做使腹压增高的动作，如提、举重物。保持大便通畅，戒烟酒
- 在出血高峰季节，做好自我监护，及时发现潜在的出血表现，如大便颜色，脉搏快慢，胃部不适、头晕、心悸等，发现异常及时就医

第五节　急性胰腺炎的护理

　　急性胰腺炎指的是胰腺分泌的消化酶引起胰腺组织自身消化的化学性炎症。临床主要表现为急性上腹痛、发热、恶心、呕吐以及血和尿淀粉酶增高，重症伴腹膜炎、休克以及各脏器功能衰竭等并发症。本病可见于任何年龄，但以青壮年居多。

一、临床表现

　　急性胰腺炎的临床表现和病程，决定于其病因、病理类型以及治疗是否及时。水肿型胰腺炎症状相对较轻，有自限性；出血坏死型胰腺炎起病急骤，症状严重，可在数小时内猝死。

1. 症状

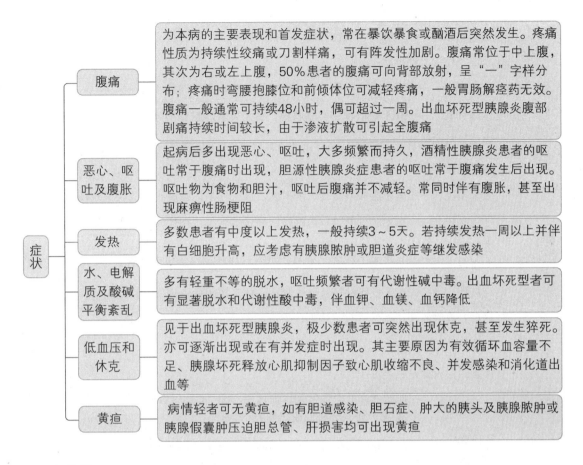

腹痛	为本病的主要表现和首发症状，常在暴饮暴食或酗酒后突然发生。疼痛性质为持续性绞痛或刀割样痛，可有阵发性加剧。腹痛常位于中上腹，其次为右或左上腹，50%患者的腹痛可向背部放射，呈"一"字样分布；疼痛时弯腰抱膝位和前倾体位可减轻疼痛，一般胃肠解痉药无效。腹痛一般通常可持续48小时，偶可超过一周。出血坏死型胰腺炎腹部剧痛持续时间较长，由于渗液扩散可引起全腹痛
恶心、呕吐及腹胀	起病后多出现恶心、呕吐，大多频繁而持久，酒精性胰腺炎患者的呕吐常于腹痛时出现，胆源性胰腺炎症患者的呕吐常于腹痛发生后出现。呕吐物为食物和胆汁，呕吐后腹痛并不减轻。常同时伴有腹胀，甚至出现麻痹性肠梗阻
发热	多数患者有中度以上发热，一般持续3~5天。若持续发热一周以上并伴有白细胞升高，应考虑有胰腺脓肿或胆道炎症等继发感染
水、电解质及酸碱平衡紊乱	多有轻重不等的脱水，呕吐频繁者可有代谢性碱中毒。出血坏死型者可有显著脱水和代谢性酸中毒，伴血钾、血镁、血钙降低
低血压和休克	见于出血坏死型胰腺炎，极少数患者可突然出现休克，甚至发生猝死。亦可逐渐出现或在有并发症时出现。其主要原因为有效循环血容量不足、胰腺坏死释放心肌抑制因子致心肌收缩不良、并发感染和消化道出血等
黄疸	病情轻者可无黄疸，如有胆道感染、胆石症、肿大的胰头及胰腺脓肿或胰腺假囊肿压迫胆总管、肝损害均可出现黄疸

2. 体征

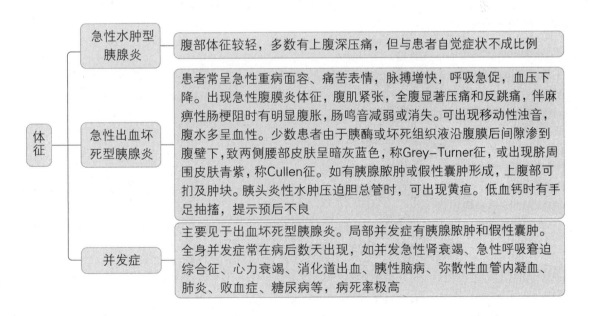

急性水肿型胰腺炎	腹部体征较轻，多数有上腹深压痛，但与患者自觉症状不成比例
急性出血坏死型胰腺炎	患者常呈急性重病面容、痛苦表情，脉搏增快，呼吸急促，血压下降。出现急性腹膜炎体征，腹肌紧张，全腹显著压痛和反跳痛，伴麻痹性肠梗阻时有明显腹胀，肠鸣音减弱或消失。可出现移动性浊音，腹水多呈血性。少数患者由于胰酶或坏死组织液沿腹膜后间隙渗到腹壁下，致两侧腰部皮肤呈暗灰蓝色，称Grey-Turner征，或出现脐周围皮肤青紫，称Cullen征。如有胰腺脓肿或假性囊肿形成，上腹部可扪及肿块。胰头炎性水肿压迫胆总管时，可出现黄疸。低血钙时有手足抽搐，提示预后不良
并发症	主要见于出血坏死型胰腺炎。局部并发症有胰腺脓肿和假性囊肿。全身并发症常在病后数天出现，如并发急性肾衰竭、急性呼吸窘迫综合征、心力衰竭、消化道出血、胰性脑病、弥散性血管内凝血、肺炎、败血症、糖尿病等，病死率极高

二、护理评估

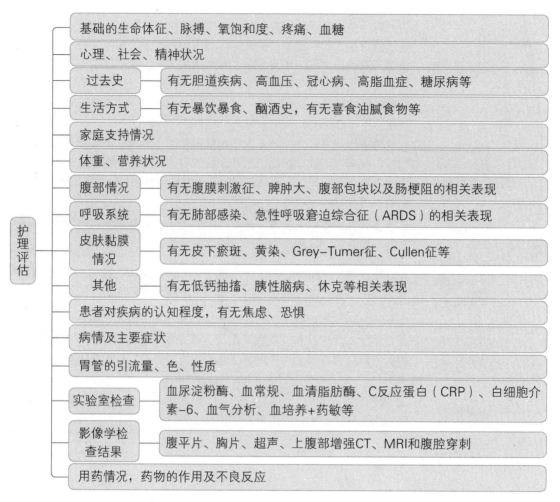

护理评估
- 基础的生命体征、脉搏、氧饱和度、疼痛、血糖
- 心理、社会、精神状况
- 过去史 —— 有无胆道疾病、高血压、冠心病、高脂血症、糖尿病等
- 生活方式 —— 有无暴饮暴食、酗酒史，有无喜食油腻食物等
- 家庭支持情况
- 体重、营养状况
- 腹部情况 —— 有无腹膜刺激征、脾肿大、腹部包块以及肠梗阻的相关表现
- 呼吸系统 —— 有无肺部感染、急性呼吸窘迫综合征（ARDS）的相关表现
- 皮肤黏膜情况 —— 有无皮下瘀斑、黄染、Grey-Tumer征、Cullen征等
- 其他 —— 有无低钙抽搐、胰性脑病、休克等相关表现
- 患者对疾病的认知程度，有无焦虑、恐惧
- 病情及主要症状
- 胃管的引流量、色、性质
- 实验室检查 —— 血尿淀粉酶、血常规、血清脂肪酶、C反应蛋白（CRP）、白细胞介素-6、血气分析、血培养+药敏等
- 影像学检查结果 —— 腹平片、胸片、超声、上腹部增强CT、MRI和腹腔穿刺
- 用药情况，药物的作用及不良反应

三、护理诊断

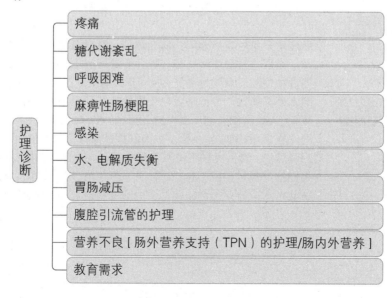

护理诊断
- 疼痛
- 糖代谢紊乱
- 呼吸困难
- 麻痹性肠梗阻
- 感染
- 水、电解质失衡
- 胃肠减压
- 腹腔引流管的护理
- 营养不良[肠外营养支持（TPN）的护理/肠内外营养]
- 教育需求

四、护理措施

1. 体位与活动

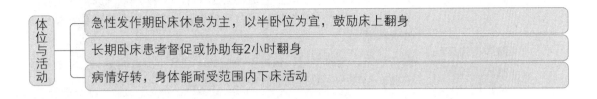

体位与活动	急性发作期卧床休息为主，以半卧位为宜，鼓励床上翻身
	长期卧床患者督促或协助每2小时翻身
	病情好转，身体能耐受范围内下床活动

2. 饮食与输液

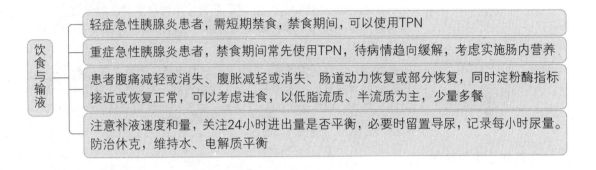

饮食与输液	轻症急性胰腺炎患者，需短期禁食，禁食期间，可以使用TPN
	重症急性胰腺炎患者，禁食期间常先使用TPN，待病情趋向缓解，考虑实施肠内营养
	患者腹痛减轻或消失、腹胀减轻或消失、肠道动力恢复或部分恢复，同时淀粉酶指标接近或恢复正常，可以考虑进食，以低脂流质、半流质为主，少量多餐
	注意补液速度和量，关注24小时进出量是否平衡，必要时留置导尿，记录每小时尿量。防治休克，维持水、电解质平衡

3. 呼吸道管理

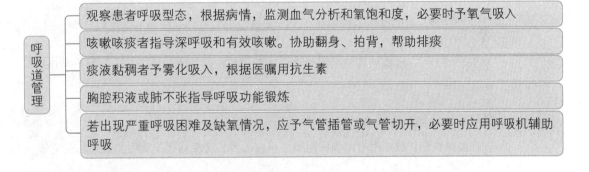

呼吸道管理	观察患者呼吸型态，根据病情，监测血气分析和氧饱和度，必要时予氧气吸入
	咳嗽咳痰者指导深呼吸和有效咳嗽。协助翻身、拍背，帮助排痰
	痰液黏稠者予雾化吸入，根据医嘱用抗生素
	胸腔积液或肺不张指导呼吸功能锻炼
	若出现严重呼吸困难及缺氧情况，应予气管插管或气管切开，必要时应用呼吸机辅助呼吸

4. 疼痛护理

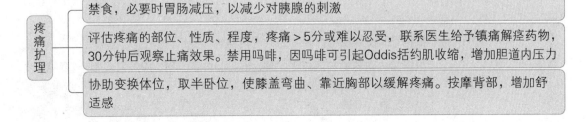

疼痛护理	禁食，必要时胃肠减压，以减少对胰腺的刺激
	评估疼痛的部位、性质、程度，疼痛＞5分或难以忍受，联系医生给予镇痛解痉药物，30分钟后观察止痛效果。禁用吗啡，因吗啡可引起Oddis括约肌收缩，增加胆道内压力
	协助变换体位，取半卧位，使膝盖弯曲、靠近胸部以缓解疼痛。按摩背部，增加舒适感

5. 管道护理

管道护理

- **胃管的护理**
  妥善固定，保持负压吸引；观察胃管的引流量、色、性质；保持胃管的通畅，常规每班2次检查胃管的通畅性，若发现胃管不通畅，可先用灌洗器试冲胃管，仍不通畅的情况下，不要盲目冲洗胃管，可告知医生，根据手术部位，吻合口位置，医生医嘱调整胃管位置和冲洗胃管

- **腹腔引流管/胰周引流管的护理**
  妥善固定，定时挤压，保持引流通畅。观察引流液的量、色、性质，必要时配合医生做引流管的冲洗

- **空肠造瘘管/胃造瘘管的护理**
  在初期引流阶段保持引流管的引流通畅，做好管道的妥善固定，观察引流液的量、色、性质；进行肠内营养阶段，做好肠内营养的护理，营养液滴注前后应用生理盐水或温开水冲洗，持续滴注时4小时冲洗一次，保持滴注通畅。滴注完成后冲管并用封口塞封住营养管末端，没有封口塞的则将营养管末端反折并用无菌纱布包扎，妥善固定于腹部皮肤上

- **导尿管的护理**
  妥善固定，保持引流通畅，每天2次会阴护理；记录尿量；置管后次日起做好导尿管的夹管锻炼，以了解患者膀胱感觉的恢复情况及保持膀胱功能；根据患者的病情需要、体质和膀胱功能恢复情况选择拔除导尿管的时间

6. 药物治疗与护理

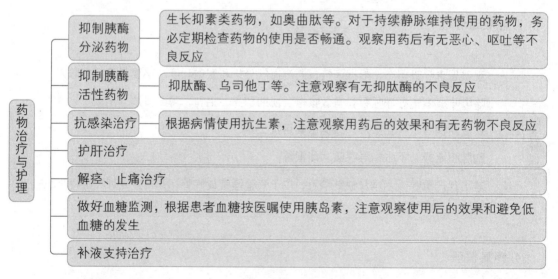

药物治疗与护理

- **抑制胰酶分泌药物**
  生长抑素类药物，如奥曲肽等。对于持续静脉维持使用的药物，务必定期检查药物的使用是否畅通。观察用药后有无恶心、呕吐等不良反应

- **抑制胰酶活性药物**
  抑肽酶、乌司他丁等。注意观察有无抑肽酶的不良反应

- **抗感染治疗**
  根据病情使用抗生素，注意观察用药后的效果和有无药物不良反应

- **护肝治疗**

- **解痉、止痛治疗**

- 做好血糖监测，根据患者血糖按医嘱使用胰岛素，注意观察使用后的效果和避免低血糖的发生

- **补液支持治疗**

7. 肠内外营养护理

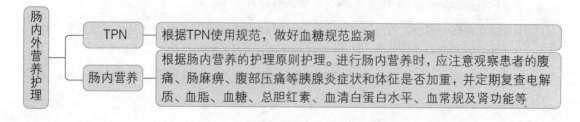

肠内外营养护理

- **TPN**
  根据TPN使用规范，做好血糖规范监测

- **肠内营养**
  根据肠内营养的护理原则护理。进行肠内营养时，应注意观察患者的腹痛、肠麻痹、腹部压痛等胰腺炎症状和体征是否加重，并定期复查电解质、血脂、血糖、总胆红素、血清白蛋白水平、血常规及肾功能等

8. 发热护理

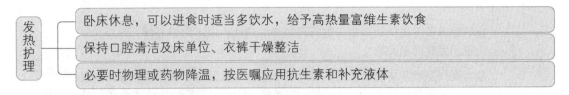

发热护理
- 卧床休息，可以进食时适当多饮水，给予高热量富维生素饮食
- 保持口腔清洁及床单位、衣裤干燥整洁
- 必要时物理或药物降温，按医嘱应用抗生素和补充液体

9. 皮肤护理及心理护理

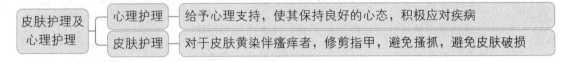

皮肤护理及心理护理
- 心理护理：给予心理支持，使其保持良好的心态，积极应对疾病
- 皮肤护理：对于皮肤黄染伴瘙痒者，修剪指甲，避免搔抓，避免皮肤破损

10. 特殊治疗

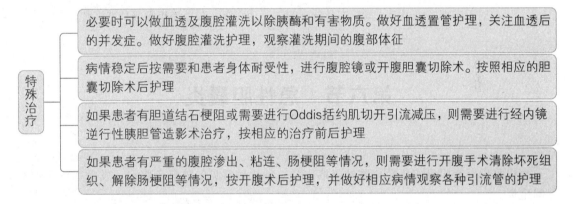

特殊治疗
- 必要时可以做血透及腹腔灌洗以除胰酶和有害物质。做好血透置管护理，关注血透后的并发症。做好腹腔灌洗护理，观察灌洗期间的腹部体征
- 病情稳定后按需要和患者身体耐受性，进行腹腔镜或开腹胆囊切除术。按照相应的胆囊切除术后护理
- 如果患者有胆道结石梗阻或需要进行Oddis括约肌切开引流减压，则需要进行经内镜逆行性胰胆管造影术治疗，按相应的治疗前后护理
- 如果患者有严重的腹腔渗出、粘连、肠梗阻等情况，则需要进行开腹手术清除坏死组织、解除肠梗阻等情况，按开腹术后护理，并做好相应病情观察各种引流管的护理

11. 并发症的观察与护理

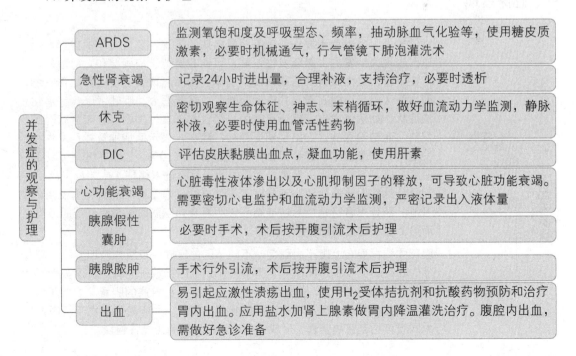

并发症的观察与护理
- ARDS：监测氧饱和度及呼吸型态、频率，抽动脉血气化验等，使用糖皮质激素，必要时机械通气，行气管镜下肺泡灌洗术
- 急性肾衰竭：记录24小时进出量，合理补液，支持治疗，必要时透析
- 休克：密切观察生命体征、神志、末梢循环，做好血流动力学监测，静脉补液，必要时使用血管活性药物
- DIC：评估皮肤黏膜出血点，凝血功能，使用肝素
- 心功能衰竭：心脏毒性液体渗出以及心肌抑制因子的释放，可导致心脏功能衰竭。需要密切心电监护和血流动力学监测，严密记录出入液体量
- 胰腺假性囊肿：必要时手术，术后按开腹引流术后护理
- 胰腺脓肿：手术行外引流，术后按开腹引流术后护理
- 出血：易引起应激性溃疡出血，使用H_2受体拮抗剂和抗酸药物预防和治疗胃内出血。应用盐水加肾上腺素做胃内降温灌洗治疗。腹腔内出血，需做好急诊准备

五、健康教育

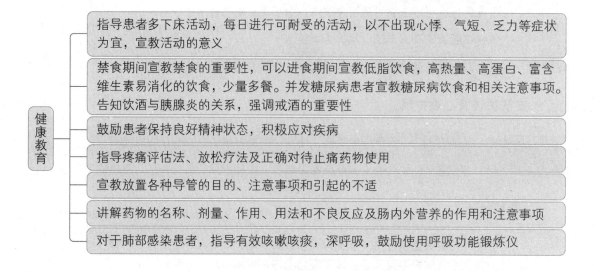

健康教育
- 指导患者多下床活动，每日进行可耐受的活动，以不出现心悸、气短、乏力等症状为宜，宣教活动的意义
- 禁食期间宣教禁食的重要性，可以进食期间宣教低脂饮食，高热量、高蛋白、富含维生素易消化的饮食，少量多餐。并发糖尿病患者宣教糖尿病饮食和相关注意事项。告知饮酒与胰腺炎的关系，强调戒酒的重要性
- 鼓励患者保持良好精神状态，积极应对疾病
- 指导疼痛评估法、放松疗法及正确对待止痛药物使用
- 宣教放置各种导管的目的、注意事项和引起的不适
- 讲解药物的名称、剂量、作用、用法和不良反应及肠内外营养的作用和注意事项
- 对于肺部感染患者，指导有效咳嗽咳痰，深呼吸，鼓励使用呼吸功能锻炼仪

第六节　急性胆囊炎

急性胆囊炎是胆囊的急性化脓性炎症，是一种比较常见的外科急腹症，发病率仅次于急性阑尾炎。

一、临床表现

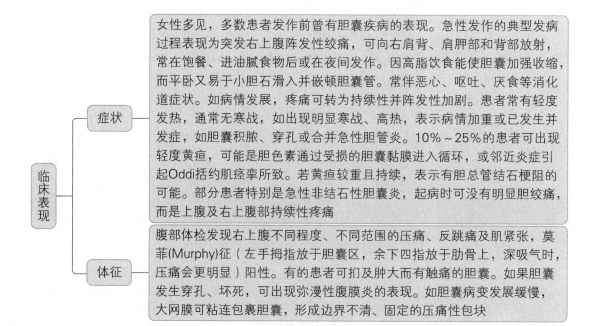

临床表现
- 症状：女性多见，多数患者发作前曾有胆囊疾病的表现。急性发作的典型发病过程表现为突发右上腹阵发性绞痛，可向右肩背、肩胛部和背部放射，常在饱餐、进油腻食物后或在夜间发作。因高脂饮食能使胆囊加强收缩，而平卧又易于小胆石滑入并嵌顿胆囊管。常伴恶心、呕吐、厌食等消化道症状。如病情发展，疼痛可转为持续性并阵发性加剧。患者常有轻度发热，通常无寒战，如出现明显寒战、高热，表示病情加重或已发生并发症，如胆囊积脓、穿孔或合并急性胆管炎。10%～25%的患者可出现轻度黄疸，可能是胆色素通过受损的胆囊黏膜进入循环，或邻近炎症引起Oddi括约肌痉挛所致。若黄疸较重且持续，表示有胆总管结石梗阻的可能。部分患者特别是急性非结石性胆囊炎，起病时可没有明显胆绞痛，而是上腹及右上腹部持续性疼痛
- 体征：腹部体检发现右上腹不同程度、不同范围的压痛、反跳痛及肌紧张，莫菲(Murphy)征（左手拇指放于胆囊区，余下四指放于肋骨上，深吸气时，压痛会更明显）阳性。有的患者可扪及肿大而有触痛的胆囊。如果胆囊发生穿孔、坏死，可出现弥漫性腹膜炎的表现。如胆囊病变发展缓慢，大网膜可粘连包裹胆囊，形成边界不清、固定的压痛性包块

二、护理评估

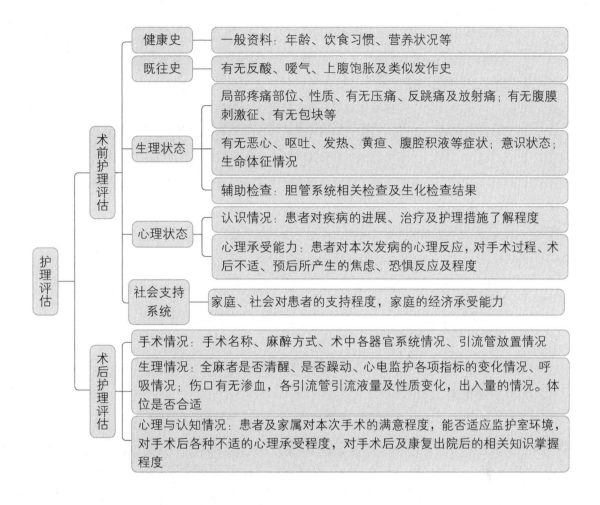

护理评估
- 术前护理评估
  - 健康史 — 一般资料：年龄、饮食习惯、营养状况等
  - 既往史 — 有无反酸、嗳气、上腹饱胀及类似发作史
  - 生理状态
    - 局部疼痛部位、性质、有无压痛、反跳痛及放射痛；有无腹膜刺激征、有无包块等
    - 有无恶心、呕吐、发热、黄疸、腹腔积液等症状；意识状态；生命体征情况
    - 辅助检查：胆管系统相关检查及生化检查结果
  - 心理状态
    - 认识情况：患者对疾病的进展、治疗及护理措施了解程度
    - 心理承受能力：患者对本次发病的心理反应，对手术过程、术后不适、预后所产生的焦虑、恐惧反应及程度
  - 社会支持系统 — 家庭、社会对患者的支持程度，家庭的经济承受能力
- 术后护理评估
  - 手术情况：手术名称、麻醉方式、术中各器官系统情况、引流管放置情况
  - 生理情况：全麻者是否清醒、是否躁动、心电监护各项指标的变化情况、呼吸情况；伤口有无渗血，各引流管引流液量及性质变化，出入量的情况。体位是否合适
  - 心理与认知情况：患者及家属对本次手术的满意程度，能否适应监护室环境，对手术后各种不适的心理承受程度，对手术后及康复出院后的相关知识掌握程度

三、护理诊断

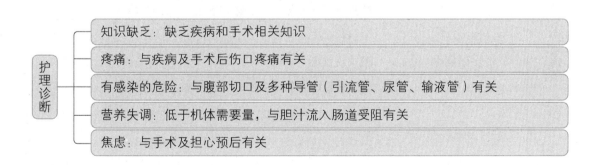

护理诊断
- 知识缺乏：缺乏疾病和手术相关知识
- 疼痛：与疾病及手术后伤口疼痛有关
- 有感染的危险：与腹部切口及多种导管（引流管、尿管、输液管）有关
- 营养失调：低于机体需要量，与胆汁流入肠道受阻有关
- 焦虑：与手术及担心预后有关

四、护理措施

1. 术前护理措施

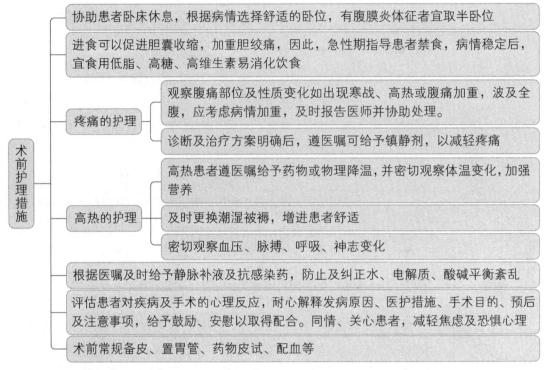

术前护理措施
- 协助患者卧床休息，根据病情选择舒适的卧位，有腹膜炎体征者宜取半卧位
- 进食可以促进胆囊收缩，加重胆绞痛，因此，急性期指导患者禁食，病情稳定后，宜食用低脂、高糖、高维生素易消化饮食
- 疼痛的护理
  - 观察腹痛部位及性质变化如出现寒战、高热或腹痛加重，波及全腹，应考虑病情加重，及时报告医师并协助处理。
  - 诊断及治疗方案明确后，遵医嘱可给予镇静剂，以减轻疼痛
- 高热的护理
  - 高热患者遵医嘱给予药物或物理降温，并密切观察体温变化，加强营养
  - 及时更换潮湿被褥，增进患者舒适
  - 密切观察血压、脉搏、呼吸、神志变化
- 根据医嘱及时给予静脉补液及抗感染药，防止及纠正水、电解质、酸碱平衡紊乱
- 评估患者对疾病及手术的心理反应，耐心解释发病原因、医护措施、手术目的、预后及注意事项，给予鼓励、安慰以取得配合。同情、关心患者，减轻焦虑及恐惧心理
- 术前常规备皮、置胃管、药物皮试、配血等

2. 术后护理措施

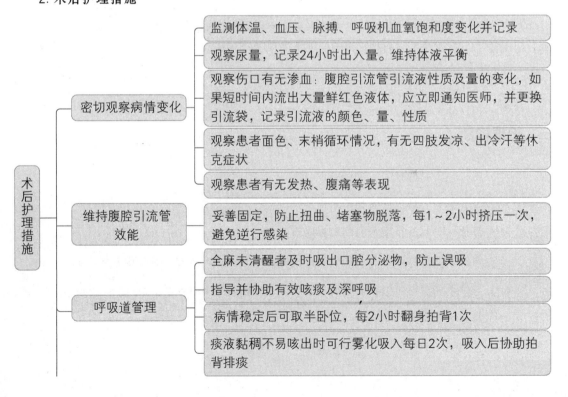

术后护理措施
- 密切观察病情变化
  - 监测体温、血压、脉搏、呼吸机血氧饱和度变化并记录
  - 观察尿量，记录24小时出入量。维持体液平衡
  - 观察伤口有无渗血：腹腔引流管引流液性质及量的变化，如果短时间内流出大量鲜红色液体，应立即通知医师，并更换引流袋，记录引流液的颜色、量、性质
  - 观察患者面色、末梢循环情况，有无四肢发凉、出冷汗等休克症状
  - 观察患者有无发热、腹痛等表现
- 维持腹腔引流管效能
  - 妥善固定，防止扭曲、堵塞物脱落，每1~2小时挤压一次，避免逆行感染
- 呼吸道管理
  - 全麻未清醒者及时吸出口腔分泌物，防止误吸
  - 指导并协助有效咳痰及深呼吸
  - 病情稳定后可取半卧位，每2小时翻身拍背1次
  - 痰液黏稠不易咳出时可行雾化吸入每日2次，吸入后协助拍背排痰

及时评估患者舒适状况。协助取舒适卧位并定时翻身；向患者解释疼痛原因及应对方法，必要时，应用镇痛剂以减轻疼痛

制定活动计划，预防并发症，最大限度地恢复自理能力
- 卧床期间提供细致的生活护理，满足患者生理需求
- 指导患者行床上功能锻炼，如足背伸曲运动，预防术后并发肌肉失用性萎缩和下肢深静脉血栓
- 术后视病情指导并协助患者早期离床活动

加强营养，促进康复，术后禁食，肠蠕动恢复后进高蛋白、高维生素、高热量、低脂饮食。肝功能不良者给予适量蛋白饮食

五、健康教育

健康教育
- 注重饮食习惯，忌食高胆固醇、高脂肪食物
- 遵医嘱坚持按时服用利胆药物
- 生活起居要有规律，不要过度劳累，心情要愉快
- 带T形管出院者，指导患者学会自我、定期复查
- 出院后6个月、12个月返院复查1次，以后每年复查1次
- 凡是再次出现腹痛、黄疸、消化不良等情况，要立即到医院就诊，以免延误病情

第七节　急性胃炎

急性胃炎（acute gastritis）是由多种病因引起的急性胃黏膜炎症。在临床上急性发病，常表现为上腹部症状。内镜检查可见胃黏膜充血、水肿、出血以及糜烂（可伴有浅表溃疡）等一过性病变。病理组织学特征为胃黏膜固有层见到以中性粒细胞为主的炎症细胞浸润。

一、临床表现

一般在暴饮暴食或食用了污染食物、服对胃有刺激的药后数小时至 24 小时发病。

临床表现
上腹痛	正中偏左或脐周压痛，呈阵发性加重或持续性钝痛，伴腹部饱胀、不适。少数患者出现剧痛
恶心、呕吐	呕吐物为未消化的食物，吐后感觉舒服，也有的患者直至呕吐出黄色胆汁或胃酸
腹泻	伴发肠炎者出现腹泻，随胃部症状好转而停止，可为稀便和水样便
脱水	由于反复呕吐和腹泻，失水过多引起，皮肤弹性差，眼球下陷，口渴，尿少等症状，严重者血压下降，四肢发凉
呕血与便血	少数患者呕吐物中带血丝或呈咖啡色，大便发黑或大便潜血试验阳性。说明胃黏膜有出血情况

二、护理评估

护理评估
- 入院方式（步行、轮椅或平车）：以判断疼痛程度
- 生命体征，询问疼痛的性质、程度及部位
- 评估面色、有无休克征象（急性大量出血一般表现为头晕、心慌、乏力、突然起立发生晕厥、口渴、肢体湿冷、心率加快、血压偏低等。休克时表现为烦躁不安或神志不清、面色苍白、四肢湿冷、口唇发绀、呼吸急促等，血压下降、脉压差变窄、心率加快、尿量减少等）
- 评估既往疾病史、既往手术史、用药史、饮食习惯、烟酒嗜好、营养状况、最近劳累程度等
- 评估此次发病的原因，心理状况、家庭支持情况及家族史。常见消化性溃疡的病因有幽门螺杆菌感染、使用非甾体类抗炎药、胃酸/胃蛋白酶自身消化、遗传因素、胃及十二指肠运动异常、应激紧张、烟酒嗜好等
- 鉴别胃炎疼痛与溃疡疼痛
- 结合症状和体征判断疼痛部位
- 休息：指导患者急性发作时应卧床休息，并可用转移注意力、做深呼吸等方法来减轻疼痛
- 活动：病情缓解时，进行适当的锻炼，以增强机体抵抗力。嘱患者生活要有规律，避免过度劳累，注意劳逸结合
- 饮食：急性发作时可给予少渣半流食，恢复期患者指导其服用富含营养、易消化的食物，避免食用辛辣、生冷等刺激性食物及浓茶、咖啡等饮料。嗜酒患者嘱其戒酒。指导患者加强饮食卫生并养成良好的饮食习惯，定时进餐、少量多餐、细嚼慢咽。如胃酸缺乏者可酌情食用酸性食物，如山楂、食醋等
- 环境：为患者创造良好的休息环境，定时开窗通风，保证病室的温湿度适宜
- 心理护理
  - 减轻焦虑：提供安全舒适的环境，减少患者的不良刺激。避免患者与其他有焦虑情绪的患者或亲属接触。指导其散步、听音乐等转移注意力的方法
  - 心理疏导：首先帮助患者分析这次产生焦虑的原因，了解患者内心的期待和要求，然后共同探讨这些要求是否能够实现，以及错误的应对机制所产生的后果
  - 树立信心：向患者讲解疾病的病因及防治知识，指导患者如何保持合理的生活方式和去除对疾病的不利因素。并请有过类似疾病的患者讲解采取正确应对机制所取得的良好效果

三、护理诊断

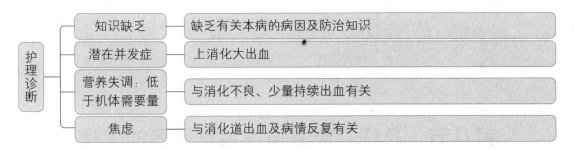

护理诊断	知识缺乏	缺乏有关本病的病因及防治知识
	潜在并发症	上消化大出血
	营养失调：低于机体需要量	与消化不良、少量持续出血有关
	焦虑	与消化道出血及病情反复有关

四、护理措施

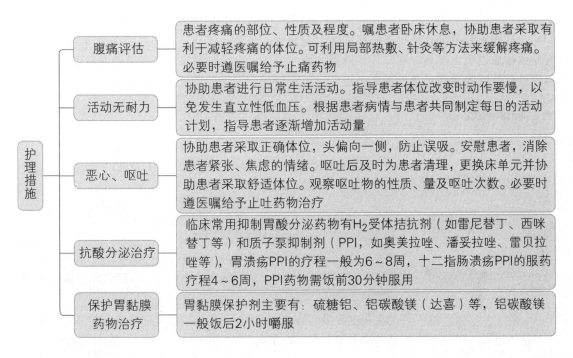

护理措施	腹痛评估	患者疼痛的部位、性质及程度。嘱患者卧床休息，协助患者采取有利于减轻疼痛的体位。可利用局部热敷、针灸等方法来缓解疼痛。必要时遵医嘱给予止痛药物
	活动无耐力	协助患者进行日常生活活动。指导患者体位改变时动作要慢，以免发生直立性低血压。根据患者病情与患者共同制定每日的活动计划，指导患者逐渐增加活动量
	恶心、呕吐	协助患者采取正确体位，头偏向一侧，防止误吸。安慰患者，消除患者紧张、焦虑的情绪。呕吐后及时为患者清理，更换床单元并协助患者采取舒适体位。观察呕吐物的性质、量及呕吐次数。必要时遵医嘱给予止吐药物治疗
	抗酸分泌治疗	临床常用抑制胃酸分泌药物有H_2受体拮抗剂（如雷尼替丁、西咪替丁等）和质子泵抑制剂（PPI，如奥美拉唑、潘妥拉唑、雷贝拉唑等），胃溃疡PPI的疗程一般为6~8周，十二指肠溃疡PPI的服药疗程4~6周，PPI药物需饭前30分钟服用
	保护胃黏膜药物治疗	胃黏膜保护剂主要有：硫糖铝、铝碳酸镁（达喜）等，铝碳酸镁一般饭后2小时嚼服

五、健康教育

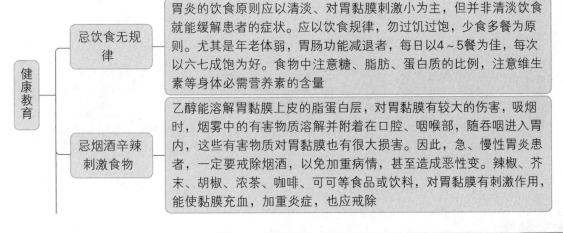

健康教育	忌饮食无规律	胃炎的饮食原则应以清淡、对胃黏膜刺激小为主，但并非清淡饮食就能缓解患者的症状。应以饮食规律，勿过饥过饱，少食多餐为原则。尤其是年老体弱，胃肠功能减退者，每日以4~5餐为佳，每次以六七成饱为好。食物中注意糖、脂肪、蛋白质的比例，注意维生素等身体必需营养素的含量
	忌烟酒辛辣刺激食物	乙醇能溶解胃黏膜上皮的脂蛋白层，对胃黏膜有较大的伤害，吸烟时，烟雾中的有害物质溶解并附着在口腔、咽喉部，随吞咽进入胃内，这些有害物质对胃黏膜也有很大损害。因此，急、慢性胃炎患者，一定要戒除烟酒，以免加重病情，甚至造成恶性变。辣椒、芥末、胡椒、浓茶、咖啡、可可等食品或饮料，对胃黏膜有刺激作用，能使黏膜充血，加重炎症，也应戒除

忌过冷、热、硬食物	过凉的食物和饮料，食入后可以导致胃痉挛，胃内黏膜血管收缩，不利于炎症消退；过热的食品和饮料，食入后会直接烫伤或刺激胃内黏膜。胃炎患者的食物应软硬适度，过于坚硬粗糙的食品、粗纤维的蔬菜、用油煎炸或烧烤的食品，食用后可加重胃的机械消化负担，使胃黏膜受到摩擦而损伤，加重黏膜的炎性病变

第八节　急性呼吸窘迫综合征患者的护理

急性呼吸窘迫综合征是多种病因如严重感染、休克、创伤、烧伤以及误吸等非心源性疾病导致肺血管阻力增高、肺顺应性降低、肺泡萎陷、分流量增多以及低氧血症等特点的一种急性进行性呼吸衰竭。急性呼吸窘迫综合征是临床上常见的急危重症，病死率极高。

一、临床表现

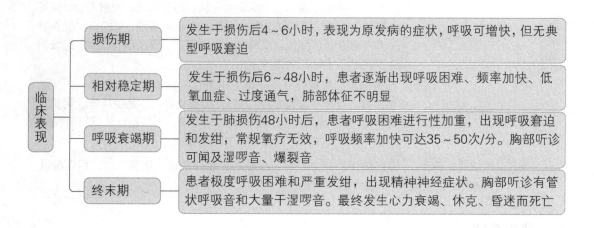

临床表现	损伤期	发生于损伤后4~6小时，表现为原发病的症状，呼吸可增快，但无典型呼吸窘迫
	相对稳定期	发生于损伤后6~48小时，患者逐渐出现呼吸困难、频率加快、低氧血症、过度通气，肺部体征不明显
	呼吸衰竭期	发生于肺损伤48小时后，患者呼吸困难进行性加重，出现呼吸窘迫和发绀，常规氧疗无效，呼吸频率加快可达35~50次/分。胸部听诊可闻及湿啰音、爆裂音
	终末期	患者极度呼吸困难和严重发绀，出现精神神经症状。胸部听诊有管状呼吸音和大量干湿啰音。最终发生心力衰竭、休克、昏迷而死亡

二、护理诊断

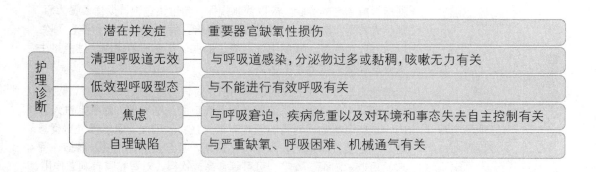

护理诊断	潜在并发症	重要器官缺氧性损伤
	清理呼吸道无效	与呼吸道感染,分泌物过多或黏稠,咳嗽无力有关
	低效型呼吸型态	与不能进行有效呼吸有关
	焦虑	与呼吸窘迫,疾病危重以及对环境和事态失去自主控制有关
	自理缺陷	与严重缺氧、呼吸困难、机械通气有关

图解实用急诊科临床护理

三、护理措施

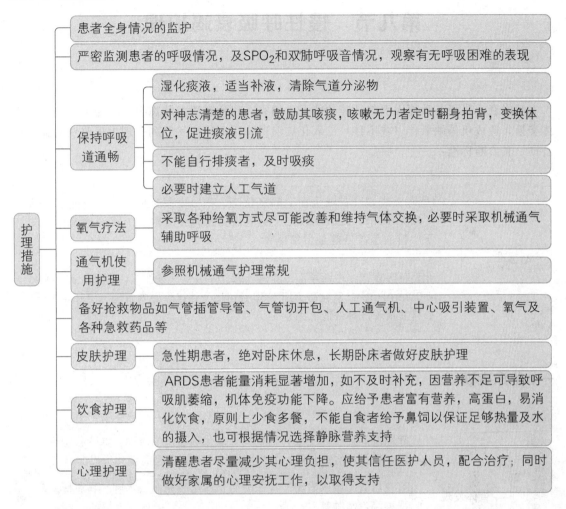

护理措施
- 患者全身情况的监护
- 严密监测患者的呼吸情况，及SPO$_2$和双肺呼吸音情况，观察有无呼吸困难的表现
- 保持呼吸道通畅
  - 湿化痰液，适当补液，清除气道分泌物
  - 对神志清楚的患者，鼓励其咳痰，咳嗽无力者定时翻身拍背，变换体位，促进痰液引流
  - 不能自行排痰者，及时吸痰
  - 必要时建立人工气道
- 氧气疗法：采取各种给氧方式尽可能改善和维持气体交换，必要时采取机械通气辅助呼吸
- 通气机使用护理：参照机械通气护理常规
- 备好抢救物品如气管插管导管、气管切开包、人工通气机、中心吸引装置、氧气及各种急救药品等
- 皮肤护理：急性期患者，绝对卧床休息，长期卧床者做好皮肤护理
- 饮食护理：ARDS患者能量消耗显著增加，如不及时补充，因营养不足可导致呼吸肌萎缩，机体免疫功能下降。应给予患者富有营养，高蛋白，易消化饮食，原则上少食多餐，不能自食者给予鼻饲以保证足够热量及水的摄入，也可根据情况选择静脉营养支持
- 心理护理：清醒患者尽量减少其心理负担，使其信任医护人员，配合治疗；同时做好家属的心理安抚工作，以取得支持

四、健康教育

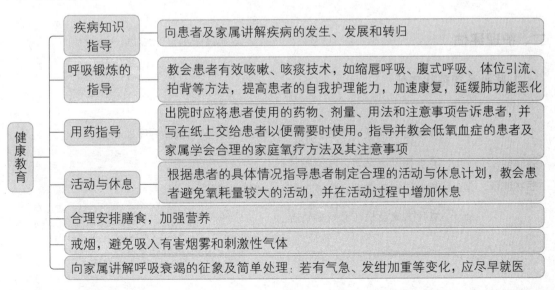

健康教育
- 疾病知识指导：向患者及家属讲解疾病的发生、发展和转归
- 呼吸锻炼的指导：教会患者有效咳嗽、咳痰技术，如缩唇呼吸、腹式呼吸、体位引流、拍背等方法，提高患者的自我护理能力，加速康复，延缓肺功能恶化
- 用药指导：出院时应将患者使用的药物、剂量、用法和注意事项告诉患者，并写在纸上交给患者以便需要时使用。指导并教会低氧血症的患者及家属学会合理的家庭氧疗方法及其注意事项
- 活动与休息：根据患者的具体情况指导患者制定合理的活动与休息计划，教会患者避免氧耗量较大的活动，并在活动过程中增加休息
- 合理安排膳食，加强营养
- 戒烟，避免吸入有害烟雾和刺激性气体
- 向家属讲解呼吸衰竭的征象及简单处理：若有气急、发绀加重等变化，应尽早就医

第九节 慢性呼吸衰竭护理

呼吸衰竭是指各种原因引起呼吸功能严重损害，以致在静息状态下亦不能进行有效的气体交换，造成机体缺氧伴（或不伴）二氧化碳潴留，因而产生一系列病理生理改变的临床综合征。其诊断标准：

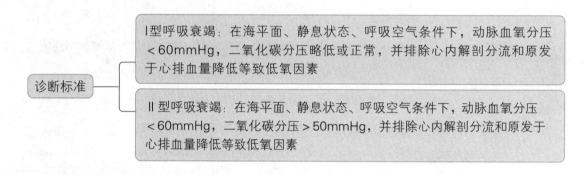

诊断标准 ── Ⅰ型呼吸衰竭：在海平面、静息状态、呼吸空气条件下，动脉血氧分压<60mmHg，二氧化碳分压略低或正常，并排除心内解剖分流和原发于心排血量降低等致低氧因素

Ⅱ型呼吸衰竭：在海平面、静息状态、呼吸空气条件下，动脉血氧分压<60mmHg，二氧化碳分压>50mmHg，并排除心内解剖分流和原发于心排血量降低等致低氧因素

一、临床表现

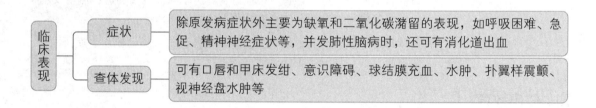

临床表现 ── 症状 ── 除原发病症状外主要为缺氧和二氧化碳潴留的表现，如呼吸困难、急促、精神神经症状等，并发肺性脑病时，还可有消化道出血

查体发现 ── 可有口唇和甲床发绀、意识障碍、球结膜充血、水肿、扑翼样震颤、视神经盘水肿等

二、护理评估

1. 呼吸系统症状体征

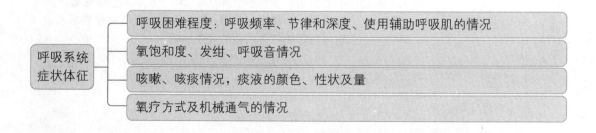

呼吸系统症状体征 ── 呼吸困难程度：呼吸频率、节律和深度、使用辅助呼吸肌的情况

氧饱和度、发绀、呼吸音情况

咳嗽、咳痰情况，痰液的颜色、性状及量

氧疗方式及机械通气的情况

2. 神经系统症状体征

| 神经系统症状体征 | 有无缺氧和二氧化碳潴留症状：缺氧表现为判断力减弱，定向力减弱，严重者精神错乱、狂躁、昏迷等。肺性脑病是二氧化碳潴留的典型表现，早期表现为兴奋，晚期表现为抑制 |
| | 镇静患者：评估镇静程度 |

3. 循环系统症状体征

| 循环系统症状体征 | 体温、脉搏、心率、心律、血压及四肢末梢循环情况：缺氧和高碳酸血症可加快心率，增加心排血量，升高血压；二氧化碳潴留可使皮肤红润、温暖多汗、球结膜充血、搏动性头痛；严重缺氧、酸中毒引起心肌损害，周围循环衰竭、血压下降、心律失常、心脏停搏 |
| | 右心衰的临床表现：颈静脉怒张、肝颈征阳性、食欲缺乏、中心静脉压升高、身体下垂处水肿等 |

4. 消化系统症状体征

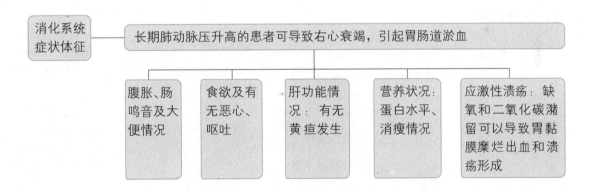

消化系统症状体征 —— 长期肺动脉压升高的患者可导致右心衰竭，引起胃肠道淤血

| 腹胀、肠鸣音及大便情况 | 食欲及有无恶心、呕吐 | 肝功能情况：有无黄疸发生 | 营养状况：蛋白水平、消瘦情况 | 应激性溃疡：缺氧和二氧化碳潴留可以导致胃黏膜糜烂出血和溃疡形成 |

5. 泌尿系统症状体征

| 泌尿系统症状体征 | 肾功能情况 |
| | 尿液情况：量，颜色，有无沉淀物等 |

6. 其他

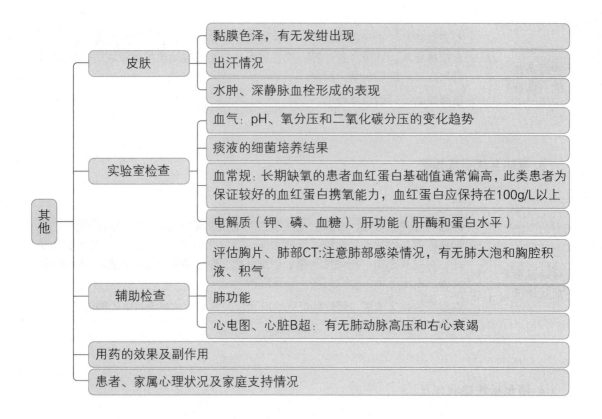

三、护理诊断

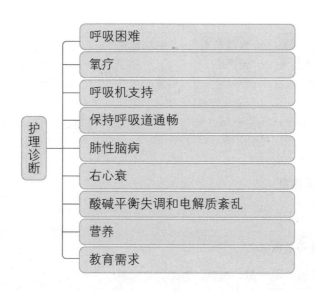

四、护理措施

护理措施
- 休息和活动 — 休息可以减少耗氧，缓解缺氧症状
  - 如无禁忌，取舒适的坐位或半坐位，利于通气
  - 机械通气患者必要时镇静，评估镇静程度
  - 每2小时翻身，改变体位
  - 保持大便通畅，避免一切增加耗氧量的活动
- 合理进食，保证能量供给
  - 能进食的患者提供高热量、高蛋白、高维生素、低碳水化合物的易消化食物，并保证一定的纤维素含量，避免便秘；少量多餐切忌过饱
  - 肠内外营养见相应护理常规
  - 保持一定的液体入量，以免痰液干结
- 保持呼吸道通畅，改善通气促进氧合
  - 清除呼吸道分泌物：无禁忌证患者给予CPT、体位引流等促进气道分泌物排出
  - 缓解支气管痉挛：雾化或者药物治疗（氨茶碱、β_2受体激动剂）
  - II型呼吸衰竭患者的氧疗目标：氧饱和度90%左右，氧分压60mmHg根据此目标调整氧流量。一般选择鼻导管吸氧1～3L/min；I型呼吸衰竭可适当增加吸氧浓度，吸氧浓度可＞35%，使氧分压达到60mmHg以上，或氧饱和度在90%以上
  - 鼓励患者呼吸锻炼：腹式呼吸，嘬嘴呼吸等
  - 无创通气和有创通气见相应护理常规
  - 呼吸性酸中毒：主要治疗措施是改善肺泡通气量，一般不宜补碱
- 纠正酸碱平衡失调和电解质紊乱
  - 呼吸性酸中毒合并代谢性酸中毒：应积极治疗代谢性酸中毒的病因，当pH＜7.20，HCO_3^-＜18mmol/L时，可适量补碱，给予5%碳酸氢钠100～150ml静滴，补碱中要注意改善通气，以免加重二氧化碳潴留
  - 呼吸性酸中毒合并代谢性碱中毒：治疗中应注意防止补充碱性药物过量和避免二氧化碳过快，可给予适量补氯和补钾，若pH＞7.45且$PaCO_2$≤60mmHg时，亦可考虑使用碳酸酐酶抑制剂如精氨酸盐或乙酰唑胺等药物
  - 电解质紊乱以低钾、低氯、低钠为常见，应及时纠正
- 抗感染
  - 根据症状及药敏实验选用敏感的抗生素
  - 观察用药后患者体温是否下降，咳嗽咳痰是否减轻和消失，肺部啰音是否消失。同时关注抗生素的不良反应

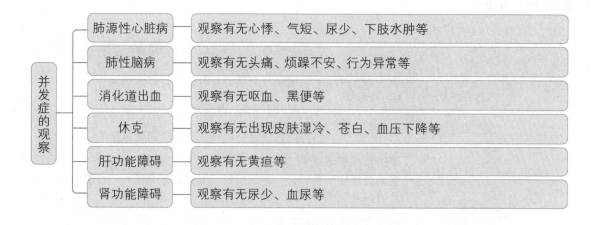

五、健康教育

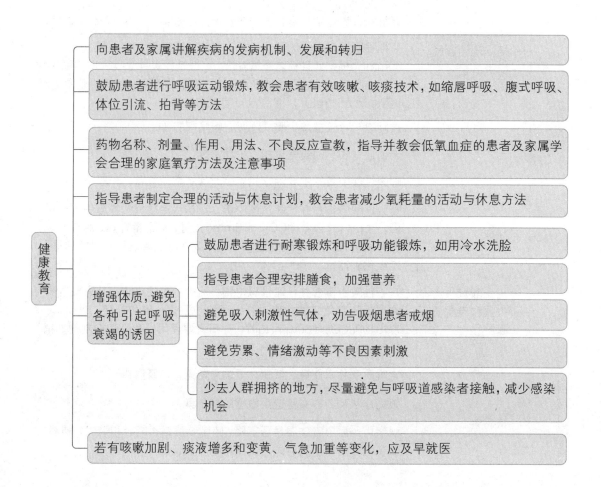

第十节　急性心律失常患者的护理

一、持续性室性心动过速抢救预案

持续性室性心动过速抢救预案

概念

按心动过速发作时间长短可分为持续性室性心动过速和非持续性室性心动过速。持续性室性心动过速，发作时间＞30s，需药物和电复律始能终止。非持续性室性心动过速，发作时间＜30s，常能自行终止

临床表现

室性心动过速症状取决于心室率的快慢、持续时间长短和有无器质性心脏疾患等。非持续性室性心动过速通常无明显症状。持续性室性心动过速患者易促发明显血流动力学障碍和心肌缺血，可出现低血压、气促、心绞痛和晕厥等症状，如未及时有效治疗，可发展为心力衰竭、休克和心室颤动。心脏听诊，心律略不齐，第一、第二心音分裂，强弱不一

抢救预案

患者取平卧位

吸氧，氧流量为3~6L/min

建立静脉通路，给予心电、血压、血氧饱和度监护

如果患者没有血流动力学的改变，心电图示持续性室性心动过速，可以首选药物转复。考虑缺血引起的持续性室性心动过速，可静脉注射胺碘酮150mg，用20ml葡萄糖液稀释，注射时间为10分钟，先以1mg/min的速度静脉维持6小时后，再以0.5mg/min的速度维持；或利多卡因1mg/kg静脉注射，重复2次，并以1~4mg/min静脉维持

如果出现血流动力学障碍或药物治疗无效，或患者已经发生低血压、休克、心绞痛、充血性心力衰竭，或脑血流灌注不足等症状，应迅速给予同步电复律

做好记录、转复时间和心电图

附：持续性室性心动过速抢救预案操作流程

持续性室性心动过速抢救预案操作流程见图 4-1。

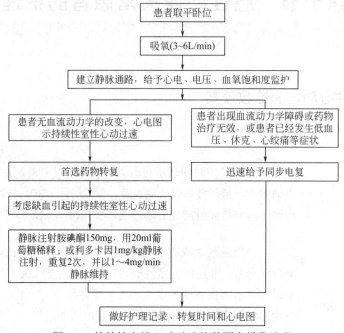

图 4-1　持续性室性心动过速抢救预案操作流程

二、缓慢性心律失常抢救预案

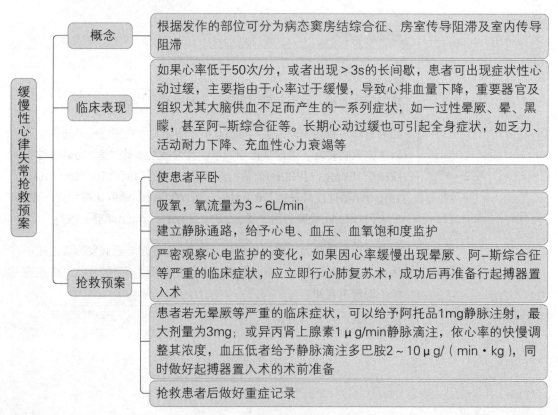

附：缓慢性心律失常抢救预案操作流程
缓慢性心律失常抢救预案操作流程见图 4-2。

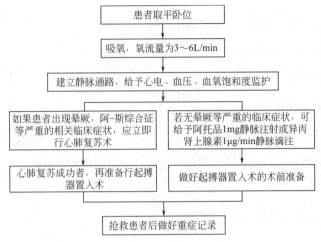

图 4-2　缓慢性心律失常抢救预案操作流程

第十一节　胸腔积液的护理

胸腔积液，实际上是胸膜腔积液。正常人胸膜腔内有 3～15ml 液体，在呼吸运动时起润滑作用，但胸膜腔中的积液量并非固定不变。即使是正常人，每 24 小时也有 500～1000ml 的液体形成与吸收。胸膜腔内液体自毛细血管的静脉端再吸收，其余的液体由淋巴系统回收到血液，滤过与吸收处于动态平衡。若因为全身或局部病变破坏了此种动态平衡，致使胸膜腔内液体形成过快或者吸收过缓，临床产生胸腔积液。

一、临床表现

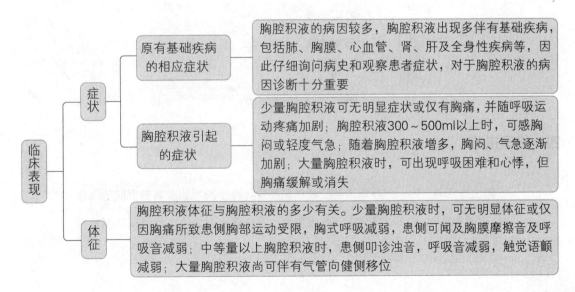

二、护理评估

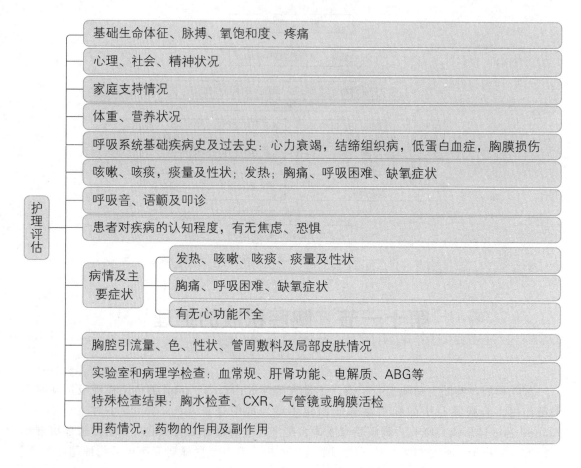

护理评估
- 基础生命体征、脉搏、氧饱和度、疼痛
- 心理、社会、精神状况
- 家庭支持情况
- 体重、营养状况
- 呼吸系统基础疾病史及过去史：心力衰竭，结缔组织病，低蛋白血症，胸膜损伤
- 咳嗽、咳痰，痰量及性状；发热；胸痛、呼吸困难、缺氧症状
- 呼吸音、语颤及叩诊
- 患者对疾病的认知程度，有无焦虑、恐惧
- 病情及主要症状
  - 发热、咳嗽、咳痰、痰量及性状
  - 胸痛、呼吸困难、缺氧症状
  - 有无心功能不全
- 胸腔引流量、色、性状、管周敷料及局部皮肤情况
- 实验室和病理学检查：血常规、肝肾功能、电解质、ABG等
- 特殊检查结果：胸水检查、CXR、气管镜或胸膜活检
- 用药情况，药物的作用及副作用

三、护理诊断

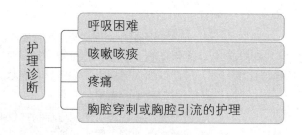

护理诊断
- 呼吸困难
- 咳嗽咳痰
- 疼痛
- 胸腔穿刺或胸腔引流的护理

四、护理措施

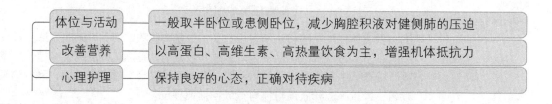

- 体位与活动 —— 一般取半卧位或患侧卧位，减少胸腔积液对健侧肺的压迫
- 改善营养 —— 以高蛋白、高维生素、高热量饮食为主，增强机体抵抗力
- 心理护理 —— 保持良好的心态，正确对待疾病

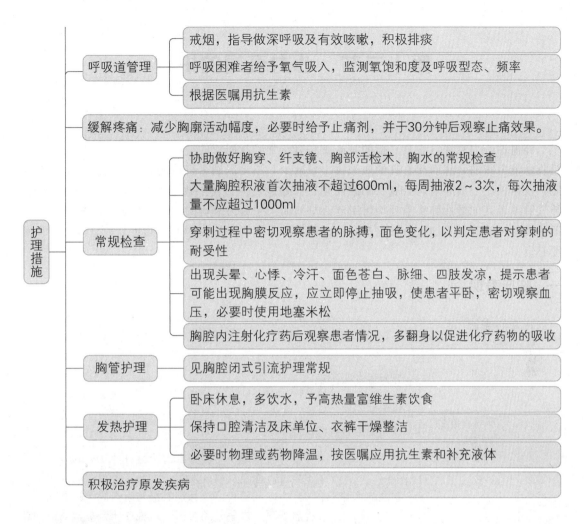

呼吸道管理
- 戒烟，指导做深呼吸及有效咳嗽，积极排痰
- 呼吸困难者给予氧气吸入，监测氧饱和度及呼吸型态、频率
- 根据医嘱用抗生素

缓解疼痛：减少胸廓活动幅度，必要时给予止痛剂，并于30分钟后观察止痛效果。

常规检查
- 协助做好胸穿、纤支镜、胸部活检术、胸水的常规检查
- 大量胸腔积液首次抽液不超过600ml，每周抽液2~3次，每次抽液量不应超过1000ml
- 穿刺过程中密切观察患者的脉搏，面色变化，以判定患者对穿刺的耐受性
- 出现头晕、心悸、冷汗、面色苍白、脉细、四肢发凉，提示患者可能出现胸膜反应，应立即停止抽吸，使患者平卧，密切观察血压，必要时使用地塞米松
- 胸腔内注射化疗药后观察患者情况，多翻身以促进化疗药物的吸收

胸管护理
- 见胸腔闭式引流护理常规

发热护理
- 卧床休息，多饮水，予高热量富维生素饮食
- 保持口腔清洁及床单位、衣裤干燥整洁
- 必要时物理或药物降温，按医嘱应用抗生素和补充液体

积极治疗原发疾病

五、健康教育

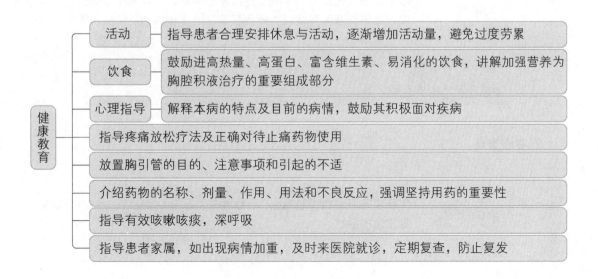

健康教育
- 活动：指导患者合理安排休息与活动，逐渐增加活动量，避免过度劳累
- 饮食：鼓励进高热量、高蛋白、富含维生素、易消化的饮食，讲解加强营养为胸腔积液治疗的重要组成部分
- 心理指导：解释本病的特点及目前的病情，鼓励其积极面对疾病
- 指导疼痛放松疗法及正确对待止痛药物使用
- 放置胸引管的目的、注意事项和引起的不适
- 介绍药物的名称、剂量、作用、用法和不良反应，强调坚持用药的重要性
- 指导有效咳嗽咳痰，深呼吸
- 指导患者家属，如出现病情加重，及时来医院就诊，定期复查，防止复发

第十二节　心力衰竭的护理

充血性心力衰竭（心衰）指的是心脏在有正常静脉回流的情况下，由于各种疾病引起心肌收缩能力减弱，从而使心脏的血液输出量减少，不足以满足机体的需要，由此产生一系列症状及体征。心瓣膜疾病、冠状动脉硬化、高血压、内分泌疾患、细菌毒素、急性肺梗死、肺气肿或者其他慢性肺疾患等均可引起心脏病而产生心力衰竭的表现。妊娠、劳累、静脉内迅速大量补液等都可加重心脏负担，从而诱发心力衰竭。按发病的时间可分为急性心衰和慢性心衰。

一、临床表现

1. 左心衰竭

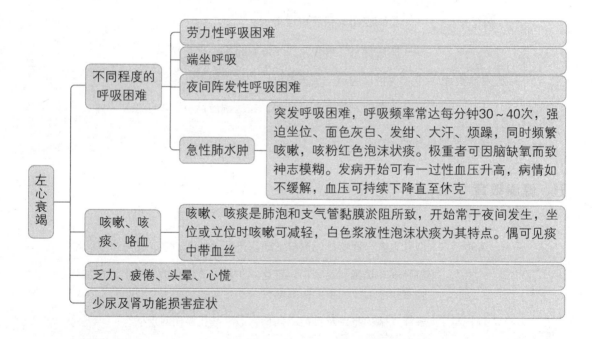

2. 右心衰竭

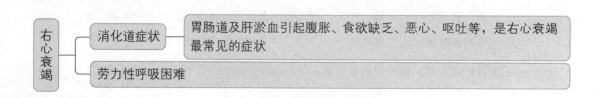

二、护理评估

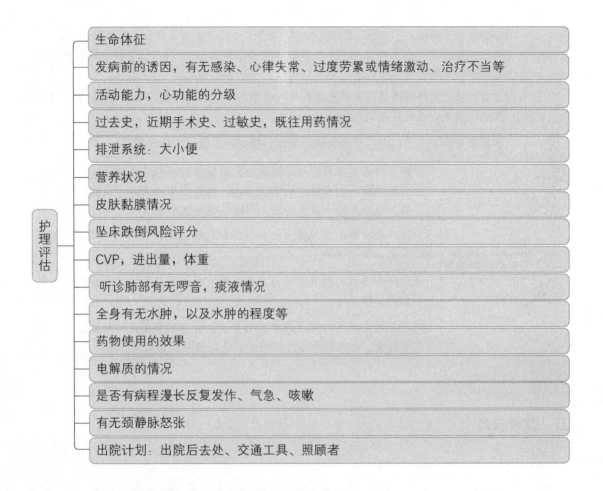

护理评估
- 生命体征
- 发病前的诱因，有无感染、心律失常、过度劳累或情绪激动、治疗不当等
- 活动能力，心功能的分级
- 过去史，近期手术史、过敏史，既往用药情况
- 排泄系统：大小便
- 营养状况
- 皮肤黏膜情况
- 坠床跌倒风险评分
- CVP，进出量，体重
- 听诊肺部有无啰音，痰液情况
- 全身有无水肿，以及水肿的程度等
- 药物使用的效果
- 电解质的情况
- 是否有病程漫长反复发作、气急、咳嗽
- 有无颈静脉怒张
- 出院计划：出院后去处、交通工具、照顾者

三、护理诊断

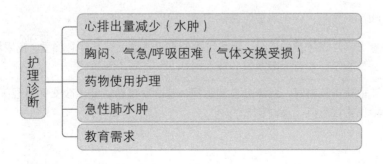

护理诊断
- 心排出量减少（水肿）
- 胸闷、气急/呼吸困难（气体交换受损）
- 药物使用护理
- 急性肺水肿
- 教育需求

四、护理措施

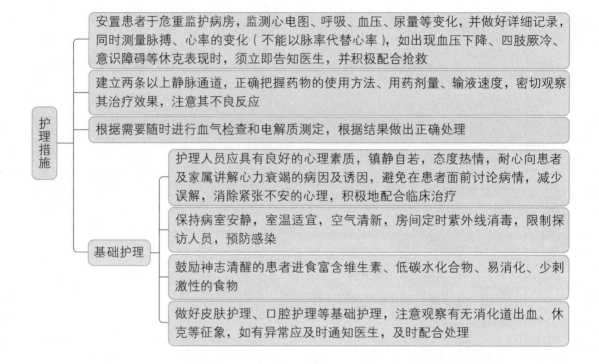

护理措施

- 安置患者于危重监护病房，监测心电图、呼吸、血压、尿量等变化，并做好详细记录，同时测量脉搏、心率的变化（不能以脉率代替心率），如出现血压下降、四肢厥冷、意识障碍等休克表现时，须立即告知医生，并积极配合抢救
- 建立两条以上静脉通道，正确把握药物的使用方法、用药剂量、输液速度，密切观察其治疗效果，注意其不良反应
- 根据需要随时进行血气检查和电解质测定，根据结果做出正确处理
- **基础护理**
  - 护理人员应具有良好的心理素质，镇静自若，态度热情，耐心向患者及家属讲解心力衰竭的病因及诱因，避免在患者面前讨论病情，减少误解，消除紧张不安的心理，积极地配合临床治疗
  - 保持病室安静，室温适宜，空气清新，房间定时紫外线消毒，限制探访人员，预防感染
  - 鼓励神志清醒的患者进食富含维生素、低碳水化合物、易消化、少刺激性的食物
  - 做好皮肤护理、口腔护理等基础护理，注意观察有无消化道出血、休克等征象，如有异常应及时通知医生，及时配合处理

五、健康教育

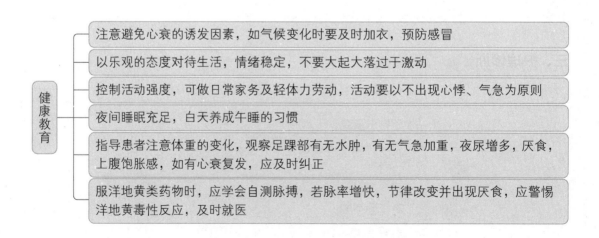

健康教育

- 注意避免心衰的诱发因素，如气候变化时要及时加衣，预防感冒
- 以乐观的态度对待生活，情绪稳定，不要大起大落过于激动
- 控制活动强度，可做日常家务及轻体力劳动，活动要以不出现心悸、气急为原则
- 夜间睡眠充足，白天养成午睡的习惯
- 指导患者注意体重的变化，观察足踝部有无水肿，有无气急加重，夜尿增多，厌食，上腹饱胀感，如有心衰复发，应及时纠正
- 服洋地黄类药物时，应学会自测脉搏，若脉率增快，节律改变并出现厌食，应警惕洋地黄毒性反应，及时就医

第十三节　急性心肌梗死的护理

急性心肌梗死指的是心肌缺血性坏死，表现为在冠状动脉病变的基础上，冠状动脉的血流急剧减少或中断，使相应的心肌出现严重而持久地急性缺血，最终造成心肌的缺血性坏死。

50%～80%的患者在发病前数日或数周有乏力、胸部不适、活动时心悸、气急、烦躁以及心绞痛等前驱症状，其中以新发心绞痛或原有心绞痛加重更为突出。心绞痛发作比以往更剧烈而频繁，持续时间较以往长，诱因不明显，硝酸甘油疗效差。心绞痛发作时伴有恶心、呕吐、大汗、心动过速、急性心功能不全、严重心律失常或者血压有较大波动等，都可能是心肌梗死的先兆（梗死前心绞痛）。如此时心电图示 ST 段一过性明显抬高或者压低，T 波倒置或增高，更应警惕近期内发生心肌梗死的可能。在此阶段若能及时积极治疗，有可能避免部分患者发生心肌梗死。

一、临床表现

视梗死面积大小、部位、发展速度及患者原心功能状态而定。

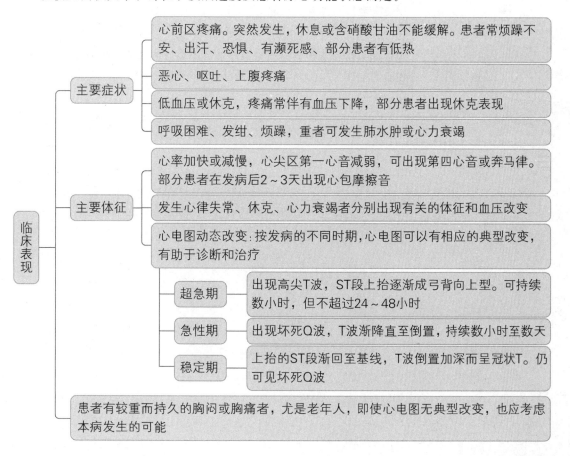

二、护理评估

患者多发生在冠状动脉粥样硬化狭窄基础上，由于某些诱因导致冠状动脉粥样斑块破裂，血中的血小板在破裂的斑块表面聚集，形成血块（血栓），突然阻塞冠状动脉管腔，导致心肌缺血坏死。另外，心肌耗氧量剧烈增加或冠状动脉痉挛也可诱发急性心肌梗死，常见的诱因如下。

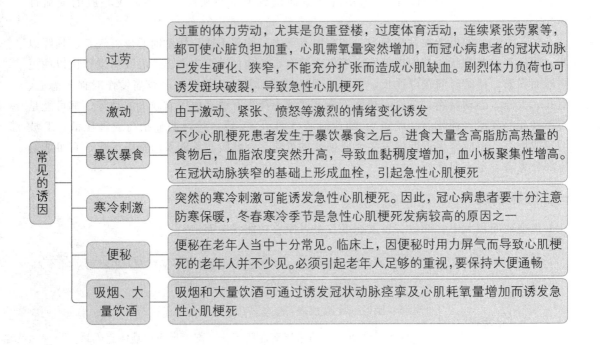

常见的诱因

过劳：过重的体力劳动，尤其是负重登楼，过度体育活动，连续紧张劳累等，都可使心脏负担加重，心肌需氧量突然增加，而冠心病患者的冠状动脉已发生硬化、狭窄，不能充分扩张而造成心肌缺血。剧烈体力负荷也可诱发斑块破裂，导致急性心肌梗死

激动：由于激动、紧张、愤怒等激烈的情绪变化诱发

暴饮暴食：不少心肌梗死患者发生于暴饮暴食之后。进食大量含高脂肪高热量的食物后，血脂浓度突然升高，导致血黏稠度增加，血小板聚集性增高。在冠状动脉狭窄的基础上形成血栓，引起急性心肌梗死

寒冷刺激：突然的寒冷刺激可能诱发急性心肌梗死。因此，冠心病患者要十分注意防寒保暖，冬春寒冷季节是急性心肌梗死发病较高的原因之一

便秘：便秘在老年人当中十分常见。临床上，因便秘时用力屏气而导致心肌梗死的老年人并不少见。必须引起老年人足够的重视，要保持大便通畅

吸烟、大量饮酒：吸烟和大量饮酒可通过诱发冠状动脉痉挛及心肌耗氧量增加而诱发急性心肌梗死

三、护理诊断

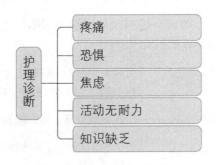

护理诊断

- 疼痛
- 恐惧
- 焦虑
- 活动无耐力
- 知识缺乏

四、护理措施

1. 一般护理措施

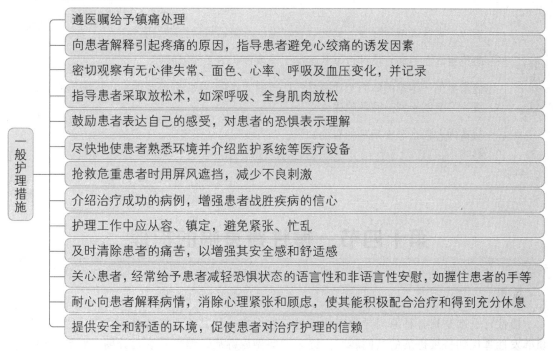

一般护理措施
- 遵医嘱给予镇痛处理
- 向患者解释引起疼痛的原因，指导患者避免心绞痛的诱发因素
- 密切观察有无心律失常、面色、心率、呼吸及血压变化，并记录
- 指导患者采取放松术，如深呼吸、全身肌肉放松
- 鼓励患者表达自己的感受，对患者的恐惧表示理解
- 尽快地使患者熟悉环境并介绍监护系统等医疗设备
- 抢救危重患者时用屏风遮挡，减少不良刺激
- 介绍治疗成功的病例，增强患者战胜疾病的信心
- 护理工作中应从容、镇定，避免紧张、忙乱
- 及时清除患者的痛苦，以增强其安全感和舒适感
- 关心患者，经常给予患者减轻恐惧状态的语言性和非语言性安慰，如握住患者的手等
- 耐心向患者解释病情，消除心理紧张和顾虑，使其能积极配合治疗和得到充分休息
- 提供安全和舒适的环境，促使患者对治疗护理的信赖

2. 心肌梗死急性期，活动与休息计划

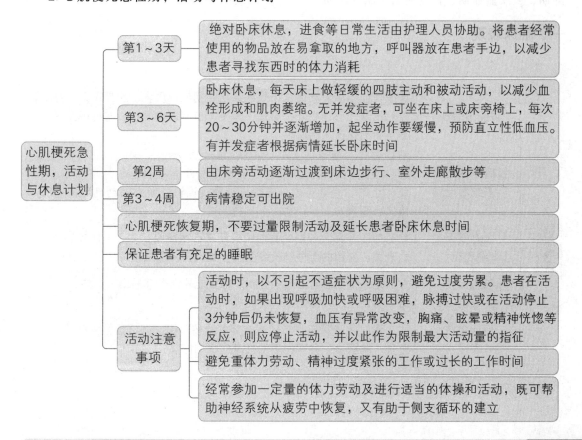

心肌梗死急性期，活动与休息计划
- 第1~3天：绝对卧床休息，进食等日常生活由护理人员协助。将患者经常使用的物品放在易拿取的地方，呼叫器放在患者手边，以减少患者寻找东西时的体力消耗
- 第3~6天：卧床休息，每天床上做轻缓的四肢主动和被动活动，以减少血栓形成和肌肉萎缩。无并发症者，可坐在床上或床旁椅上，每次20~30分钟并逐渐增加，起坐动作要缓慢，预防直立性低血压。有并发症者根据病情延长卧床时间
- 第2周：由床旁活动逐渐过渡到床边步行、室外走廊散步等
- 第3~4周：病情稳定可出院
- 心肌梗死恢复期，不要过量限制活动及延长患者卧床休息时间
- 保证患者有充足的睡眠
- 活动注意事项：
  - 活动时，以不引起不适症状为原则，避免过度劳累。患者在活动时，如果出现呼吸加快或呼吸困难，脉搏过快或在活动停止3分钟后仍未恢复，血压有异常改变，胸痛、眩晕或精神恍惚等反应，则应停止活动，并以此作为限制最大活动量的指征
  - 避免重体力劳动、精神过度紧张的工作或过长的工作时间
  - 经常参加一定量的体力劳动及进行适当的体操和活动，既可帮助神经系统从疲劳中恢复，又有助于侧支循环的建立

五、健康教育

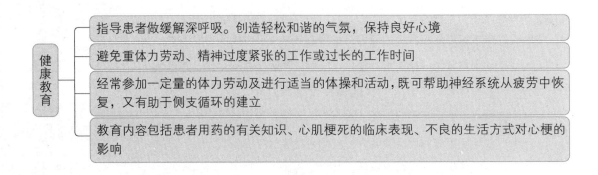

健
康
教
育

- 指导患者做缓解深呼吸。创造轻松和谐的气氛，保持良好心境
- 避免重体力劳动、精神过度紧张的工作或过长的工作时间
- 经常参加一定量的体力劳动及进行适当的体操和活动，既可帮助神经系统从疲劳中恢复，又有助于侧支循环的建立
- 教育内容包括患者用药的有关知识、心肌梗死的临床表现、不良的生活方式对心梗的影响

第十四节　慢性肾衰竭的护理

慢性肾衰竭是指各种原因导致肾慢性进行性损害，使其不能维持基本功能，为各种原发和继发性肾疾病持续进展的共同转归，终末期叫做尿毒症。慢性肾衰竭分期：肾储备能力下降期、氮质血症期、肾衰竭期、尿毒症期。

一、临床表现

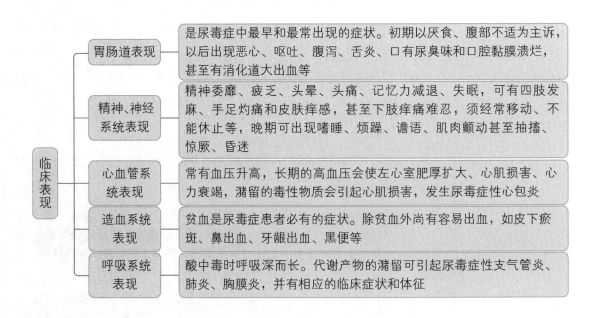

临
床
表
现

- 胃肠道表现：是尿毒症中最早和最常出现的症状。初期以厌食、腹部不适为主诉，以后出现恶心、呕吐、腹泻、舌炎、口有尿臭味和口腔黏膜溃烂，甚至有消化道大出血等
- 精神、神经系统表现：精神委靡、疲乏、头晕、头痛、记忆力减退、失眠，可有四肢发麻、手足灼痛和皮肤痒感，甚至下肢痒痛难忍，须经常移动、不能休止等，晚期可出现嗜睡、烦躁、谵语、肌肉颤动甚至抽搐、惊厥、昏迷
- 心血管系统表现：常有血压升高，长期的高血压会使左心室肥厚扩大、心肌损害、心力衰竭，潴留的毒性物质会引起心肌损害，发生尿毒症性心包炎
- 造血系统表现：贫血是尿毒症患者必有的症状。除贫血外尚有容易出血，如皮下瘀斑、鼻出血、牙龈出血、黑便等
- 呼吸系统表现：酸中毒时呼吸深而长。代谢产物的潴留可引起尿毒症性支气管炎、肺炎、胸膜炎，并有相应的临床症状和体征

二、护理评估

护理评估
- 入院方式：步行、轮椅或平车
- 生命体征及神志，疼痛的部位、性质、持续时间、程度及伴随症状，止痛措施
- 全身营养状况
- 有无酸中毒的表现；出血情况；血管评估
- 动静脉内瘘杂音是否存在；长期血透置管或临时血透置管情况
- 水肿/脱水情况，尿量
- 全身感染症状体征
- 心理状况及家庭支持情况，家族史
- 病程及此次发病的诱因
- 生活习惯
- 家庭用药情况
- 心理活动和情绪波动
- 神经系统：神志，感觉、运动情况
- 呼吸系统：有无咳嗽、咳痰，痰液颜色、性状，有无胸闷、气急、夜间阵发性呼吸困难、深大呼吸、气短等
- 心血管系统：有无心力衰竭的症状体征及血压波动，水肿消涨情况
- 生殖泌尿系统：尿量、尿色，有无尿频、尿急、尿痛情况
- 消化系统：有无恶心、呕吐，胃纳、体重情况，大便量、颜色、次数、性状及腹部体征
- 皮肤黏膜骨骼肌肉系统：皮肤黏膜完整性，有无出血感染，有无肾病面容，贫血程度，皮肤瘙痒情况；肾性骨病症状体征；肌无力、肌萎缩等肌病情况；骨痛、骨折情况
- 活动情况及安全措施
- 血透各种置管、腹透导管及动静脉内瘘情况
- 实验室：血常规、尿常规、肌酐清除率、肾功能、蛋白、血电解质水平、动脉血气分析等
- 辅助检查：心超、B超、胸片，肾穿刺活检等
- 治疗的效果

三、护理诊断

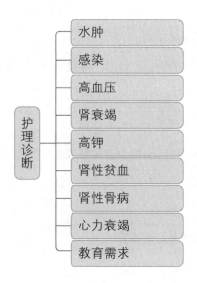

护理诊断
- 水肿
- 感染
- 高血压
- 肾衰竭
- 高钾
- 肾性贫血
- 肾性骨病
- 心力衰竭
- 教育需求

四、护理措施

1. 休息和活动

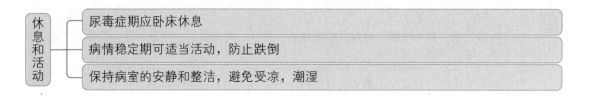

休息和活动
- 尿毒症期应卧床休息
- 病情稳定期可适当活动，防止跌倒
- 保持病室的安静和整洁，避免受凉，潮湿

2. 饮食

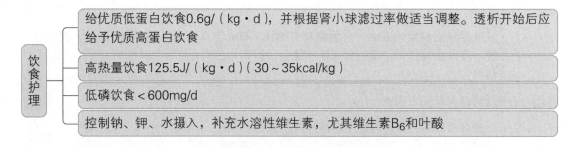

饮食护理
- 给优质低蛋白饮食0.6g/（kg·d），并根据肾小球滤过率做适当调整。透析开始后应给予优质高蛋白饮食
- 高热量饮食125.5J/（kg·d）（30～35kcal/kg）
- 低磷饮食＜600mg/d
- 控制钠、钾、水摄入，补充水溶性维生素，尤其维生素B_6和叶酸

3. 心理支持

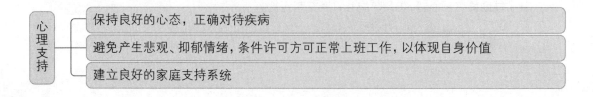

心理支持
- 保持良好的心态，正确对待疾病
- 避免产生悲观、抑郁情绪，条件许可方可正常上班工作，以体现自身价值
- 建立良好的家庭支持系统

4. 特殊治疗和药物

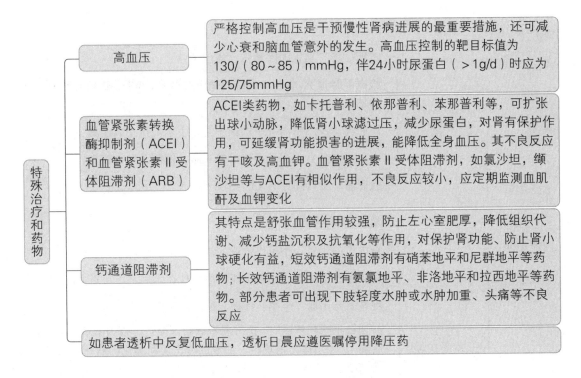

特殊治疗和药物
- 高血压 —— 严格控制高血压是干预慢性肾病进展的最重要措施，还可减少心衰和脑血管意外的发生。高血压控制的靶目标值为 130/（80～85）mmHg，伴24小时尿蛋白（＞1g/d）时应为 125/75mmHg
- 血管紧张素转换酶抑制剂（ACEI）和血管紧张素Ⅱ受体阻滞剂（ARB）—— ACEI类药物，如卡托普利、依那普利、苯那普利等，可扩张出球小动脉，降低肾小球滤过压，减少尿蛋白，对肾有保护作用，可延缓肾功能损害的进展，能降低全身血压。其不良反应有干咳及高血钾。血管紧张素Ⅱ受体阻滞剂，如氯沙坦、缬沙坦等与ACEI有相似作用，不良反应较小，应定期监测血肌酐及血钾变化
- 钙通道阻滞剂 —— 其特点是舒张血管作用较强，防止左心室肥厚，降低组织代谢、减少钙盐沉积及抗氧化等作用，对保护肾功能、防止肾小球硬化有益，短效钙通道阻滞剂有硝苯地平和尼群地平等药物；长效钙通道阻滞剂有氨氯地平、非洛地平和拉西地平等药物。部分患者可出现下肢轻度水肿或水肿加重、头痛等不良反应
- 如患者透析中反复低血压，透析日晨应遵医嘱停用降压药

5. 肾性贫血

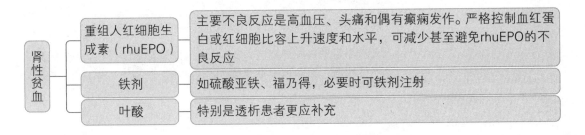

肾性贫血
- 重组人红细胞生成素（rhuEPO）—— 主要不良反应是高血压、头痛和偶有癫痫发作。严格控制血红蛋白或红细胞比容上升速度和水平，可减少甚至避免rhuEPO的不良反应
- 铁剂 —— 如硫酸亚铁、福乃得，必要时可铁剂注射
- 叶酸 —— 特别是透析患者更应补充

6. 肾性骨病

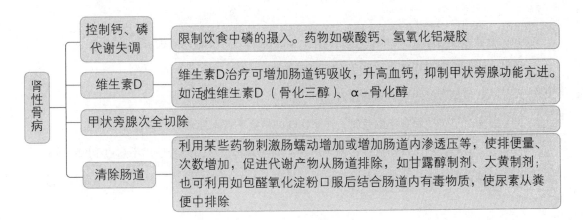

肾性骨病
- 控制钙、磷代谢失调 —— 限制饮食中磷的摄入。药物如碳酸钙、氢氧化铝凝胶
- 维生素D —— 维生素D治疗可增加肠道钙吸收，升高血钙，抑制甲状旁腺功能亢进。如活性维生素D（骨化三醇）、α-骨化醇
- 甲状旁腺次全切除
- 清除肠道 —— 利用某些药物刺激肠蠕动增加或增加肠道内渗透压等，使排便量、次数增加，促进代谢产物从肠道排除，如甘露醇制剂、大黄制剂；也可利用如包醛氧化淀粉口服后结合肠道内有毒物质，使尿素从粪便中排除

7. 动-静脉内瘘护理

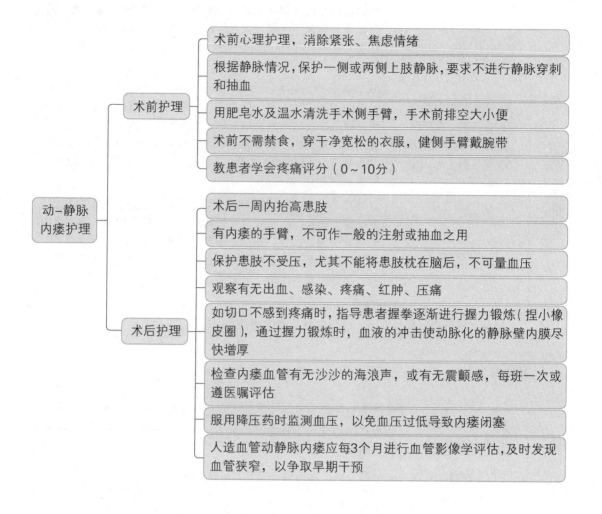

动–静脉内瘘护理

术前护理
- 术前心理护理，消除紧张、焦虑情绪
- 根据静脉情况，保护一侧或两侧上肢静脉，要求不进行静脉穿刺和抽血
- 用肥皂水及温水清洗手术侧手臂，手术前排空大小便
- 术前不需禁食，穿干净宽松的衣服，健侧手臂戴腕带
- 教患者学会疼痛评分（0～10分）

术后护理
- 术后一周内抬高患肢
- 有内瘘的手臂，不可作一般的注射或抽血之用
- 保护患肢不受压，尤其不能将患肢枕在脑后，不可量血压
- 观察有无出血、感染、疼痛、红肿、压痛
- 如切口不感到疼痛时，指导患者握拳逐渐进行握力锻炼（捏小橡皮圈），通过握力锻炼时，血液的冲击使动脉化的静脉壁内膜尽快增厚
- 检查内瘘血管有无沙沙的海浪声，或有无震颤感，每班一次或遵医嘱评估
- 服用降压药时监测血压，以免血压过低导致内瘘闭塞
- 人造血管动静脉内瘘应每3个月进行血管影像学评估，及时发现血管狭窄，以争取早期干预

8. 出院宣教

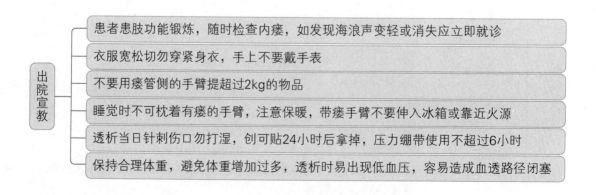

出院宣教
- 患者患肢功能锻炼，随时检查内瘘，如发现海浪声变轻或消失应立即就诊
- 衣服宽松切勿穿紧身衣，手上不要戴手表
- 不要用瘘管侧的手臂提超过2kg的物品
- 睡觉时不可枕着有瘘的手臂，注意保暖，带瘘手臂不要伸入冰箱或靠近火源
- 透析当日针刺伤口勿打湿，创可贴24小时后拿掉，压力绷带使用不超过6小时
- 保持合理体重，避免体重增加过多，透析时易出现低血压，容易造成血透路径闭塞

9. 经皮肾穿刺活检术护理

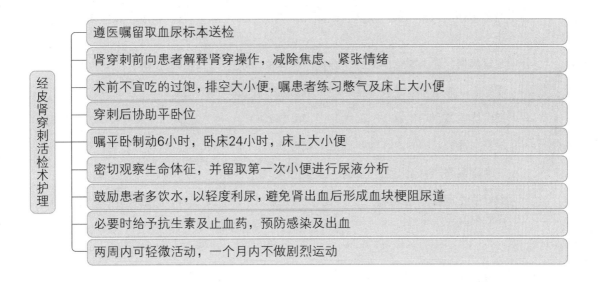

经皮肾穿刺活检术护理
- 遵医嘱留取血尿标本送检
- 肾穿刺前向患者解释肾穿操作，减除焦虑、紧张情绪
- 术前不宜吃的过饱，排空大小便，嘱患者练习憋气及床上大小便
- 穿刺后协助平卧位
- 嘱平卧制动6小时，卧床24小时，床上大小便
- 密切观察生命体征，并留取第一次小便进行尿液分析
- 鼓励患者多饮水，以轻度利尿，避免肾出血后形成血块梗阻尿道
- 必要时给予抗生素及止血药，预防感染及出血
- 两周内可轻微活动，一个月内不做剧烈运动

10. 腹膜透析护理

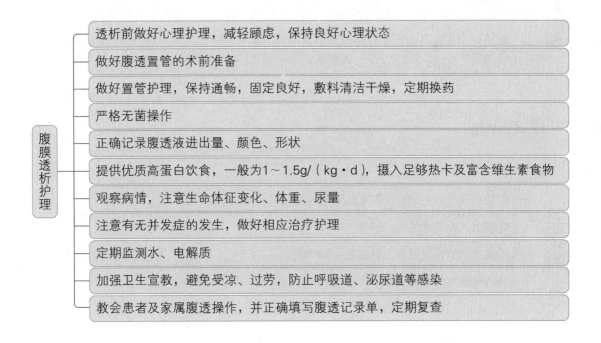

腹膜透析护理
- 透析前做好心理护理，减轻顾虑，保持良好心理状态
- 做好腹透置管的术前准备
- 做好置管护理，保持通畅，固定良好，敷料清洁干燥，定期换药
- 严格无菌操作
- 正确记录腹透液进出量、颜色、形状
- 提供优质高蛋白饮食，一般为1～1.5g/（kg·d），摄入足够热卡及富含维生素食物
- 观察病情，注意生命体征变化、体重、尿量
- 注意有无并发症的发生，做好相应治疗护理
- 定期监测水、电解质
- 加强卫生宣教，避免受凉、过劳，防止呼吸道、泌尿道等感染
- 教会患者及家属腹透操作，并正确填写腹透记录单，定期复查

11. 血透间歇期护理

血透间歇期护理
- 控制水钠摄入，一般两次透析之间体重增加不超过自身体重的4%，以减少透析副作用
- 观察病情，遵医嘱监测血压、脉搏，测体重、尿量/进出量并记录
- 观察长期血透可能并发中枢神经系统功能障碍和周围神经病变
- 提供优质高蛋白饮食，一般为1~1.5g/（kg·d），摄入足够热卡及富含维生素食物
- 保持血透置管的固定，敷料清洁干燥
- 注意观察局部有无出血和渗液、感染情况
- 做好卫生宣教，培养良好生活习惯，加强锻炼，增强抵抗力，防止呼吸道、泌尿道、口腔黏膜等感染

12. 感染护理

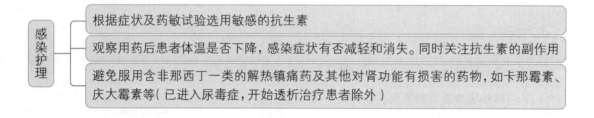

感染护理
- 根据症状及药敏试验选用敏感的抗生素
- 观察用药后患者体温是否下降，感染症状有否减轻和消失。同时关注抗生素的副作用
- 避免服用含非那西丁一类的解热镇痛药及其他对肾功能有损害的药物，如卡那霉素、庆大霉素等（已进入尿毒症，开始透析治疗患者除外）

13. 其他护理

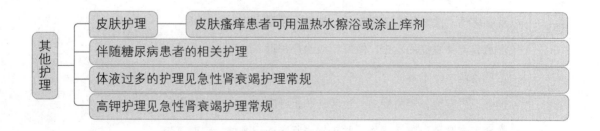

其他护理
- 皮肤护理 —— 皮肤瘙痒患者可用温热水擦浴或涂止痒剂
- 伴随糖尿病患者的相关护理
- 体液过多的护理见急性肾衰竭护理常规
- 高钾护理见急性肾衰竭护理常规

五、健康教育

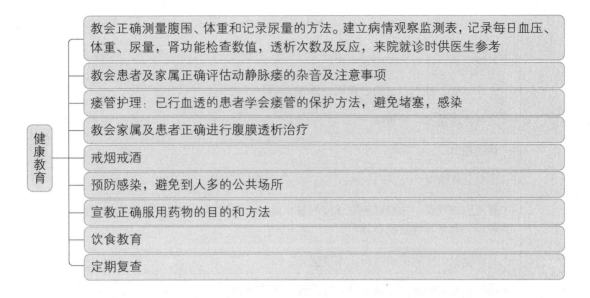

健康教育
- 教会正确测量腹围、体重和记录尿量的方法。建立病情观察监测表，记录每日血压、体重、尿量，肾功能检查数值，透析次数及反应，来院就诊时供医生参考
- 教会患者及家属正确评估动静脉瘘的杂音及注意事项
- 瘘管护理：已行血透的患者学会瘘管的保护方法，避免堵塞，感染
- 教会家属及患者正确进行腹膜透析治疗
- 戒烟戒酒
- 预防感染，避免到人多的公共场所
- 宣教正确服用药物的目的和方法
- 饮食教育
- 定期复查

第十五节　急性肾衰竭的护理

　　急性肾衰竭简称为急肾衰，属临床危重症。该病是一种由多种病因引起的急性肾损害，可在数小时至数天内使肾单位调节功能急剧减退，以致不能维持体液电解质平衡和排泄代谢产物，而造成高血钾、代谢性酸中毒及急性尿毒症综合征，此综合征临床叫做急性肾衰竭。狭义的急性肾衰竭是指急性肾小管坏死。广义的急肾衰按病因可分为3种：即肾前性、肾后性、肾实质性急性肾衰竭。按临床表现急肾衰又可分为少尿型、非少尿型以及高分解型。住院患者急性肾衰竭的发病率约为5%，至今其病死率仍高达50%左右。

一、临床表现

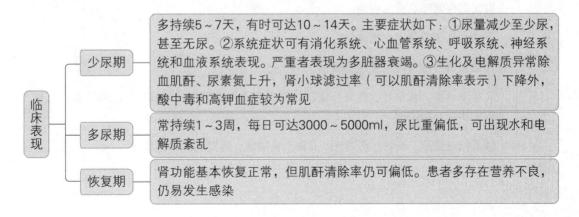

临床表现
- 少尿期：多持续5~7天，有时可达10~14天。主要症状如下：①尿量减少至少尿，甚至无尿。②系统症状可有消化系统、心血管系统、呼吸系统、神经系统和血液系统表现。严重者表现为多脏器衰竭。③生化及电解质异常除血肌酐、尿素氮上升，肾小球滤过率（可以肌酐清除率表示）下降外，酸中毒和高钾血症较为常见
- 多尿期：常持续1~3周，每日可达3000~5000ml，尿比重偏低，可出现水和电解质紊乱
- 恢复期：肾功能基本恢复正常，但肌酐清除率仍可偏低。患者多存在营养不良，仍易发生感染

二、护理评估

入院方式：步行、轮椅或平车

生命体征、神志、血糖、疼痛、体重

全身水肿情况，尿量情况

活动能力

全身营养情况

有无胸闷气促、咳粉红色泡沫痰等肺水肿、心力衰竭的表现；有无高钾、酸中毒的表现；有无其他脏器衰竭

心理状况、家庭支持情况，家族史

病程及发病的诱因：肾前性、肾后性、肾实质性

生活习惯

用药情况

心理活动和情绪波动情况

护理评估

全身水肿情况，尿量、进出量、空腹体重

神经系统：评估神志情况

呼吸系统：评估有无胸闷、气促、咳嗽、咳痰、深大呼吸、呼吸困难、憋气、胸痛等

心血管系统：评估心率、心律、血压波动情况、心力衰竭、水肿消长情况

感染的症状体征，及有无其他脏器功能衰竭

消化系统：评估有无恶心、呕吐、胃纳差，大便量、颜色、次数、性状及腹部体征

有无出血倾向及贫血现象

评估活动情况及安全措施

评估血透各种置管及腹透导管情况

实验室结果：血常规、血清补体C3、尿常规、肌酐清除率、肾功能、白蛋白、血电解质水平、ABG等

辅助检查结果：胸片、心电图、B超、肾功能、肾穿刺活检病理等

三、护理诊断

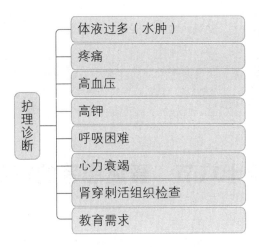

护理诊断
- 体液过多（水肿）
- 疼痛
- 高血压
- 高钾
- 呼吸困难
- 心力衰竭
- 肾穿刺活组织检查
- 教育需求

四、护理措施

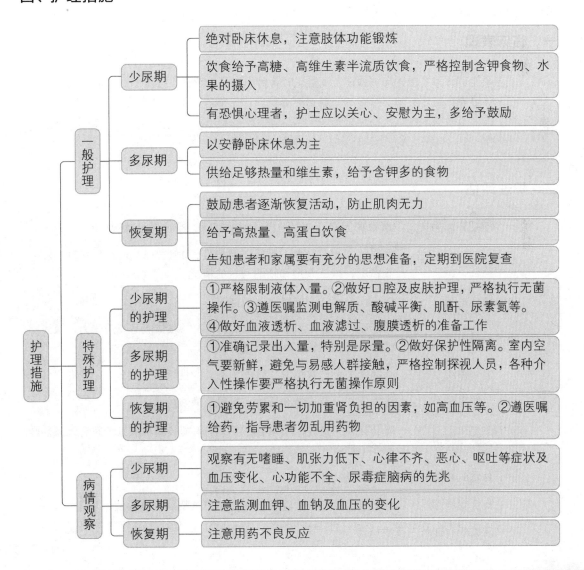

护理措施

一般护理
- 少尿期
  - 绝对卧床休息，注意肢体功能锻炼
  - 饮食给予高糖、高维生素半流质饮食，严格控制含钾食物、水果的摄入
  - 有恐惧心理者，护士应以关心、安慰为主，多给予鼓励
- 多尿期
  - 以安静卧床休息为主
  - 供给足够热量和维生素，给予含钾多的食物
- 恢复期
  - 鼓励患者逐渐恢复活动，防止肌肉无力
  - 给予高热量、高蛋白饮食
  - 告知患者和家属要有充分的思想准备，定期到医院复查

特殊护理
- 少尿期的护理
  - ①严格限制液体入量。②做好口腔及皮肤护理，严格执行无菌操作。③遵医嘱监测电解质、酸碱平衡、肌酐、尿素氮等。④做好血液透析、血液滤过、腹膜透析的准备工作
- 多尿期的护理
  - ①准确记录出入量，特别是尿量。②做好保护性隔离。室内空气要新鲜，避免与易感人群接触，严格控制探视人员，各种介入性操作要严格执行无菌操作原则
- 恢复期的护理
  - ①避免劳累和一切加重肾负担的因素，如高血压等。②遵医嘱给药，指导患者勿乱用药物

病情观察
- 少尿期
  - 观察有无嗜睡、肌张力低下、心律不齐、恶心、呕吐等症状及血压变化、心功能不全、尿毒症脑病的先兆
- 多尿期
  - 注意监测血钾、血钠及血压的变化
- 恢复期
  - 注意用药不良反应

五、健康教育

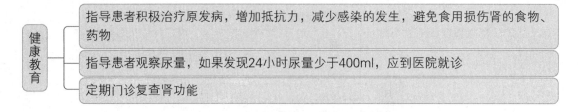

健康教育
- 指导患者积极治疗原发病，增加抵抗力，减少感染的发生，避免食用损伤肾的食物、药物
- 指导患者观察尿量，如果发现24小时尿量少于400ml，应到医院就诊
- 定期门诊复查肾功能

第十六节 昏迷患者的护理

昏迷为脑功能发生高度抑制的病理状态，主要特征为意识障碍、随意活动丧失，对外界刺激不引起反应或者出现病理反射活动。昏迷是意识障碍的严重阶段，也是病情危急信号。

一、临床表现

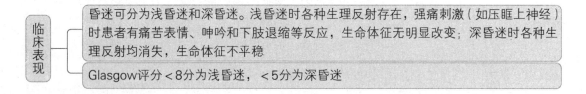

临床表现
- 昏迷可分为浅昏迷和深昏迷。浅昏迷时各种生理反射存在，强痛刺激（如压眶上神经）时患者有痛苦表情、呻吟和下肢退缩等反应，生命体征无明显改变；深昏迷时各种生理反射均消失，生命体征不平稳
- Glasgow评分＜8分为浅昏迷，＜5分为深昏迷

二、护理评估

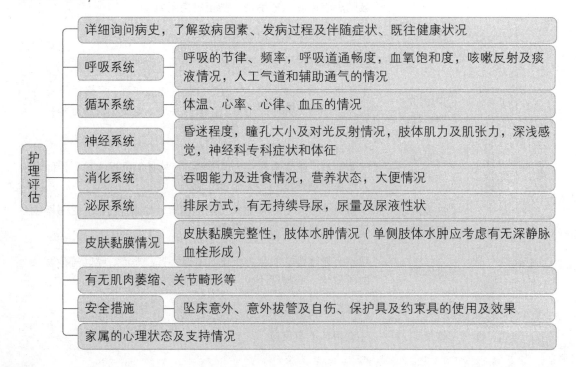

护理评估
- 详细询问病史，了解致病因素、发病过程及伴随症状、既往健康状况
- 呼吸系统：呼吸的节律、频率，呼吸道通畅度，血氧饱和度，咳嗽反射及痰液情况，人工气道和辅助通气的情况
- 循环系统：体温、心率、心律、血压的情况
- 神经系统：昏迷程度，瞳孔大小及对光反射情况，肢体肌力及肌张力，深浅感觉，神经科专科症状和体征
- 消化系统：吞咽能力及进食情况，营养状态，大便情况
- 泌尿系统：排尿方式，有无持续导尿，尿量及尿液性状
- 皮肤黏膜情况：皮肤黏膜完整性，肢体水肿情况（单侧肢体水肿应考虑有无深静脉血栓形成）
- 有无肌肉萎缩、关节畸形等
- 安全措施：坠床意外、意外拔管及自伤、保护具及约束具的使用及效果
- 家属的心理状态及支持情况

三、护理诊断

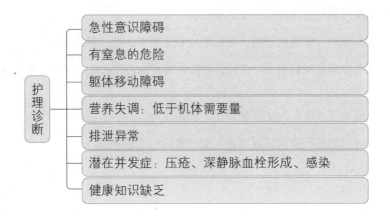

护理诊断
- 急性意识障碍
- 有窒息的危险
- 躯体移动障碍
- 营养失调：低于机体需要量
- 排泄异常
- 潜在并发症：压疮、深静脉血栓形成、感染
- 健康知识缺乏

四、护理措施

护理措施
- 患者仰卧时，头偏向一侧，防止呼吸道的分泌物及呕吐物吸入，保持呼吸道通畅，舌后坠者托起下颌或安放口咽通气道。及时彻底吸出口鼻及呼吸道的分泌物，必要时吸氧。做好气管插管或气管切开的护理
- 观察病情变化并记录，包括意识、瞳孔、对光反射、呼吸型态、脉搏、体温、血压、肢体活动情况，有无脑膜刺激征及颅内压增高。留置导尿管，准确记录出入量。建立有效的静脉通路，可置留置针以备急救。床旁备抢救用品及药品
- 颅内压增高者，应头部抬高15°～30°。避免增加颅内压的活动及刺激，如弯曲颈部、疼痛刺激等
- 遵医嘱给予药物治疗，观察有无体液不足或过多的体征
- 放置床档保证患者安全或适当约束。抽搐者上下颌臼齿间应放置牙垫，以防舌咬伤
- 加强皮肤护理，2小时翻身叩背一次。观察受压部位皮肤情况，经常按摩骨隆突处，预防压疮。保持皮肤清洁，可为患者行床上擦浴、洗头等。出现大小便失禁时应及时更换床单，保持床单位清洁平整，防止皮肤感染
- 按需进行口腔护理，根据口腔pH选择适宜的溶液。保持口腔清洁，防治口腔感染
- 每天注意对眼睛的护理，滴入人工泪液保持角膜湿润。眼睑闭合不全者，用湿纱布遮盖
- 病情稳定后可遵医嘱给予鼻饲以保证患者的营养供给。根据病情给予高热量、高蛋白、高维生素、易消化吸收的流质饮食，做好胃肠营养管及鼻饲的护理。不能行胃肠营养者应静脉补充足够的能量
- 卧床期间应保持肢体功能位，病情稳定后及早进行肢体的被动锻炼，预防失用综合征

五、健康教育

健康教育
- 向患者家属说明造成误吸的原因及后果
- 避免引起颅内压增高的诱因，如剧烈咳嗽、用力大便、烦躁等
- 指导患者家属定时翻身、叩背及保持肢体功能位，防止或降低肺部并发症及失用综合征的发生
- 保持床褥清洁平整，防止皮肤损伤，预防压疮
- 指导家属协助进行鼻饲流质饮食，交代鼻饲的注意事项

第五章

常见外科急救护理

第一节　急腹症患者的护理

　　急腹症指的是以急性腹痛为突出表现的急性腹腔内脏器病变，是临床上最常见的外科急症。急腹症病因复杂，临床表现不一，而且病情可能在短时间内急骤变化，甚至危及生命。导致急腹症的常见病因有很多，如感染和炎症；空腔脏器穿孔；腹腔内出血；胃肠道、胆道以及泌尿道等空腔器官梗阻；胃、肠网膜扭转或绞窄及血管病变等；妇产科常见的有卵巢囊肿蒂扭转及宫外孕等。

一、临床表现

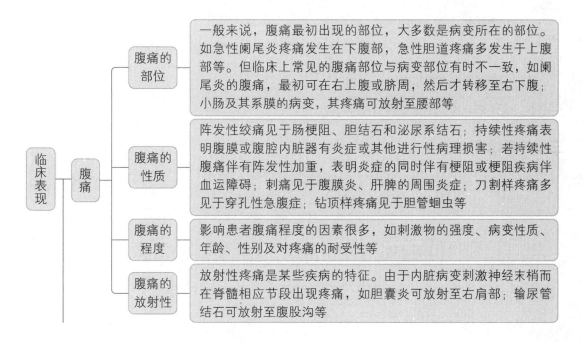

		腹痛的部位	一般来说，腹痛最初出现的部位，大多数是病变所在的部位。如急性阑尾炎疼痛发生在下腹部，急性胆道疼痛多发生于上腹部等。但临床上常见的腹痛部位与病变部位有时不一致，如阑尾炎的腹痛，最初可在右上腹或脐周，然后才转移至右下腹；小肠及其系膜的病变，其疼痛可放射至腰部等
临床表现	腹痛	腹痛的性质	阵发性绞痛见于肠梗阻、胆结石和泌尿系结石；持续性疼痛表明腹膜或腹腔内脏器有炎症或其他进行性病理损害；若持续性腹痛伴有阵发性加重，表明炎症的同时伴有梗阻或梗阻疾病伴血运障碍；刺痛见于腹膜炎、肝脾的周围炎症；刀割样疼痛多见于穿孔性急腹症；钻顶样疼痛见于胆管蛔虫等
		腹痛的程度	影响患者腹痛程度的因素很多，如刺激物的强度、病变性质、年龄、性别及对疼痛的耐受性等
		腹痛的放射性	放射性疼痛是某些疾病的特征。由于内脏病变刺激神经末梢而在脊髓相应节段出现疼痛，如胆囊炎可放射至右肩部；输尿管结石可放射至腹股沟等

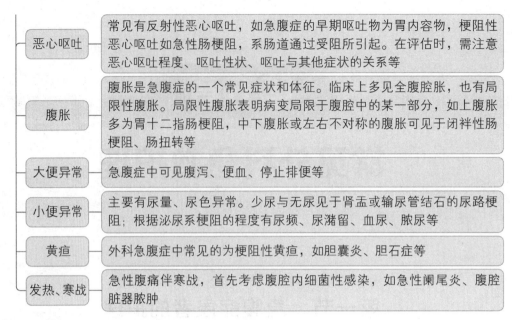

恶心呕吐	常见有反射性恶心呕吐，如急腹症的早期呕吐物为胃内容物，梗阻性恶心呕吐如急性肠梗阻，系肠道通过受阻所引起。在评估时，需注意恶心呕吐程度、呕吐性状、呕吐与其他症状的关系等
腹胀	腹胀是急腹症的一个常见症状和体征。临床上多见全腹腔胀，也有局限性腹胀。局限性腹胀表明病变局限于腹腔中的某一部分，如上腹胀多为胃十二指肠梗阻，中下腹胀或左右不对称的腹胀可见于闭袢性肠梗阻、肠扭转等
大便异常	急腹症中可见腹泻、便血、停止排便等
小便异常	主要有尿量、尿色异常。少尿与无尿见于肾盂或输尿管结石的尿路梗阻；根据泌尿系梗阻的程度有尿频、尿潴留、血尿、脓尿等
黄疸	外科急腹症中常见的为梗阻性黄疸，如胆囊炎、胆石症等
发热、寒战	急性腹痛伴寒战，首先考虑腹腔内细菌性感染，如急性阑尾炎、腹腔脏器脓肿

二、护理评估

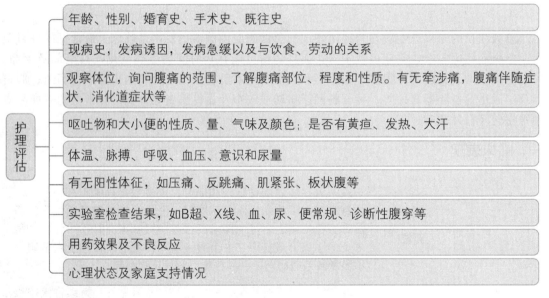

护理评估
- 年龄、性别、婚育史、手术史、既往史
- 现病史，发病诱因，发病急缓以及与饮食、劳动的关系
- 观察体位，询问腹痛的范围，了解腹痛部位、程度和性质。有无牵涉痛，腹痛伴随症状，消化道症状等
- 呕吐物和大小便的性质、量、气味及颜色；是否有黄疸、发热、大汗
- 体温、脉搏、呼吸、血压、意识和尿量
- 有无阳性体征，如压痛、反跳痛、肌紧张、板状腹等
- 实验室检查结果，如B超、X线、血、尿、便常规、诊断性腹穿等
- 用药效果及不良反应
- 心理状态及家庭支持情况

三、护理诊断

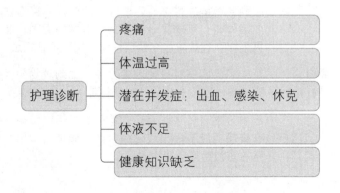

护理诊断
- 疼痛
- 体温过高
- 潜在并发症：出血、感染、休克
- 体液不足
- 健康知识缺乏

四、护理措施

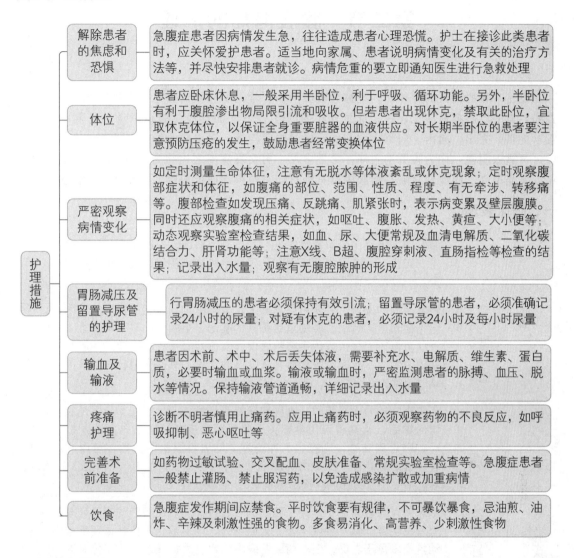

解除患者的焦虑和恐惧	急腹症患者因病情发生急,往往造成患者心理恐慌。护士在接诊此类患者时,应关怀爱护患者。适当地向家属、患者说明病情变化及有关的治疗方法等,并尽快安排患者就诊。病情危重的要立即通知医生进行急救处理
体位	患者应卧床休息,一般采用半卧位,利于呼吸、循环功能。另外,半卧位有利于腹腔渗出物局限引流和吸收。但若患者出现休克,禁取此卧位,宜取休克体位,以保证全身重要脏器的血液供应。对长期半卧位的患者要注意预防压疮的发生,鼓励患者经常变换体位
严密观察病情变化	如定时测量生命体征,注意有无脱水等体液紊乱或休克现象;定时观察腹部症状和体征,如腹痛的部位、范围、性质、程度、有无牵涉、转移痛等。腹部检查如发现压痛、反跳痛、肌紧张时,表示病变累及壁层腹膜。同时还应观察腹痛的相关症状,如呕吐、腹胀、发热、黄疸、大小便等;动态观察实验室检查结果,如血、尿、大便常规及血清电解质、二氧化碳结合力、肝肾功能等;注意X线、B超、腹腔穿刺、直肠指检等检查的结果;记录出入水量;观察有无腹腔脓肿的形成
胃肠减压及留置导尿管的护理	行胃肠减压的患者必须保持有效引流;留置导尿管的患者,必须准确记录24小时的尿量;对疑有休克的患者,必须记录24小时及每小时尿量
输血及输液	患者因术前、术中、术后丢失体液,需要补充水、电解质、维生素、蛋白质,必要时输血或血浆。输液或输血时,严密监测患者的脉搏、血压、脱水等情况。保持输液管道通畅,详细记录出入水量
疼痛护理	诊断不明者慎用止痛药。应用止痛药时,必须观察药物的不良反应,如呼吸抑制、恶心呕吐等
完善术前准备	如药物过敏试验、交叉配血、皮肤准备、常规实验室检查等。急腹症患者一般禁止灌肠、禁止服泻药,以免造成感染扩散或加重病情
饮食	急腹症发作期间应禁食。平时饮食要有规律,不可暴饮暴食,忌油煎、油炸、辛辣及刺激性强的食物。多食易消化、高营养、少刺激性食物

五、健康教育

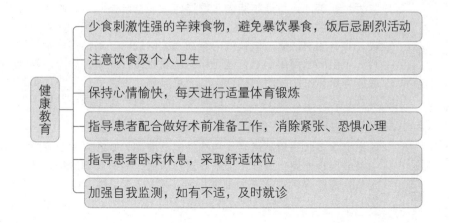

健康教育	
	少食刺激性强的辛辣食物,避免暴饮暴食,饭后忌剧烈活动
	注意饮食及个人卫生
	保持心情愉快,每天进行适量体育锻炼
	指导患者配合做好术前准备工作,消除紧张、恐惧心理
	指导患者卧床休息,采取舒适体位
	加强自我监测,如有不适,及时就诊

第二节 腹股沟疝的护理

发生在腹股沟区的腹外疝，统称为腹股沟疝。常见的腹股沟疝包括腹股沟斜疝与腹股沟直疝，其中以斜疝最多见，占全部腹外疝的90%左右。疝囊经过腹壁下动脉外侧的腹股沟管（内环）突出，向内、向下、向前斜行经过腹股沟管，穿出腹股沟管（外环，皮下环）之后，可进入阴囊，称为腹股沟斜疝。男性多见，男女发病率之比约为15∶1，以婴幼儿和老年人发病率高。腹股沟直疝是指腹内器官经直疝三角突出而形成的疝，以老年男性多见。

一、临床表现

腹股沟区出现一个可复性肿块，开始肿块较小，仅在患者站立、劳动、行走、跑步、剧咳或患儿啼哭时出现，平卧或用手压时肿块可自行回纳、消失。一般无特殊不适，仅偶尔伴局部胀痛和牵涉痛

随着疾病的发展，肿块可逐渐增大，自腹股沟下降至阴囊内或大阴唇，行走不便而影响劳动。肿块呈带蒂柄的梨形，上端狭小，下端宽大。平卧时肿块可自行消失，或用手将包块向外上方轻轻挤推，向腹腔内回纳消失，疝内容物为小肠时可听到肠鸣声。肿块柔软、表面光滑、叩之呈鼓音。回纳时，常先有阻力；一旦开始回纳，肿块即较快消失

可复性疝

疝内容物如为大网膜时，则肿块坚韧无弹性，叩之呈浊音，回纳缓慢。疝块回纳后，检查者可用食指尖轻轻经阴囊皮肤沿精索向上伸入扩大的外环，嘱患者咳嗽，则指尖有冲击感。隐匿性腹股沟斜疝，可以通过此试验，确定其存在。压迫内环试验可用来鉴别斜疝和直疝，后者在疝块回纳后，用手指紧压住内环嘱患者咳嗽时，疝块仍可出现

滑动性斜疝

临床特点为较大而不能完全回纳的难复性疝。滑出腹腔的盲肠常与疝囊前壁发生粘连。除了肿块不能完全回纳外，尚有消化不良和便秘等症状。滑动性斜疝多见于右侧，左右两侧发病率之比约为1∶6。在手术修补时，防止滑出的盲肠或乙状结肠可能被误认为疝囊的一部分而被切开

临床表现

嵌顿性疝

常发生在劳动或排便等腹内压骤增时，通常都是斜疝。临床特点为疝块突然增大，并伴有明显疼痛。平卧或用手推送肿块不能回纳。肿块紧张发硬，且有明显触痛。嵌顿的内容物为大网膜时，局部疼痛常轻微；如为肠袢，不但局部疼痛明显，还可伴有阵发性腹部绞痛、恶心、呕吐、便秘、腹胀等机械性肠梗阻的病征。疝一旦嵌顿，上述症状逐步加重，如不及时处理，终将成为绞窄性疝。肠管壁疝嵌顿时，由于局部肿块不明显，又不一定有肠梗阻表现，容易被忽略

绞窄性疝

临床症状多较严重。患者呈持续性剧烈腹痛，呕吐频繁，呕吐物含咖啡样血液或出现血便；腹部体征呈不对称腹胀，有腹膜刺激征，肠鸣音减弱或消失；腹腔穿刺或灌洗为血性积液；X线检查见孤立胀大的肠袢或瘤状阴影；体温、脉率、白细胞计数逐渐上升，甚至出现休克体征

二、护理评估

护理评估
- 基础生命体征、血糖、疼痛评分
- 有无过敏史：青霉素、头孢类、碘剂、食物等
- 个人史：有无吸烟、饮酒
- 心理、社会、精神资料收集
- 排泄系统：大小便是否正常
- 体重、营养状况、进食情况
- 消化系统基础疾病史及过去史：有无高血压、冠心病、糖尿病
- 早期症状：腹股沟区是否出现一肿块，平卧后是否能回纳；有无明显腹痛
- 营养状况：有无贫血、低蛋白血症及患者的进食情况
- 患者对疾病的认知程度，有无焦虑
- 病情及主要症状
  - 评估腹股沟区肿块，局部有无坠胀感
  - 有无明显腹痛，疝块有无突然增大、紧张发硬且触痛明显，不能回纳腹腔等嵌顿疝和绞窄性疝的发生
- 大便通畅情况及有无咳嗽、喷嚏等感冒症状
- 实验室检查：血常规、尿常规、大便常规、肝肾功能、凝血三项
- 辅助检查：肺功能、胸片、心电图、B超等
- 用药情况，药物的作用及不良反应

术后评估
- 手术情况：手术方式、术中输液、麻醉等
- 生命体征和氧饱和度、疼痛
- 营养状况：患者的进食情况及有无贫血、低蛋白血症
- 患者心理状态有无焦虑、失眠
- 腹股沟切口敷料及切口愈合情况
- 留置导尿管量、色、性质
- 大便通畅情况及有无咳嗽、喷嚏等感冒症状
- 足背动脉搏动情况
- 并发症：有无出血、感染、阴囊水肿等并发症发生
- 用药情况，药物的作用及不良反应

三、护理诊断

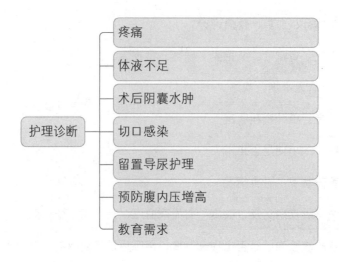

护理诊断
- 疼痛
- 体液不足
- 术后阴囊水肿
- 切口感染
- 留置导尿护理
- 预防腹内压增高
- 教育需求

四、护理措施

1. 一般护理措施

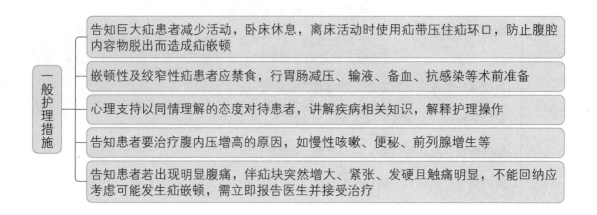

一般护理措施
- 告知巨大疝患者减少活动，卧床休息，离床活动时使用疝带压住疝环口，防止腹腔内容物脱出而造成疝嵌顿
- 嵌顿性及绞窄性疝患者应禁食，行胃肠减压、输液、备血、抗感染等术前准备
- 心理支持以同情理解的态度对待患者，讲解疾病相关知识，解释护理操作
- 告知患者要治疗腹内压增高的原因，如慢性咳嗽、便秘、前列腺增生等
- 告知患者若出现明显腹痛，伴疝块突然增大、紧张、发硬且触痛明显，不能回纳应考虑可能发生疝嵌顿，需立即报告医生并接受治疗

2. 术后护理措施

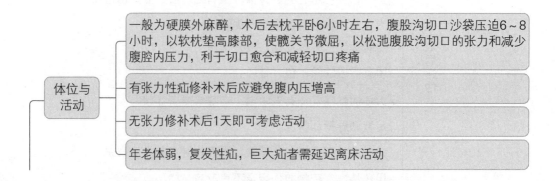

体位与活动
- 一般为硬膜外麻醉，术后去枕平卧6小时左右，腹股沟切口沙袋压迫6~8小时，以软枕垫高膝部，使髋关节微屈，以松弛腹股沟切口的张力和减少腹腔内压力，利于切口愈合和减轻切口疼痛
- 有张力性疝修补术后应避免腹内压增高
- 无张力修补术后1天即可考虑活动
- 年老体弱，复发性疝，巨大疝者需延迟离床活动

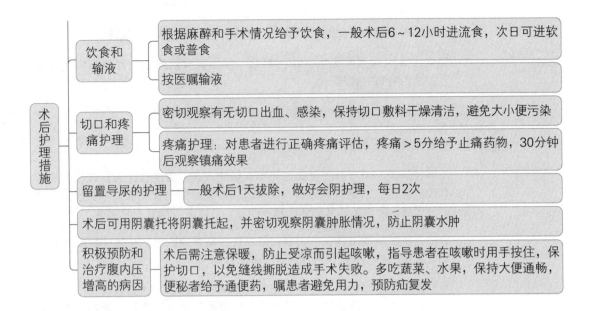

術後護理措施

饮食和输液
- 根据麻醉和手术情况给予饮食，一般术后6~12小时进流食，次日可进软食或普食
- 按医嘱输液

切口和疼痛护理
- 密切观察有无切口出血、感染，保持切口敷料干燥清洁，避免大小便污染
- 疼痛护理：对患者进行正确疼痛评估，疼痛>5分给予止痛药物，30分钟后观察镇痛效果

留置导尿的护理
- 一般术后1天拔除，做好会阴护理，每日2次

术后可用阴囊托将阴囊托起，并密切观察阴囊肿胀情况，防止阴囊水肿

积极预防和治疗腹内压增高的病因
- 术后需注意保暖，防止受凉而引起咳嗽，指导患者在咳嗽时用手按住，保护切口，以免缝线撕脱造成手术失败。多吃蔬菜、水果，保持大便通畅，便秘者给予通便药，嘱患者避免用力，预防疝复发

五、健康教育

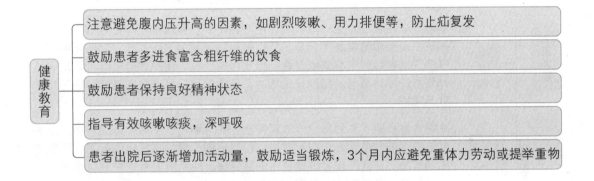

健康教育
- 注意避免腹内压升高的因素，如剧烈咳嗽、用力排便等，防止疝复发
- 鼓励患者多进食富含粗纤维的饮食
- 鼓励患者保持良好精神状态
- 指导有效咳嗽咳痰，深呼吸
- 患者出院后逐渐增加活动量，鼓励适当锻炼，3个月内应避免重体力劳动或提举重物

第三节　肠梗阻的护理

　　肠梗阻是指肠内容物由于各种原因而不能正常运行、顺利通过肠道，为常见的外科急腹症之一。

一、临床表现

　　肠梗阻的主要临床表现是腹痛、呕吐、腹胀，无大便及肛门排气。这些症状的出现和梗阻发生的急缓、部位的高低、肠腔堵塞的程度有密切关系。

临床表现

腹痛

- 波浪式的由轻而重，然后又减轻，经过一平静期而后再次发作
- 腹痛发作时可感有气体下降，到某一部位时突然停止，此时腹痛最为剧烈，然后有暂时缓解
- 腹痛发作时可出现肠型或肠蠕动，患者自觉似有包块移动
- 腹痛时可听到肠鸣音亢进，有时患者自己可以听到
- 绞窄性肠梗阻由于有肠管缺血和肠系膜的嵌闭，腹痛往往为持续性腹痛伴有阵发性加重，疼痛也较剧烈。有时肠系膜发生严重绞窄，可引起持续性剧烈腹痛，除腹痛外其他体征都不明显，可以造成诊断上的困难
- 麻痹性肠梗阻腹痛往往不明显，阵发性绞痛尤为少见。结肠梗阻除非有绞窄，腹痛不如小肠梗阻时明显，一般为胀痛

呕吐

- 呕吐在梗阻后很快即可发生，在早期为反射性的，呕吐物为食物或胃液。然后即进入一段静止期，再发呕吐时间视梗阻部位而定，如为高位小肠梗阻，静止期短，呕吐较频繁，呕吐物为胃液、十二指肠液和胆汁。如为低位小肠梗阻，静止期可维持1～2天始再呕吐，呕吐物为带臭味的粪样物。如为绞窄性梗阻，呕吐物可呈棕褐色或血性。结肠梗阻时呕吐少见

腹胀

- 腹胀一般在梗阻发生一段时间以后开始出现。腹胀程度与梗阻部位有关，高位小肠梗阻时腹胀不明显，低位梗阻则表现为全腹膨胀，常伴有肠型。麻痹性肠梗阻时全腹膨胀显著，但不伴有肠型。闭袢型肠梗阻可以出现局部膨胀，叩诊鼓音。结肠梗阻因回盲瓣关闭可以显示腹部高度膨胀而且往往不对称

排便排气停止

- 在完全性梗阻发生后排便排气即停止。在早期由于肠蠕动增加，梗阻以下部位残留的气体和粪便仍可排出，所以早期少量的排气排便不能排除肠梗阻的诊断。在某些绞窄性肠梗阻如肠套叠、肠系膜血管栓塞或血栓形成，可自肛门排出血性液体或果酱样便

体征

- 早期单纯性肠梗阻患者，全身情况无明显变化，后因呕吐，水、电解质紊乱，可出现脉搏细速、血压下降、面色苍白、眼球凹陷、皮肤弹性减退、四肢发凉等中毒和休克征象，尤其绞窄性肠梗阻更为严重

腹部体征

- 机械性肠梗阻常可见肠型和蠕动波。肠扭转时腹胀多不对称。麻痹性肠梗阻腹胀均匀
- 单纯性肠梗阻肠管膨胀，有轻度压痛。绞窄性肠梗阻，可有固定压痛和肌紧张，少数病员可触及包块
- 蛔虫性肠梗阻常在腹部中部触及条索状团块；当腹腔有渗液时，可出现移动性浊音；绞痛发作时，肠鸣音亢进。有气过水声、金属音。肠梗阻并发肠坏死、穿孔时出现腹膜刺激征。麻痹性肠梗阻时，则肠鸣音减弱或消失
- 低位梗阻时直肠指检如触及肿块，可能为直肠肿瘤，极度发展的肠套叠的套头或肠腔外的肿瘤

X线检查	腹部X线平片检查对诊断有帮助，摄片时最好取直立位，如体弱不能直立可取左侧卧位。在梗阻发生4～6小时后即可出现变化，可见到有充气的小肠肠袢，而结肠内气体减少或消失。空肠黏膜的环状皱壁在空肠充气时呈"鱼骨刺"样。较晚期时小肠肠袢内有多个液面出现，典型的呈阶梯状
化验检查	肠梗阻由于失水、血液浓缩，白细胞计数，血红蛋白、红细胞压积均有增高，尿比重也增多，晚期由于出现代谢性酸中毒，血pH及二氧化碳结合力下降，严重的呕吐出现低钾血症

二、护理评估

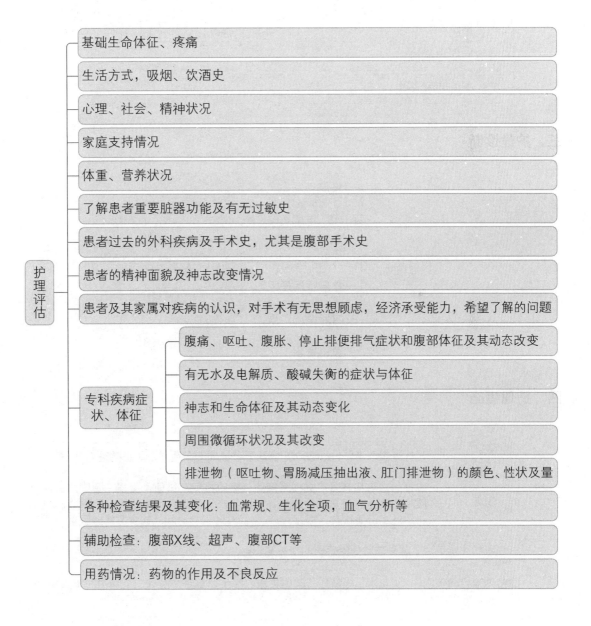

护理评估

- 基础生命体征、疼痛
- 生活方式，吸烟、饮酒史
- 心理、社会、精神状况
- 家庭支持情况
- 体重、营养状况
- 了解患者重要脏器功能及有无过敏史
- 患者过去的外科疾病及手术史，尤其是腹部手术史
- 患者的精神面貌及神志改变情况
- 患者及其家属对疾病的认识，对手术有无思想顾虑，经济承受能力，希望了解的问题
- 专科疾病症状、体征
  - 腹痛、呕吐、腹胀、停止排便排气症状和腹部体征及其动态改变
  - 有无水及电解质、酸碱失衡的症状与体征
  - 神志和生命体征及其动态变化
  - 周围微循环状况及其改变
  - 排泄物（呕吐物、胃肠减压抽出液、肛门排泄物）的颜色、性状及量
- 各种检查结果及其变化：血常规、生化全项，血气分析等
- 辅助检查：腹部X线、超声、腹部CT等
- 用药情况：药物的作用及不良反应

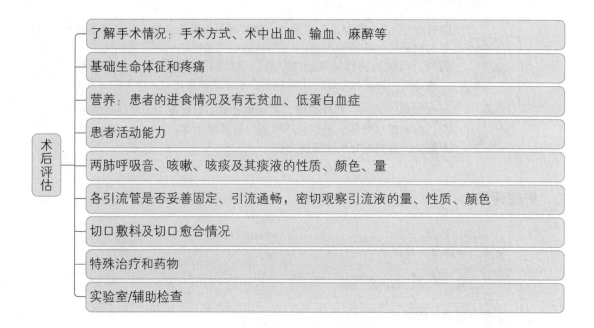

三、护理诊断

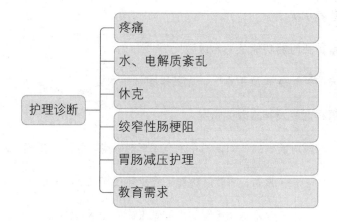

四、护理措施

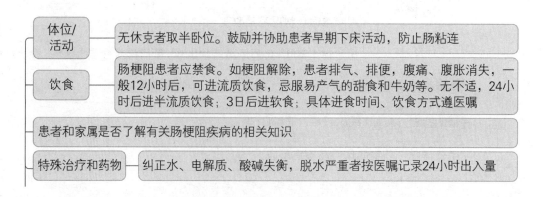

```
                    ┌─ 观察并记录胃管内引流的颜色、性状、量
                    │
                    ├─ 保持负压状态，引流通畅，妥善固定胃管，防止滑脱
                    │
          胃肠减压    ├─ 观察并记录胃管在胃内的深度并交班
          的护理     │
                    ├─ 口腔护理每日2次
                    │
                    ├─ 注意观察患者水、电解质及观察胃肠道功能恢复情况
                    │
                    └─ 做好胃管鼻贴固定，防止鼻翼压疮

          ┌─ 密切观察患者病情变化，经非手术治疗无效，如腹痛为持续性剧痛、腹肌紧张、腹部压痛
          │   并可及肿块，呕吐剧烈，面色苍白，烦躁不安等应及时报告医生，做好术前准备
          │
          ├─ 保持水、电解质、酸碱平衡，按医嘱正确记录24小时出入量
          │
          ├─ 心理支持：保持良好的心态，正确对待疾病
          │
          ├─ 呼吸道的管理：观察患者是否有效深呼吸、咳嗽
          │
  护理      │          ┌─ 观察切口敷料情况及切口愈合情况
  措施      │          │
          ├─ 切口与   ├─ 切口感染者，协助做好分泌物培养，加强换药
          │   疼痛    │
          │          ├─ 有效控制疼痛，保证足够的睡眠
          │          │
          │          └─ 疼痛>5分，联系医生给予止痛药，30分钟后观察镇痛效果
          │
          ├─ 做好胃管、腹腔引流管护理
          │
          │          ┌─ 肠梗阻   手术后胃肠道暂时处于麻痹状态，加上腹腔炎症，手术可引起
          │          │          粘连性肠梗阻，应注意观察。一旦出现腹部阵发性疼痛、腹
          │          │          胀、呕吐等，应积极采取非手术疗法，一般多可缓解
          └─ 并发症   ├─ 腹腔内感染   观察生命体征，腹部体征及实验室检查等
             观察     │
                    │          常发生在术后一周，患者感腹部胀痛，持续发热，白细胞计数
                    └─ 肠瘘      增高，腹壁切口处出现红肿，以后流出较多液体有粪臭味，应
                               积极处理
```

五、健康教育

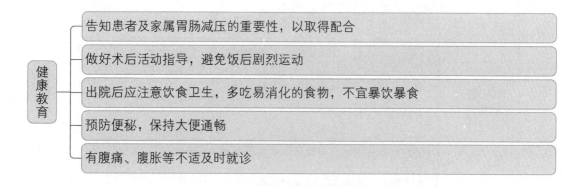

健
康
教
育
- 告知患者及家属胃肠减压的重要性，以取得配合
- 做好术后活动指导，避免饭后剧烈运动
- 出院后应注意饮食卫生，多吃易消化的食物，不宜暴饮暴食
- 预防便秘，保持大便通畅
- 有腹痛、腹胀等不适及时就诊

第四节　消化道穿孔的护理

消化道由于不同诱因导致内容物外溢至腹膜腔而导致化学性腹膜炎者称为消化道穿孔，是消化道溃疡的严重并发症，起病急，变化快，病情危重，若不及时处理，可危及生命。

一、临床表现

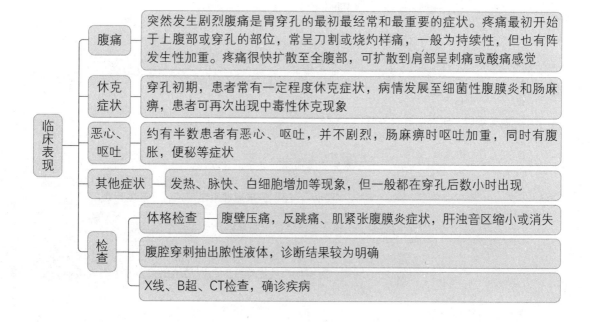

临
床
表
现
- **腹痛**：突然发生剧烈腹痛是胃穿孔的最初最经常和最重要的症状。疼痛最初开始于上腹部或穿孔的部位，常呈刀割或烧灼样痛，一般为持续性，但也有阵发生性加重。疼痛很快扩散至全腹部，可扩散到肩部呈刺痛或酸痛感觉
- **休克症状**：穿孔初期，患者常有一定程度休克症状，病情发展至细菌性腹膜炎和肠麻痹，患者可再次出现中毒性休克现象
- **恶心、呕吐**：约有半数患者有恶心、呕吐，并不剧烈，肠麻痹时呕吐加重，同时有腹胀，便秘等症状
- **其他症状**：发热、脉快、白细胞增加等现象，但一般都在穿孔后数小时出现
- **检查**
  - **体格检查**：腹壁压痛，反跳痛、肌紧张腹膜炎症状，肝浊音区缩小或消失
  - 腹腔穿刺抽出脓性液体，诊断结果较为明确
  - X线、B超、CT检查，确诊疾病

二、护理评估

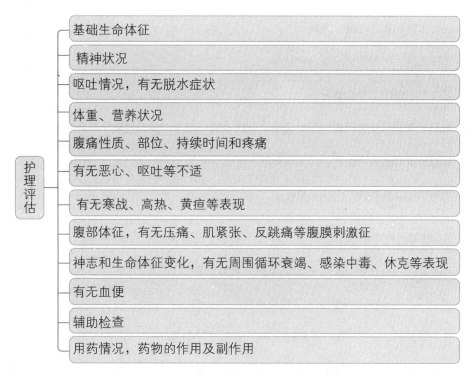

护理评估
- 基础生命体征
- 精神状况
- 呕吐情况，有无脱水症状
- 体重、营养状况
- 腹痛性质、部位、持续时间和疼痛
- 有无恶心、呕吐等不适
- 有无寒战、高热、黄疸等表现
- 腹部体征，有无压痛、肌紧张、反跳痛等腹膜刺激征
- 神志和生命体征变化，有无周围循环衰竭、感染中毒、休克等表现
- 有无血便
- 辅助检查
- 用药情况，药物的作用及副作用

三、护理诊断

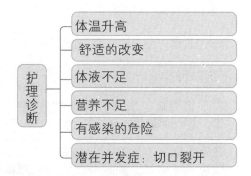

护理诊断
- 体温升高
- 舒适的改变
- 体液不足
- 营养不足
- 有感染的危险
- 潜在并发症：切口裂开

四、护理措施

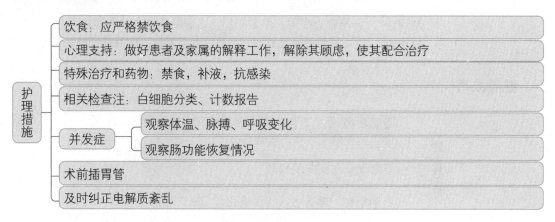

护理措施
- 饮食：应严格禁饮食
- 心理支持：做好患者及家属的解释工作，解除其顾虑，使其配合治疗
- 特殊治疗和药物：禁食，补液，抗感染
- 相关检查注：白细胞分类、计数报告
- 并发症
  - 观察体温、脉搏、呼吸变化
  - 观察肠功能恢复情况
- 术前插胃管
- 及时纠正电解质紊乱

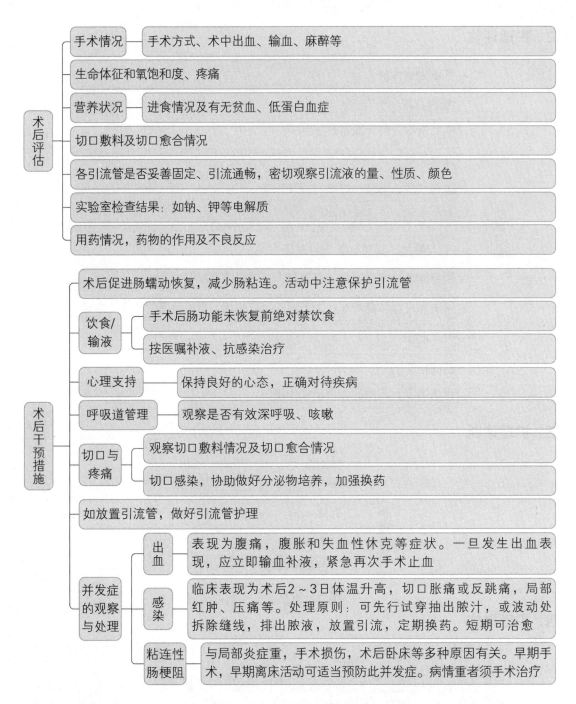

术后评估
- 手术情况 —— 手术方式、术中出血、输血、麻醉等
- 生命体征和氧饱和度、疼痛
- 营养状况 —— 进食情况及有无贫血、低蛋白血症
- 切口敷料及切口愈合情况
- 各引流管是否妥善固定、引流通畅，密切观察引流液的量、性质、颜色
- 实验室检查结果：如钠、钾等电解质
- 用药情况，药物的作用及不良反应

术后干预措施
- 术后促进肠蠕动恢复，减少肠粘连。活动中注意保护引流管
- 饮食/输液
  - 手术后肠功能未恢复前绝对禁饮食
  - 按医嘱补液、抗感染治疗
- 心理支持 —— 保持良好的心态，正确对待疾病
- 呼吸道管理 —— 观察是否有效深呼吸、咳嗽
- 切口与疼痛
  - 观察切口敷料情况及切口愈合情况
  - 切口感染，协助做好分泌物培养，加强换药
- 如放置引流管，做好引流管护理
- 并发症的观察与处理
  - 出血 —— 表现为腹痛，腹胀和失血性休克等症状。一旦发生出血表现，应立即输血补液，紧急再次手术止血
  - 感染 —— 临床表现为术后2~3日体温升高，切口胀痛或反跳痛，局部红肿、压痛等。处理原则：可先行试穿抽出脓汁，或波动处拆除缝线，排出脓液，放置引流，定期换药。短期可治愈
  - 粘连性肠梗阻 —— 与局部炎症重，手术损伤，术后卧床等多种原因有关。早期手术，早期离床活动可适当预防此并发症。病情重者须手术治疗

五、健康教育

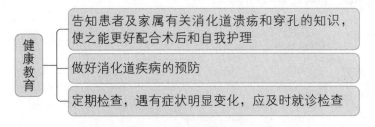

健康教育
- 告知患者及家属有关消化道溃疡和穿孔的知识，使之能更好配合术后和自我护理
- 做好消化道疾病的预防
- 定期检查，遇有症状明显变化，应及时就诊检查

第五节　胆石症护理

胆石症为世界范围的常见病，我国也不例外，其发病率随年龄增长而增高。近20余年来，随着影像学（B型超声、CT及MRI等）检查的普及，在自然人群中，胆石症的发病率达10%左右，国内尸检结果报告，胆石症的发生率为7%。随着国人的生活条件和营养状况的改善，胆石症的发生率有逐年增高的趋势，尤其是胆囊结石的发生率显著增高。胆石症又叫做胆结石病，是胆囊结石、胆管结石（又分肝内、肝外）的总称。胆结石应以预防为主，发病后应及时治疗，通常有非手术及手术治疗两类治疗手段。

一、临床表现

临床表现		
	畏寒、发热	当并发急性胆囊炎时，患者可有畏寒、发热；当胆囊积水继发细菌感染形成胆囊积脓或坏疽、穿孔时，则寒战、发热更为显著
	恶心与呕吐	多数患者在胆绞痛发作的同时伴有恶心与呕吐，重者伴出冷汗。呕吐后胆绞痛常有一定程度的减轻。呕吐的持续时间一般不会很长
	黄疸	单纯胆囊结石并不引起黄疸，只有当伴有胆总管结石或炎症（胆管炎），或胆囊结石排入胆总管引起梗阻时可出现黄疸，部分患者伴有皮肤瘙痒
	右上腹压痛	部分单纯胆囊结石患者在体检时，右上腹可有压痛。如并发急性胆囊炎时，则右上腹明显压痛、肌紧张，有时可扪及肿大的胆囊，Murphy征阳性
	消化不良	消化不良表现为对脂肪和其他食物的不能耐受，常表现为过度嗳气或腹部膨胀，餐后饱胀及早饱、烧心等症状。消化不良症状的发生可能与胆石的存在或并存有胆囊炎等有关
	胆绞痛或上腹痛	胆绞痛是一种内脏性疼痛，多数是因胆囊管被结石暂时性梗阻所致。如果胆囊有急性炎症并存时，则胆囊壁可有不同程度的充血、水肿或增厚等病理表现。在典型病例，患者常有反复发作的上腹部疼痛，常位于右上腹或上腹部，重者表现为绞痛，疼痛可因进食而加重；部分病例疼痛可于夜间发作。绞痛发作多发生于缺乏体力活动或缺乏运动者（如长期卧床者）。胆绞痛的典型发作多表现为在15分钟或1小时内逐渐加重，然后又逐渐减弱；约有1/3的患者疼痛可突然发作，少数患者其疼痛可突然终止。如疼痛持续5~6小时以上者，常提示有急性胆囊炎并存。约半数以上的患者疼痛常放射到右肩胛区、后背中央或右肩头。胆绞痛发作时患者常坐卧不安。疼痛发作的间歇期可为数天、数周、数月甚至数年，在发作的时间上无法预测是胆绞痛的一个特点

二、护理评估

护理评估
- 基础的生命体征、疼痛
- 心理、社会、精神状况、家庭支持情况
- 体重、营养状况、生活方式、饮食习惯
- 既往史：有无反酸、嗳气、饭后饱胀、厌油腻食物或因此而引起腹痛发作史；有无遗传因素；高血压、冠心病、糖尿病史。有无既往胆石症发作史或手术史
- 早期症状：腹痛（部位、性质、程度、有无放射痛）、恶心、呕吐、皮肤黏膜情况（有无黄染）、寒战、发热、腹部体征
- 患者对疾病的认知程度，对疾病治疗有无恐惧、担心
- 病情及主要症状体征，有无剑突下/右上腹部疼痛的诱因、部位、性质、程度及有无放射痛；局部有无腹膜刺激征等、有无神志淡漠、烦躁、昏迷等意识障碍，有无食欲减退、恶心呕吐、黄疸、发热、寒战等症状，继发感染时，肝外胆管结石出现典型的Charcot（夏柯）三联征，即腹痛、寒战高热和黄疸。胆管严重的急性梗阻性化脓性感染称急性重症胆管炎，除了有三联征外，还伴有休克及精神异常症状（Reynolds雷诺五联征）
- 各引流管的引流量、色、性质，以及固定是否妥当
- 实验室检查：血生化、出凝血机制
- 特殊检查结果：MRCP、上腹部增强CT
- 用药情况，药物的作用及不良反应

术后评估
- 术后回病房立即评估：手术方式、术中出血、输血、麻醉、止痛药物使用情况、生命体征、氧饱和度、疼痛、切口敷料、引流情况等
- 营养状况：患者的进食情况及有无贫血、低蛋白血症
- 患者心理状态：有无焦虑、失眠
- 两肺呼吸音、咳嗽、咳痰及痰的性质、量，呼吸功能锻炼情况
- 患者的活动能力，是否配合术后功能锻炼
- 肛门排气、排便情况和黄疸消退情况
- 腹腔引流管固定情况，引流液的量、色、性质及管周敷料是否干燥
- T形管固定情况，引流胆汁的量、色、性质及管周敷料
- 用药情况：药物的作用及不良反应

三、护理诊断

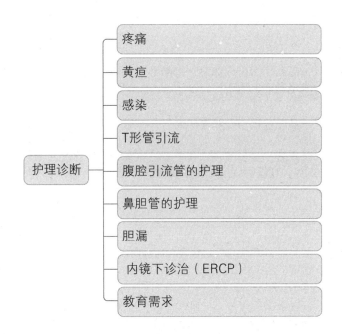

护理诊断
- 疼痛
- 黄疸
- 感染
- T形管引流
- 腹腔引流管的护理
- 鼻胆管的护理
- 胆漏
- 内镜下诊治（ERCP）
- 教育需求

四、护理措施

1. 一般护理措施

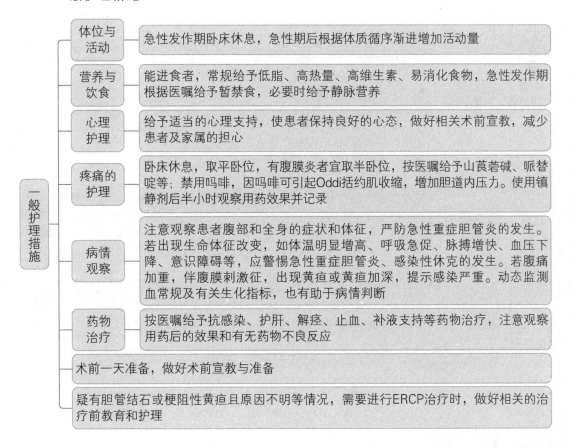

一般护理措施

体位与活动	急性发作期卧床休息，急性期后根据体质循序渐进增加活动量
营养与饮食	能进食者，常规给予低脂、高热量、高维生素、易消化食物，急性发作期根据医嘱给予暂禁食，必要时给予静脉营养
心理护理	给予适当的心理支持，使患者保持良好的心态，做好相关术前宣教，减少患者及家属的担心
疼痛的护理	卧床休息，取平卧位，有腹膜炎者宜取半卧位，按医嘱给予山莨菪碱、哌替啶等；禁用吗啡，因吗啡可引起Oddi括约肌收缩，增加胆道内压力。使用镇静剂后半小时观察用药效果并记录
病情观察	注意观察患者腹部和全身的症状和体征，严防急性重症胆管炎的发生。若出现生命体征改变，如体温明显增高、呼吸急促、脉搏增快、血压下降、意识障碍等，应警惕急性重症胆管炎、感染性休克的发生。若腹痛加重，伴腹膜刺激征，出现黄疸或黄疸加深，提示感染严重。动态监测血常规及有关生化指标，也有助于病情判断
药物治疗	按医嘱给予抗感染、护肝、解痉、止血、补液支持等药物治疗，注意观察用药后的效果和有无药物不良反应

- 术前一天准备，做好术前宣教与准备
- 疑有胆管结石或梗阻性黄疸且原因不明等情况，需要进行ERCP治疗时，做好相关的治疗前教育和护理

2. 术后护理措施

术后护理措施

体位与活动
术后回病房卧床休息，以半卧位为宜，根据患者的体质和术后恢复情况鼓励早期下床活动

饮食和输液
单纯腹腔镜切除胆囊手术后，一般术后6~8小时即可进食低脂流质或半流质饮食。开腹手术后一般肛门排气后开始进食低脂流质或半流质饮食。指导患者少量多餐，饮食要营养丰富，低脂、高热量、富含维生素和容易消化。适量进食富含优质蛋白质的饮食

心理护理
给予心理支持，使患者保持良好的心态，积极应对疾病

呼吸道管理
指导患者术后进行深呼吸和有效咳嗽锻炼。痰液黏稠者给予雾化吸入，根据医嘱应用抗生素。协助和指导患者做好翻身和叩背治疗，促进痰液的排出

疼痛护理
评估疼痛的部位、性质、程度，疼痛>5分或难以忍受，联系医生给予镇痛解痉药物，30分钟后观察止痛效果并记录

切口护理
观察切口敷料情况及切口愈合情况

T形管护理
妥善固定，勿将引流管扭曲、受压，防止滑脱，保持引流管通畅，观察记录胆汁引流液的颜色、性质、量、有无鲜血或碎石等沉淀物，注意观察体温及腹痛情况、大小便颜色及黄疸消退情况。一般术后24小时内引流胆汁量为300~500ml，呈黄色或黄绿色、清亮，随着病情恢复胆汁量逐渐减少。T形管放置时间一般为4~8周。拔管指征为黄疸消退、无腹痛、无发热、大小便正常、胆汁引流量逐渐减少、颜色呈透明黄色或黄绿色、无脓液、结石、无沉渣及絮状物，可考虑拔管。拔管前在X线下经T形管行胆道造影，了解胆道下端是否通畅，若胆道通畅，可拔除T形管。拔管后1周内，应警惕胆汁外漏，甚至发生腹膜炎

腹腔引流管的护理
妥善固定，保持通畅，勿将引流管扭曲、受压，观察引流液的量、色、性状，做好生命体征监测。若术后腹腔引流管引流出胆汁样液体，则应怀疑胆漏。应注意观察患者腹部症状和体征，腹腔引流管拔除后注意置管处敷料的观察，若有渗液，及时更换，必要时引流管口使用造口袋保护

导尿管的护理
术后带导尿管者，注意做好每天2次的会阴护理，术日起常规做好导尿管的夹管锻炼，以了解患者膀胱感觉的恢复情况。一般术后次日可以选择拔除导尿管，根据患者的体质和膀胱功能恢复情况适当延后拔管时间

ERCP术后护理

五、健康教育

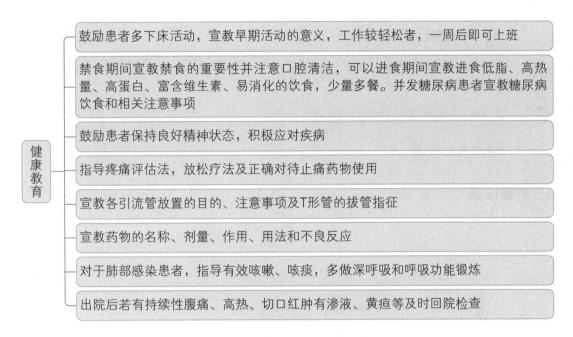

健康教育
- 鼓励患者多下床活动，宣教早期活动的意义，工作较轻松者，一周后即可上班
- 禁食期间宣教禁食的重要性并注意口腔清洁，可以进食期间宣教进食低脂、高热量、高蛋白、富含维生素、易消化的饮食，少量多餐。并发糖尿病患者宣教糖尿病饮食和相关注意事项
- 鼓励患者保持良好精神状态，积极应对疾病
- 指导疼痛评估法，放松疗法及正确对待止痛药物使用
- 宣教各引流管放置的目的、注意事项及T形管的拔管指征
- 宣教药物的名称、剂量、作用、用法和不良反应
- 对于肺部感染患者，指导有效咳嗽、咳痰，多做深呼吸和呼吸功能锻炼
- 出院后若有持续性腹痛、高热、切口红肿有渗液、黄疸等及时回院检查

第六节　膀胱破裂的护理

在医学上，对膀胱破裂的定义为膀胱壁发生裂伤，尿液和血液流入腹腔所引起的以排尿障碍、腹膜炎、尿毒症和休克为特征的一种膀胱疾患。其症状多表现为尿急、尿痛以及血尿等，患有膀胱破裂的患者也会感觉到极大的痛苦。

一、临床表现

膀胱全层破裂，有尿外渗，根据损伤部位，机制与腹膜关系，可分为以下三种类型。

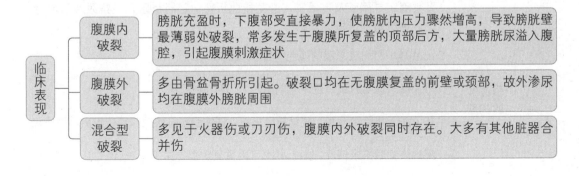

临床表现
- 腹膜内破裂：膀胱充盈时，下腹部受直接暴力，使膀胱内压力骤然增高，导致膀胱壁最薄弱处破裂，常多发生于腹膜所复盖的顶部后方，大量膀胱尿溢入腹腔，引起腹膜刺激症状
- 腹膜外破裂：多由骨盆骨折所引起。破裂口均在无腹膜复盖的前壁或颈部，故外渗尿均在腹膜外膀胱周围
- 混合型破裂：多见于火器伤或刀刃伤，腹膜内外破裂同时存在。大多有其他脏器合并伤

二、护理评估

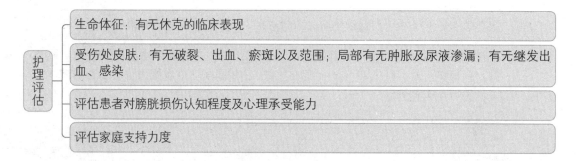

护理评估
- 生命体征：有无休克的临床表现
- 受伤处皮肤：有无破裂、出血、瘀斑以及范围；局部有无肿胀及尿液渗漏；有无继发出血、感染
- 评估患者对膀胱损伤认知程度及心理承受能力
- 评估家庭支持力度

三、护理诊断

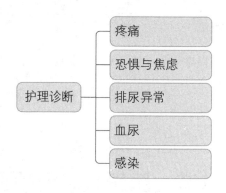

护理诊断
- 疼痛
- 恐惧与焦虑
- 排尿异常
- 血尿
- 感染

四、护理措施

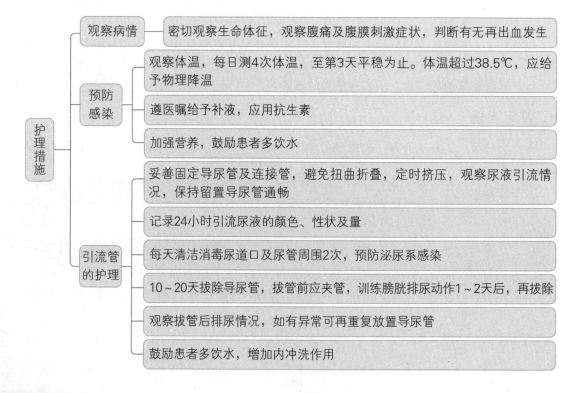

护理措施
- 观察病情
  - 密切观察生命体征，观察腹痛及腹膜刺激症状，判断有无再出血发生
- 预防感染
  - 观察体温，每日测4次体温，至第3天平稳为止。体温超过38.5℃，应给予物理降温
  - 遵医嘱给予补液，应用抗生素
  - 加强营养，鼓励患者多饮水
- 引流管的护理
  - 妥善固定导尿管及连接管，避免扭曲折叠，定时挤压，观察尿液引流情况，保持留置导尿管通畅
  - 记录24小时引流尿液的颜色、性状及量
  - 每天清洁消毒尿道口及尿管周围2次，预防泌尿系感染
  - 10～20天拔除导尿管，拔管前应夹管，训练膀胱排尿动作1～2天后，再拔除
  - 观察拔管后排尿情况，如有异常可再重复放置导尿管
  - 鼓励患者多饮水，增加内冲洗作用

五、健康教育

| 健康教育 | 向患者说明留置导尿管，防脱落及保持通畅的意义 |
| | 告知患者多饮水和拔除留置导尿管前闭管训练排尿的意义 |

第七节　颅脑损伤的护理

颅脑外伤是外界暴力直接或者间接作用于头部所造成的损伤。按损伤后脑组织是否与外界相通分为开放性和闭合性损伤。常见的脑外伤有头皮裂伤、头皮撕脱伤、头皮血肿、脑震荡、颅骨骨折、脑挫裂伤以及颅内血肿等。受伤后有不同程度的头痛、呕吐、视盘水肿及意识、思维、感觉、运动障碍。颅脑外伤病情复杂、变化快，易导致不良后果，部分患者需手术治疗。

一、临床表现

	意识观察	是颅脑损伤中最敏感的指标，意识障碍的程度及变化趋向，对疾病的轻重、变化有提示作用；先采用GCS评分表来进行
临床表现	瞳孔观察	应观察瞳孔的大小、形状、对光反射的灵敏度、两侧瞳孔是否对称。在观察过程中如果发现两侧瞳孔不等大，常提示病情发生变化
	肢体功能障碍	如大脑皮质受刺激时，可引起肢体抽搐；一侧大脑额颞叶中挫裂伤可造成对侧肢体偏瘫，广泛性脑挫裂伤时可造成四肢瘫痪，内囊受损时可引起"三偏"症状，即对侧偏瘫、偏盲、偏身感觉障碍
	颅内压增高症状	头痛、恶心、呕吐、视盘水肿等，应警惕脑疝的发生
	躁动	是颅脑损伤早期常见的临床表现，常见于额叶挫裂伤、脑内血肿和脑肿胀所致的颅内压增高状态；呼吸道阻塞的缺氧；疼痛；尿潴留引起膀胱过度充盈；瘫痪肢体受压及冷、热、痛、痒等
	气道阻塞	主要由意识障碍、呼吸中枢受损等导致舌后坠或痰液堵塞引起
	肺部感染	颅脑损伤患者常有不同程度的意识障碍，咳嗽和吞咽功能减退，呼吸道分泌物不能主动排出，口、鼻分泌物，血液、脑脊液及呕吐物易吸入肺
	营养摄入不足	颅脑损伤可导致吞咽、消化及吸收功能障碍，还可由于创伤修复、高热及感染等使机体消耗增加，造成营养不良
	皮肤	观察伤口及皮损处愈合情况，有无红肿热痛及渗出；有无脑脊液漏等；有无压疮发生
	水及电解质代谢紊乱	损伤脑垂体或下丘脑可引起水、电解质代谢紊乱，另外摄入不足、腹泻、大量、出汗、过度脱水等均可引起水、电解质紊乱
	合并其他脏器损伤的症状和体征，如骨折、内脏损伤出血等	

二、护理评估

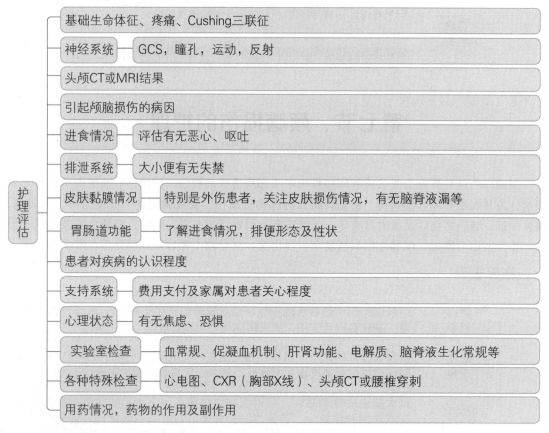

护理评估
- 基础生命体征、疼痛、Cushing三联征
- 神经系统 ── GCS，瞳孔，运动，反射
- 头颅CT或MRI结果
- 引起颅脑损伤的病因
- 进食情况 ── 评估有无恶心、呕吐
- 排泄系统 ── 大小便有无失禁
- 皮肤黏膜情况 ── 特别是外伤患者，关注皮肤损伤情况，有无脑脊液漏等
- 胃肠道功能 ── 了解进食情况，排便形态及性状
- 患者对疾病的认识程度
- 支持系统 ── 费用支付及家属对患者关心程度
- 心理状态 ── 有无焦虑、恐惧
- 实验室检查 ── 血常规、促凝血机制、肝肾功能、电解质、脑脊液生化常规等
- 各种特殊检查 ── 心电图、CXR（胸部X线）、头颅CT或腰椎穿刺
- 用药情况，药物的作用及副作用

三、护理诊断

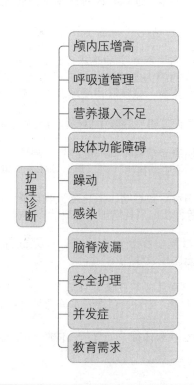

护理诊断
- 颅内压增高
- 呼吸道管理
- 营养摄入不足
- 肢体功能障碍
- 躁动
- 感染
- 脑脊液漏
- 安全护理
- 并发症
- 教育需求

四、护理措施

1. 体位/活动

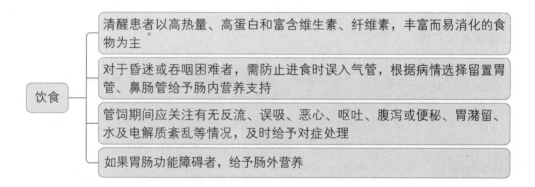

体位/活动

- 保持病室安静，避免一切不良刺激，以免造成患者情绪激动
- 卧床休息为主，适当活动，避免碰撞和激烈活动；卧位时注意头颈不要过伸或过屈，以免影响颈静脉回流
- 有脑脊液漏者绝对卧床休息
- 病情允许时需抬高床头15°～30°，有利于颅内静脉回流，减轻脑水肿

2. 饮食

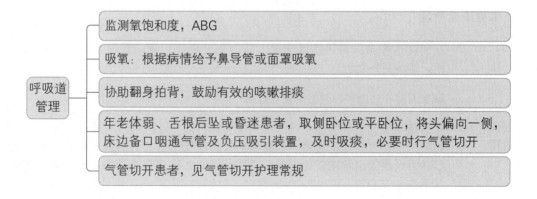

饮食

- 清醒患者以高热量、高蛋白和富含维生素、纤维素，丰富而易消化的食物为主
- 对于昏迷或吞咽困难者，需防止进食时误入气管，根据病情选择留置胃管、鼻肠管给予肠内营养支持
- 管饲期间应关注有无反流、误吸、恶心、呕吐、腹泻或便秘、胃潴留、水及电解质紊乱等情况，及时给予对症处理
- 如果胃肠功能障碍者，给予肠外营养

3. 呼吸道管理

呼吸道管理

- 监测氧饱和度，ABG
- 吸氧：根据病情给予鼻导管或面罩吸氧
- 协助翻身拍背，鼓励有效的咳嗽排痰
- 年老体弱、舌根后坠或昏迷患者，取侧卧位或平卧位，将头偏向一侧，床边备口咽通气管及负压吸引装置，及时吸痰，必要时行气管切开
- 气管切开患者，见气管切开护理常规

4. 脑脊液漏的护理

脑脊液漏的护理

- 体位及活动: 一般需卧床。体位根据患者情况由医生决定
- 避免颅内压增高的护理, 以促进伤口愈合
- 预防感染: 保持病房环境清洁, 减少人员进出, 尽量与气管切开及化脓感染者分开放置, 减少交叉感染。脑脊液漏时应及时清洗鼻前庭或外耳道的血迹及漏出液, 不可填塞冲洗鼻腔或耳道, 不使用滴鼻剂或滴耳剂, 不可经鼻插胃管
- 观察脑脊液的性质、量和颜色
- 密切观察有无颅内感染的发生, 监测患者体温变化, 并注意患者有无头痛、呕吐、颈项强直等脑膜刺激征
- 密切观察患者有无头痛、头晕、视物模糊、尿量过多等低颅压症状
- 脑脊液鼻漏者经非手术治疗大部分都能治愈, 但漏孔经久不愈或愈合后多次出现复发, 时间超过一个月, 需行修补术

5. 加强基础护理

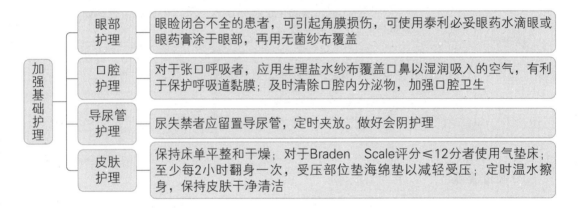

加强基础护理

- 眼部护理: 眼睑闭合不全的患者, 可引起角膜损伤, 可使用泰利必妥眼药水滴眼或眼药膏涂于眼部, 再用无菌纱布覆盖
- 口腔护理: 对于张口呼吸者, 应用生理盐水纱布覆盖口鼻以湿润吸入的空气, 有利于保护呼吸道黏膜; 及时清除口腔内分泌物, 加强口腔卫生
- 导尿管护理: 尿失禁者应留置导尿管, 定时夹放。做好会阴护理
- 皮肤护理: 保持床单平整和干燥; 对于Braden Scale评分≤12分者使用气垫床; 至少每2小时翻身一次, 受压部位垫海绵垫以减轻受压; 定时温水擦身, 保持皮肤干净清洁

6. 加强安全管理

加强安全管理

- 及时评估患者, 将"防跌倒牌"挂在患者床头, 提示护理人员及看护的家属, 警惕意外发生
- 嘱家人24小时陪护, 并做好安全教育
- 对烦躁不安或有精神症状者: 床档呈持续打起状态, 并及时修剪指甲, 必要时应给予约束具保护患者, 约束具的松紧度要适宜并且有效。如果患者由安静转为烦躁或由躁动转为安静、嗜睡状态时, 应该提高警惕, 观察是否有病情变化
- 观察患者的异常行为, 如发现精神症状应及时采取安全保护措施

7. 并发症的观察

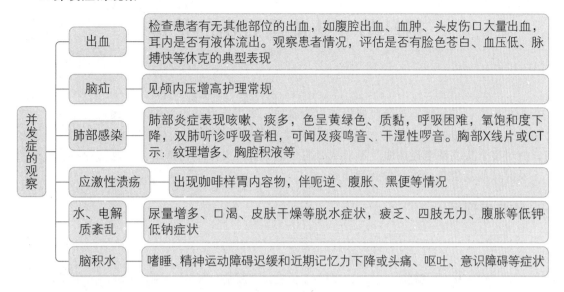

并发症的观察

- **出血** — 检查患者有无其他部位的出血，如腹腔出血、血肿、头皮伤口大量出血，耳内是否有液体流出。观察患者情况，评估是否有脸色苍白、血压低、脉搏快等休克的典型表现
- **脑疝** — 见颅内压增高护理常规
- **肺部感染** — 肺部炎症表现咳嗽、痰多，色呈黄绿色、质黏，呼吸困难，氧饱和度下降，双肺听诊呼吸音粗，可闻及痰鸣音、干湿性啰音。胸部X线片或CT示：纹理增多、胸腔积液等
- **应激性溃疡** — 出现咖啡样胃内容物，伴呃逆、腹胀、黑便等情况
- **水、电解质紊乱** — 尿量增多、口渴、皮肤干燥等脱水症状，疲乏、四肢无力、腹胀等低钾低钠症状
- **脑积水** — 嗜睡、精神运动障碍迟缓和近期记忆力下降或头痛、呕吐、意识障碍等症状

8. 其他

其他

- 如出现癫痫，按癫痫护理常规执行
- 心理支持：让患者及家属了解疾病的发生、发展及转归等，树立战胜疾病的信心
- 颅内压增高的护理：见颅内压增高护理常规

五、健康教育

健康教育

- 鼓励患者适当锻炼，每日进行可耐受的活动，以不出现心悸、气短、乏力等症状为宜
- 注意伤口愈合情况：伤口拆线后，如果愈合良好，1~2周可洗头，但应该注意动作轻柔，避免抓破伤口
- 加强营养，多食入高蛋白，富含维生素、纤维素，易消化的食物
- 树立恢复疾病的信心，避免因为精神因素引起疾病的变化
- 对于去骨瓣患者术后注意局部保护，外出戴帽子，尽量少去公共场所，以防意外事件的发生；如果伤口愈合良好，术后3个月左右可到医院行颅骨修补术
- 加强康复功能锻炼对于眼睑闭合不全，吞咽困难，行走不稳定的患者，应继续进行治疗或功能锻炼
- 加强安全意识，避免坠床、跌倒及烫伤等意外发生
- 宣教正确服用药物，切忌自行停药。如停药和减量，需根据医嘱执行
- 定期门诊随访，做CT等检查，了解病情变化
- 如有剧烈头痛、频繁呕吐、视物模糊、高热或智能进行性下降、大小便失禁、意识不清等情况及时就诊，及时处理

第八节 头皮撕脱伤的护理

头皮大片自帽状腱膜下撕脱叫做头皮撕脱伤，多因头发被机器卷入所致，高速运转的钝物切线打击亦可造成。患者有大量出血，常伴有休克，撕脱处常在帽状腱膜与颅骨骨膜之间，有时整个头皮甚至连额肌、颞肌或骨膜一起撕脱。此类损伤特点为失血多，易感染。治疗不及时可危及生命或致颅骨感染坏死。

一、临床表现

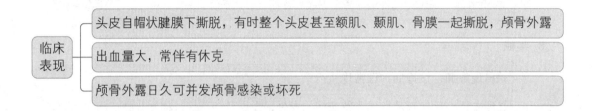

临床表现
- 头皮自帽状腱膜下撕脱，有时整个头皮甚至额肌、颞肌、骨膜一起撕脱，颅骨外露
- 出血量大，常伴有休克
- 颅骨外露日久可并发颅骨感染或坏死

二、护理评估

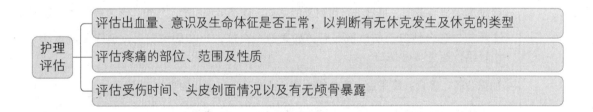

护理评估
- 评估出血量、意识及生命体征是否正常，以判断有无休克发生及休克的类型
- 评估疼痛的部位、范围及性质
- 评估受伤时间、头皮创面情况以及有无颅骨暴露

三、护理诊断

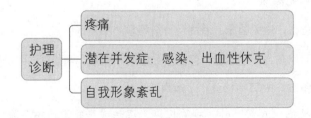

护理诊断
- 疼痛
- 潜在并发症：感染、出血性休克
- 自我形象紊乱

四、护理措施

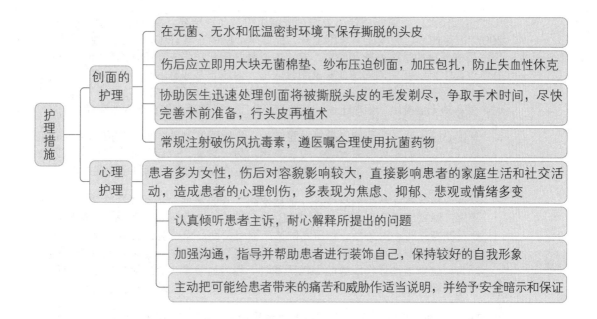

护理措施
- 创面的护理
  - 在无菌、无水和低温密封环境下保存撕脱的头皮
  - 伤后应立即用大块无菌棉垫、纱布压迫创面，加压包扎，防止失血性休克
  - 协助医生迅速处理创面将被撕脱头皮的毛发剃尽，争取手术时间，尽快完善术前准备，行头皮再植术
  - 常规注射破伤风抗毒素，遵医嘱合理使用抗菌药物
- 心理护理
  - 患者多为女性，伤后对容貌影响较大，直接影响患者的家庭生活和社交活动，造成患者的心理创伤，多表现为焦虑、抑郁、悲观或情绪多变
  - 认真倾听患者主诉，耐心解释所提出的问题
  - 加强沟通，指导并帮助患者进行装饰自己，保持较好的自我形象
  - 主动把可能给患者带来的痛苦和威胁作适当说明，并给予安全暗示和保证

五、健康教育

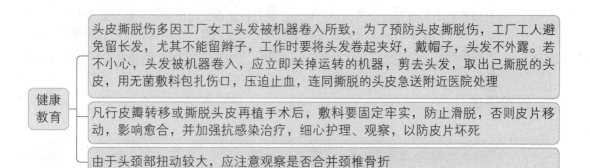

健康教育
- 头皮撕脱伤多因工厂女工头发被机器卷入所致，为了预防头皮撕脱伤，工厂工人避免留长发，尤其不能留辫子，工作时要将头发卷起夹好，戴帽子，头发不外露。若不小心，头发被机器卷入，应立即关掉运转的机器，剪去头发，取出已撕脱的头皮，用无菌敷料包扎伤口，压迫止血，连同撕脱的头皮急送附近医院处理
- 凡行皮瓣转移或撕脱头皮再植手术后，敷料要固定牢实，防止滑脱，否则皮片移动，影响愈合，并加强抗感染治疗，细心护理、观察，以防皮片坏死
- 由于头颈部扭动较大，应注意观察是否合并颈椎骨折

第九节　穿透性心脏外伤护理

　　穿透性心脏外伤是由一类强力、高速以及锐利的异物穿透胸壁或他处进入心脏所致，少数因胸骨或肋骨骨折后断端猛烈移位穿刺心脏引起。心脏穿透伤都有心包破损，有时心脏伤口有多处，在刺入伤和枪弹伤中尤为多见。

一、临床表现

临床表现

心脏伤口较大，心包伤口较小或伤口周围组织有血块堵塞。急性心包内出血100～200ml即可使心包腔内压力急剧上升，而影响心脏的正常舒张，产生急性心包压塞征。最先受压的是腔静脉和心房，造成中心静脉压和舒张末期压升高，而使周身静脉压逐渐上升。起初因周围血管反射性收缩，血压正常或略偏高。当心脏舒张严重受限时，每搏排血量明显减少，动脉压会迅速下降。心包腔内压力升至17cmH$_2$O时，使心搏无血排出，除非迅速补液增高静脉压，否则患者很快进入休克症状

急性心脏压塞一方面使心搏排血量减少，影响冠状动脉的血液供应，导致心肌缺氧，心脏功能突然失代偿，发生衰竭。另一方面，心包压塞在早期能延迟致死性大出血，或使心肌裂口出血暂停止，为抢救患者生命提供了宝贵的时间

急性心包压塞症状有周身冷汗、面唇发绀、呼吸急促、颈部浅静脉怒张、血压下降、脉搏细速及奇脉等。典型的Beck三联症：心音遥远、收缩压下降和静脉压升高存在时，对急性心包压塞的诊断很有帮助。但一般仅35%～40%的患者具有全部典型症状。实际上，静脉压升高最早出现，动脉压降低出现于晚期。因为心脏穿透性损伤所致的心包压塞时心包内血液量少，仰卧位时血液聚集于心脏后部心包腔内，所以心音遥远较少见，但奇脉较常见

心包和心脏伤口均保持开放，心脏出血可畅通地外溢，从胸壁伤口流出或流入胸腔、纵隔或腹腔，而心包内无大量血液聚集，临床上出血性休克为主要表现。表现为全身冷汗、口渴、脉搏细速、呼吸浅弱、血压下降、烦躁不安等休克症状。大出血通常导致伤员迅速死亡

心脏伤口小，尤其是心肌的斜行刺伤，可自行闭合，出血停止，病情趋于稳定；但亦可在数天或数周后，因血块溶解或脱落而再度出血，引起延迟性心包压塞征。伤后数天或数周突然出现心包压塞征，心包穿刺抽出不凝血液，应疑为本病

二、护理评估

基础生命体征、血氧饱和度、疼痛

营养状况、皮肤黏膜情况、大小便情况

心理、社会、精神状况

过敏史、既往用药情况

生活方式、吸烟史、饮酒史

心理、社会、精神、睡眠状况

坠床、跌倒风险评分、压疮风险评分

```
                        ┌─────────┬─────────────────────────────────────────────────────────┐
                        │ 心包    │ 血压下降、颈静脉怒张、呼吸困难、皮肤发绀及湿冷、脉搏     │
                        │ 填塞    │ 细速、奇脉等                                             │
              ┌─────────┼─────────┼─────────────────────────────────────────────────────────┤
     专科疾   │         │ 失血性  │ 伤后早期出现全身皮肤湿冷、脉搏细弱、血压下降、烦躁不     │
     病症状   ├─────────┤ 休克    │ 安等，常致患者迅速死亡                                   │
     和体征   │         ├─────────┼─────────────────────────────────────────────────────────┤
              │         │ 胸内大血│ 穿透性者可见明显的伤口，前胸和后背疼痛，以及出血性休     │
              └─────────┤ 管损伤  │ 克的表现                                                 │
                        └─────────┴─────────────────────────────────────────────────────────┘
     实验室检查 ──── 出凝血时间、生化全项

护理 辅助检查 ──── 心电图、X线、心脏彩超、血管造影、磁共振等
评估
     用药情况 ──── 药物的作用及不良反应

     患者对疾病的认知程度，有无焦虑、恐惧

     病情及主 ──┬── 疼痛：疼痛部位、性质、程度
     要症状      └── 缺氧症状
```

```
     手术及麻醉 ── 麻醉、手术方式、术中出血、输血体外循环、生命体征、呼吸机
     恢复室情况    辅助通气情况、麻醉恢复室中情况

     术后回监护室情况 ── 意识状态、肌力恢复

     两肺呼吸音、咳嗽、咳痰及痰的性状

     生命体征、血氧饱和度、疼痛

     中心静脉置管及桡动脉置管情况

     营养状况：患者的进食情况及有无贫血等

术后  患者的活动能力
评估
     患者心理状态：有无焦虑、失眠、恐惧

     胸部切口及管周敷料及愈合情况

     心包和纵隔或胸腔引流管置管深度，引流液量、色及性状

     皮温、色泽与尿量

     放射和实验室检查的结果：胸片、血常规、生化全项等

     用药情况：药物的作用及不良反应
```

三、护理诊断

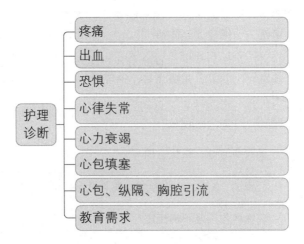

护理诊断
- 疼痛
- 出血
- 恐惧
- 心律失常
- 心力衰竭
- 心包填塞
- 心包、纵隔、胸腔引流
- 教育需求

四、护理措施

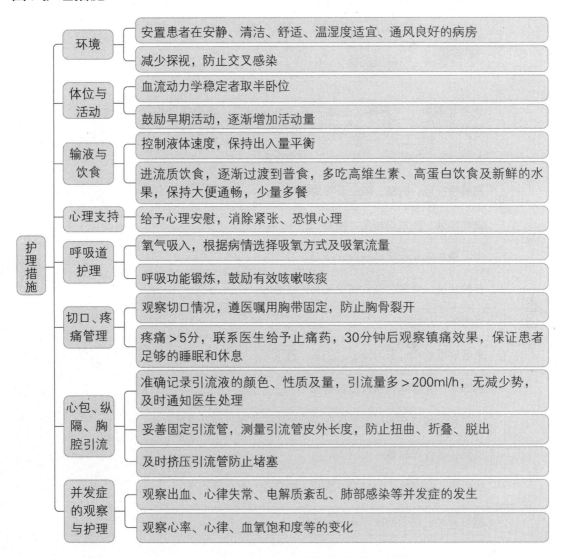

护理措施

- 环境
  - 安置患者在安静、清洁、舒适、温湿度适宜、通风良好的病房
  - 减少探视，防止交叉感染
- 体位与活动
  - 血流动力学稳定者取半卧位
  - 鼓励早期活动，逐渐增加活动量
- 输液与饮食
  - 控制液体速度，保持出入量平衡
  - 进流质饮食，逐渐过渡到普食，多吃高维生素、高蛋白饮食及新鲜的水果，保持大便通畅，少量多餐
- 心理支持
  - 给予心理安慰，消除紧张、恐惧心理
- 呼吸道护理
  - 氧气吸入，根据病情选择吸氧方式及吸氧流量
  - 呼吸功能锻炼，鼓励有效咳嗽咳痰
- 切口、疼痛管理
  - 观察切口情况，遵医嘱用胸带固定，防止胸骨裂开
  - 疼痛 > 5分，联系医生给予止痛药，30分钟后观察镇痛效果，保证患者足够的睡眠和休息
- 心包、纵隔、胸腔引流
  - 准确记录引流液的颜色、性质及量，引流量多 > 200ml/h，无减少势，及时通知医生处理
  - 妥善固定引流管，测量引流管皮外长度，防止扭曲、折叠、脱出
  - 及时挤压引流管防止堵塞
- 并发症的观察与护理
  - 观察出血、心律失常、电解质紊乱、肺部感染等并发症的发生
  - 观察心率、心律、血氧饱和度等的变化

五、健康教育

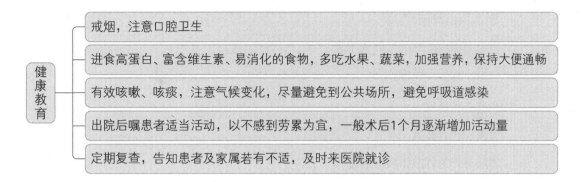

健康教育
- 戒烟，注意口腔卫生
- 进食高蛋白、富含维生素、易消化的食物，多吃水果、蔬菜，加强营养，保持大便通畅
- 有效咳嗽、咳痰，注意气候变化，尽量避免到公共场所，避免呼吸道感染
- 出院后嘱患者适当活动，以不感到劳累为宜，一般术后1个月逐渐增加活动量
- 定期复查，告知患者及家属若有不适，及时来医院就诊

第十节　急性动脉栓塞的护理

动脉栓塞是指栓子自心脏或近侧动脉壁脱落，或者自外界进入动脉，被血流推向远侧，阻塞动脉血流而导致肢体或者内脏器官缺血以至坏死的一种病理过程。

一、临床表现

临床症状的轻重决定于栓塞的位置、程度、继发性血栓形成多少，以前是否有动脉硬化性疾病引起动脉狭窄，以及侧支循环建立的情况。

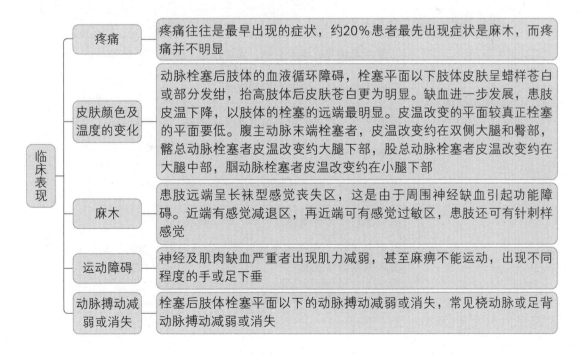

临床表现
- 疼痛：疼痛往往是最早出现的症状，约20％患者最先出现症状是麻木，而疼痛并不明显
- 皮肤颜色及温度的变化：动脉栓塞后肢体的血液循环障碍，栓塞平面以下肢体皮肤呈蜡样苍白或部分发绀，抬高肢体后皮肤苍白更为明显。缺血进一步发展，患肢皮温下降，以肢体的栓塞的远端最明显。皮温改变的平面较真正栓塞的平面要低。腹主动脉末端栓塞者，皮温改变约在双侧大腿和臀部，髂总动脉栓塞者皮温改变约大腿下部，股总动脉栓塞者皮温改变约在大腿中部，腘动脉栓塞者皮温改变约在小腿下部
- 麻木：患肢远端呈长袜型感觉丧失区，这是由于周围神经缺血引起功能障碍。近端有感觉减退区，再近端可有感觉过敏区，患肢还可有针刺样感觉
- 运动障碍：神经及肌肉缺血严重者出现肌力减弱，甚至麻痹不能运动，出现不同程度的手或足下垂
- 动脉搏动减弱或消失：栓塞后肢体栓塞平面以下的动脉搏动减弱或消失，常见桡动脉或足背动脉搏动减弱或消失

二、护理评估

护理评估

- 基础生命体征和疼痛
- 患者有无心脏病及动脉手术史
- 心理、社会、精神状况
- 家庭支持情况
- 体重、营养状况
- 患肢有无急性肢体缺血的征象
- 进食及大便情况
- 患者情绪反应，如因疼痛及病变加重而产生悲观、忧虑及对治疗缺乏信心、对生活丧失信心等

专科疾病症状、体征
- 疼痛：大多为急性锐痛
- 苍白：皮肤呈蜡样苍白或小岛状紫斑
- 动脉搏动减弱或消失
- 感觉异常和麻痹

辅助检查
- 多普勒超声血管测定、动脉造影（为诊断肢体缺血的黄金标准。动脉造影可以显示栓塞部位，是否有多发性栓塞，以及侧支代偿情况）

- 用药情况，药物的作用及不良反应

术后评估
- 了解手术情况：手术方式、术中出血、输血、麻醉等
- 基础生命体征、氧饱和度和疼痛
- 营养状况：患者的进食情况及有无贫血、低蛋白血症
- 患者的活动能力
- 两肺呼吸音、咳嗽咳痰及痰的性质、颜色和量
- 切口敷料渗血渗液情况，防止切口感染
- 在取栓术后，需观察患肢远端的皮肤温度、色泽、感觉和脉搏强度来判断血管通畅性
- 下肢缺血再灌注损伤的评估

三、护理诊断

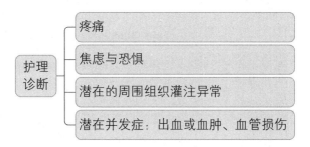

护理诊断
- 疼痛
- 焦虑与恐惧
- 潜在的周围组织灌注异常
- 潜在并发症：出血或血肿、血管损伤

四、护理措施

1. 术前护理措施

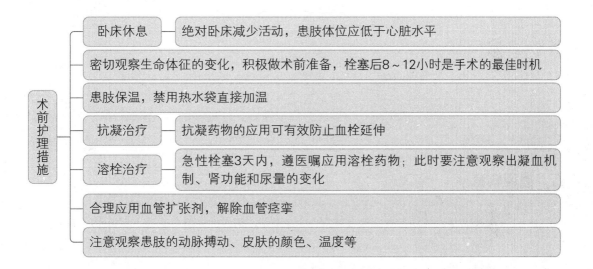

术前护理措施
- 卧床休息 —— 绝对卧床减少活动，患肢体位应低于心脏水平
- 密切观察生命体征的变化，积极做术前准备，栓塞后8～12小时是手术的最佳时机
- 患肢保温，禁用热水袋直接加温
- 抗凝治疗 —— 抗凝药物的应用可有效防止血栓延伸
- 溶栓治疗 —— 急性栓塞3天内，遵医嘱应用溶栓药物；此时要注意观察出凝血机制、肾功能和尿量的变化
- 合理应用血管扩张剂，解除血管痉挛
- 注意观察患肢的动脉搏动、皮肤的颜色、温度等

2. 术后护理措施

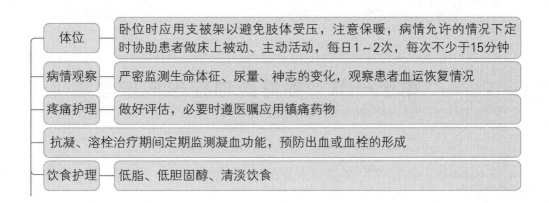

- 体位 —— 卧位时应用支被架以避免肢体受压，注意保暖，病情允许的情况下定时协助患者做床上被动、主动活动，每日1～2次，每次不少于15分钟
- 病情观察 —— 严密监测生命体征、尿量、神志的变化，观察患者血运恢复情况
- 疼痛护理 —— 做好评估，必要时遵医嘱应用镇痛药物
- 抗凝、溶栓治疗期间定期监测凝血功能，预防出血或血栓的形成
- 饮食护理 —— 低脂、低胆固醇、清淡饮食

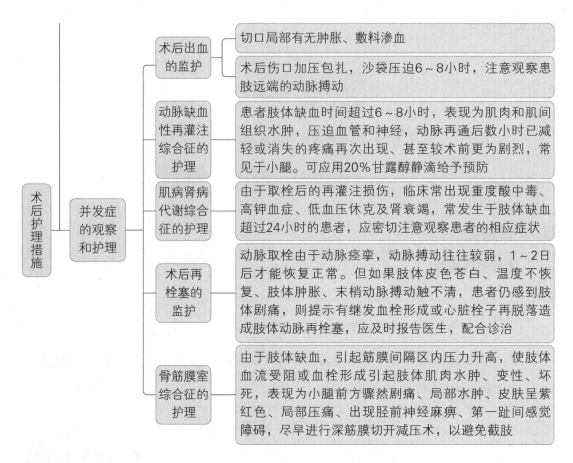

		术后出血的监护	切口局部有无肿胀、敷料渗血
			术后伤口加压包扎，沙袋压迫6~8小时，注意观察患肢远端的动脉搏动
术后护理措施	并发症的观察和护理	动脉缺血性再灌注综合征的护理	患者肢体缺血时间超过6~8小时，表现为肌肉和肌间组织水肿，压迫血管和神经，动脉再通后数小时已减轻或消失的疼痛再次出现、甚至较术前更为剧烈，常见于小腿。可应用20%甘露醇静滴给予预防
		肌病肾病代谢综合征的护理	由于取栓后的再灌注损伤，临床常出现重度酸中毒、高钾血症、低血压休克及肾衰竭，常发生于肢体缺血超过24小时的患者，应密切注意观察患者的相应症状
		术后再栓塞的监护	动脉取栓由于动脉痉挛，动脉搏动往往较弱，1~2日后才能恢复正常。但如果肢体皮色苍白、温度不恢复、肢体肿胀、末梢动脉搏动触不清，患者仍感到肢体剧痛，则提示有继发血栓形成或心脏栓子再脱落造成肢体动脉再栓塞，应及时报告医生，配合诊治
		骨筋膜室综合征的护理	由于肢体缺血，引起筋膜间隔区内压力升高，使肢体血流受阻或血栓形成引起肢体肌肉水肿、变性、坏死，表现为小腿前方骤然剧痛、局部水肿、皮肤呈紫红色、局部压痛、出现胫前神经麻痹、第一趾间感觉障碍，尽早进行深筋膜切开减压术，以避免截肢

五、健康教育

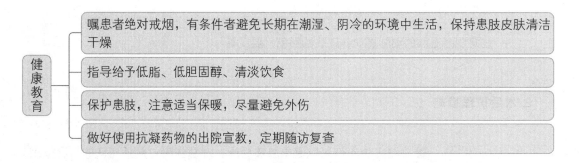

健康教育	嘱患者绝对戒烟，有条件者避免长期在潮湿、阴冷的环境中生活，保持患肢皮肤清洁干燥
	指导给予低脂、低胆固醇、清淡饮食
	保护患肢，注意适当保暖，尽量避免外伤
	做好使用抗凝药物的出院宣教，定期随访复查

第十一节 深静脉血栓形成护理

深静脉血栓形成（DVT）指的是血液在深静脉管内不正常的凝结，阻塞管腔，导致静脉回流障碍。

一、临床表现

下肢DVT的周围型
- 小腿肌肉静脉丛血栓形成：临床表现较隐匿，往往被忽视。患者只是感觉小腿后肌群有饱胀感，小腿肌群中可有深压痛，Homan征阳性。病情进展，可累及小腿主干静脉
- 小腿深静脉血栓形成：突然小腿如物敲击，出现疼痛，行走时症状加重，患肢足部不能着地平踏。踝部明显肿胀，踝周正常凹陷消失。若腘静脉血栓形成，则小腿肿胀明显，腘窝可有压痛。胫、腓静脉血栓形成，肿胀仅局限于踝关节周围，Homan征阳性，Neuhof征阳性

髂股静脉血栓形成（中央型）：发病急，症状重，患者多表现为先有腹股沟以下迅速胀痛和下肢广泛性疼痛，随后于腹股沟以下迅速出现广泛性粗肿，浅静脉怒张，可伴有发热，体温多升高，患肢肤色稍暗红，皮温略高，股三角区沿股静脉走行区明显压痛，股内侧可触及长条状肿物，小腿腓肠肌饱满、紧韧、压痛，Homan征、Neuhof征均阳性

全下肢静脉血栓形成（混合型）：开始症状较轻未引起注意，以后肿胀平面逐渐上升，直至全下肢水肿始被发现。因此出现发病时间及临床表现与血栓形成的时间不一致。也可以由中央型向下扩展所致，其临床表现不易与中央型鉴别

股青肿（又称股蓝肿、蓝色静脉炎）：临床表现为疼痛剧烈，患肢皮肤呈紫绀色，称为疼痛性股青肿。常伴有动脉痉挛，下肢动脉搏动减弱或消失，皮温降低，进而发生高度循环障碍，成为下肢DVT的紧急状态，全身反应大，易出现休克及下肢湿性坏疽

股白肿
- 当下肢深静脉急性栓塞时，下肢浮肿在数小时内达到最高程度，肿胀呈可凹性及高张力，阻塞主要发生在股静脉系统内。当合并感染时，刺激动脉发生持续性痉挛，可见全肢体的肿胀，皮肤苍白及皮下小静脉扩张呈网状，称为疼痛性股白肿
- 股青肿和股白肿较少见，是下肢DVT的特殊类型，也是紧急状况，需要紧急手术取栓或快速大剂量溶栓治疗，方能挽救患肢

腋、锁静脉血栓形成：急性深静脉血栓形成的危险因素包括年龄、手术、下肢较大的创伤、恶性肿瘤原发性高凝状态，还与遗传因素、肥胖、某些药物或妊娠产后相关。本病还容易并发血栓后综合征，临床对此病非常重视

二、护理评估

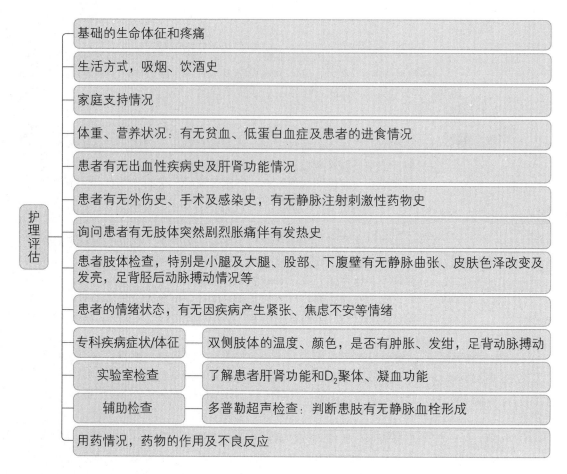

护理评估
- 基础的生命体征和疼痛
- 生活方式，吸烟、饮酒史
- 家庭支持情况
- 体重、营养状况：有无贫血、低蛋白血症及患者的进食情况
- 患者有无出血性疾病史及肝肾功能情况
- 患者有无外伤史、手术及感染史，有无静脉注射刺激性药物史
- 询问患者有无肢体突然剧烈胀痛伴有发热史
- 患者肢体检查，特别是小腿及大腿、股部、下腹壁有无静脉曲张、皮肤色泽改变及发亮，足背胫后动脉搏动情况等
- 患者的情绪状态，有无因疾病产生紧张、焦虑不安等情绪
- 专科疾病症状/体征 —— 双侧肢体的温度、颜色，是否有肿胀、发绀，足背动脉搏动
- 实验室检查 —— 了解患者肝肾功能和D_2聚体、凝血功能
- 辅助检查 —— 多普勒超声检查：判断患肢有无静脉血栓形成
- 用药情况，药物的作用及不良反应

三、护理诊断

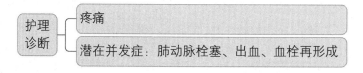

护理诊断
- 疼痛
- 潜在并发症：肺动脉栓塞、出血、血栓再形成

四、护理措施

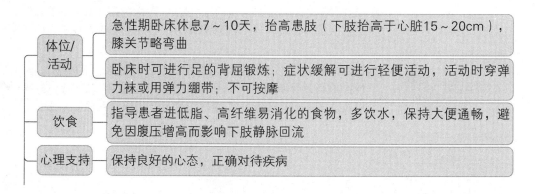

- 体位/活动
  - 急性期卧床休息7～10天，抬高患肢（下肢抬高于心脏15～20cm），膝关节略弯曲
  - 卧床时可进行足的背屈锻炼；症状缓解可进行轻便活动，活动时穿弹力袜或用弹力绷带；不可按摩
- 饮食 —— 指导患者进低脂、高纤维易消化的食物，多饮水，保持大便通畅，避免因腹压增高而影响下肢静脉回流
- 心理支持 —— 保持良好的心态，正确对待疾病

```
                    ┌─ 溶栓治疗 ── 用药后要观察患肤色泽、温度、感觉和脉搏强度，观
                    │   的护理     察出血情况
                    │
                    ├─ 抗凝疗法的护理 ── 禁忌证同溶栓疗法
                    │
                    │              ┌ 严格按照医嘱服药，如果遗漏一次剂量立即补服，不
                    │              │ 要次日双倍服药；告诉医生遗漏服药的次数；注意避
                    │              │ 免大量食用含维生素K的食物，如猪肉、牛奶、包心
          ┌─ 特殊治疗  │              │ 菜、莴笋、芦笋、西兰花、菜花、奶酪、芥菜、菠
          │   和药物   ├─ 华法林的   │ 菜、白萝卜、酸奶、豆制品、豆芽，因为维生素K是华
          │          │   药物宣教   │ 法林的拮抗剂，经常服用这些食物可能造成PT水平不
          │          │              │ 稳定；告诫患者避免肌内注射及做可能会引起受伤的
          │          │              │ 活动；使用软牙刷刷牙，不用牙线，预防牙龈出血；
 ┌─ 护理措施 ─┤          │              │ 不用电剃刀；告诉患者静脉、肌内注射后按压穿刺部
 │          │          │              │ 位时间需延长，以预防出血和血肿的形成；告诉患者
 │          │          │              │ 若有不正常的出血征象或淤青要及时告诉医生；告诉
 │          │          │              │ 患者不要饮酒，不要自行服用药店里买的药物，尤其
 │          │          │              └ 是阿司匹林和布洛芬等药物
 │          │          │
 │          │          ├─ 强调实验室检查监测抗凝效果的重要性
 │          │          │
 │          │          └─ 出现意识或语言、肢体活动障碍，任何部位出血、发热、疼痛、肿
 │          │              胀，怀孕或计划怀孕，及时向医生咨询
 │          │
 │          │              ┌ 注意观察患者有无咳嗽、咳血痰、胸痛、呼吸困难等症状，如有以上
 │          └─ 预防肺动   │ 症状应警惕肺栓塞的发生。如发生肺栓塞应立即将患者平卧、避免做
 │              脉栓塞的  ─┤ 深呼吸、咳嗽、剧烈翻动，同时给予高浓度氧气吸入，并报告医生，
 │              护理      └ 积极配合做好抢救工作


          ┌─ 了解手术情况 ── 手术方式、术中出血、输血、麻醉等
          │
          ├─ 生命体征、氧饱和度和疼痛
          │
          ├─ 营养 ── 患者进食情况
          │
          ├─ 患者活动能力
          │
 ┌─ 术后 ─┤─ 两肺呼吸音、咳嗽、咳痰及痰的性质、颜色、量
 │  评估  │
 │       ├─ 各引流管是否妥善固定、引流通畅，密切观察引流液的量、性质、颜色
 │       │
 │       ├─ 切口敷料渗血、渗液情况
 │       │
 │       ├─ 肢体的肿胀程度、肤色、温度和动脉搏动情况
 │       │
 │       └─ 实验室/辅助检查 ── 关注PT、APPT结果，密切观察全身有无出血倾向
```

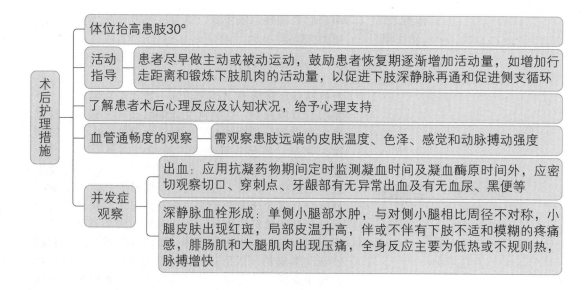

术后护理措施
- 体位抬高患肢30°
- 活动指导：患者尽早做主动或被动运动，鼓励患者恢复期逐渐增加活动量，如增加行走距离和锻炼下肢肌肉的活动量，以促进下肢深静脉再通和促进侧支循环
- 了解患者术后心理反应及认知状况，给予心理支持
- 血管通畅度的观察：需观察患肢远端的皮肤温度、色泽、感觉和动脉搏动强度
- 并发症观察
  - 出血：应用抗凝药物期间定时监测凝血时间及凝血酶原时间外，应密切观察切口、穿刺点、牙龈部有无异常出血及有无血尿、黑便等
  - 深静脉血栓形成：单侧小腿部水肿，与对侧小腿相比周径不对称，小腿皮肤出现红斑，局部皮温升高，伴或不伴有下肢不适和模糊的疼痛感，腓肠肌和大腿肌肉出现压痛，全身反应主要为低热或不规则热，脉搏增快

五、健康教育

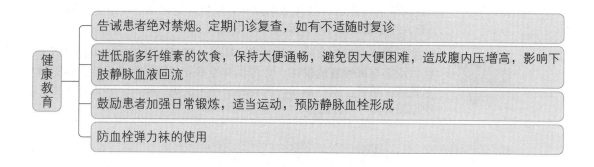

健康教育
- 告诫患者绝对禁烟。定期门诊复查，如有不适随时复诊
- 进低脂多纤维素的饮食，保持大便通畅，避免因大便困难，造成腹内压增高，影响下肢静脉血液回流
- 鼓励患者加强日常锻炼，适当运动，预防静脉血栓形成
- 防血栓弹力袜的使用

第十二节　主动脉夹层护理

　　主动脉夹层指由各种原因造成的主动脉壁内膜破裂，血流进入主动脉壁内，造成血管壁分层，剥离的内膜分隔形成"双腔主动脉"。视病变部位而不同，主要表现疼痛、高血压、心血管症状、神经症状和压迫症状，基本病变是囊性中层坏死，一旦疑为或者诊为本病，即应住院监护治疗。

一、临床表现

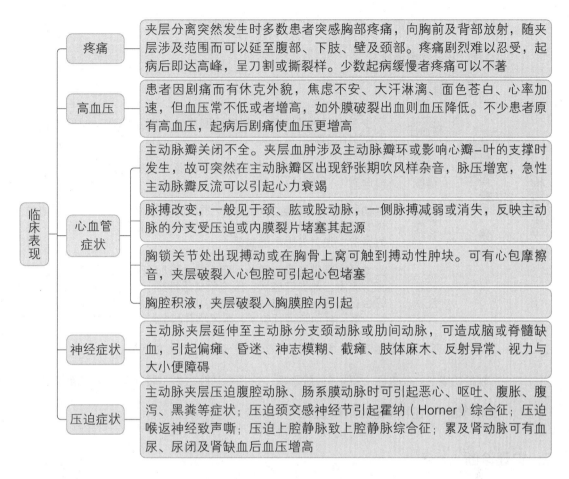

临床表现
- 疼痛：夹层分离突然发生时多数患者突感胸部疼痛，向胸前及背部放射，随夹层涉及范围而可以延至腹部、下肢、壁及颈部。疼痛剧烈难以忍受，起病后即达高峰，呈刀割或撕裂样。少数起病缓慢者疼痛可以不著
- 高血压：患者因剧痛而有休克外貌，焦虑不安、大汗淋漓、面色苍白、心率加速，但血压常不低或者增高，如外膜破裂出血则血压降低。不少患者原有高血压，起病后剧痛使血压更增高
- 心血管症状：
  - 主动脉瓣关闭不全。夹层血肿涉及主动脉瓣环或影响心瓣-叶的支撑时发生，故可突然在主动脉瓣区出现舒张期吹风样杂音，脉压增宽，急性主动脉瓣反流可以引起心力衰竭
  - 脉搏改变，一般见于颈、肱或股动脉，一侧脉搏减弱或消失，反映主动脉的分支受压迫或内膜裂片堵塞其起源
  - 胸锁关节处出现搏动或在胸骨上窝可触到搏动性肿块。可有心包摩擦音，夹层破裂入心包腔可引起心包堵塞
  - 胸腔积液，夹层破裂入胸膜腔内引起
- 神经症状：主动脉夹层延伸至主动脉分支颈动脉或肋间动脉，可造成脑或脊髓缺血，引起偏瘫、昏迷、神志模糊、截瘫、肢体麻木、反射异常、视力与大小便障碍
- 压迫症状：主动脉夹层压迫腹腔动脉、肠系膜动脉时可引起恶心、呕吐、腹胀、腹泻、黑粪等症状；压迫颈交感神经节引起霍纳（Horner）综合征；压迫喉返神经致声嘶；压迫上腔静脉致上腔静脉综合征；累及肾动脉可有血尿、尿闭及肾缺血后血压增高

二、护理评估

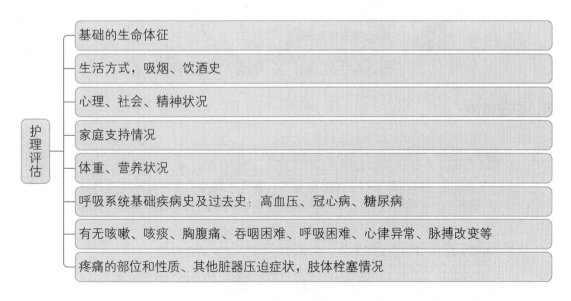

护理评估
- 基础的生命体征
- 生活方式，吸烟、饮酒史
- 心理、社会、精神状况
- 家庭支持情况
- 体重、营养状况
- 呼吸系统基础疾病史及过去史：高血压、冠心病、糖尿病
- 有无咳嗽、咳痰、胸腹痛、吞咽困难、呼吸困难、心律异常、脉搏改变等
- 疼痛的部位和性质、其他脏器压迫症状，肢体栓塞情况

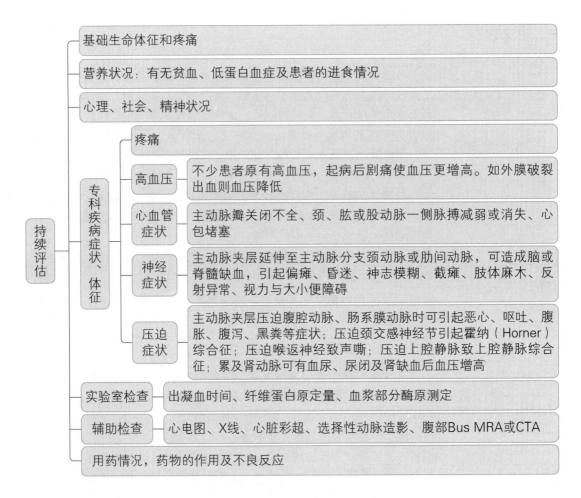

三、护理诊断

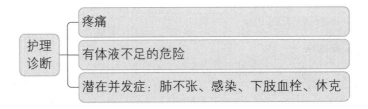

四、护理措施

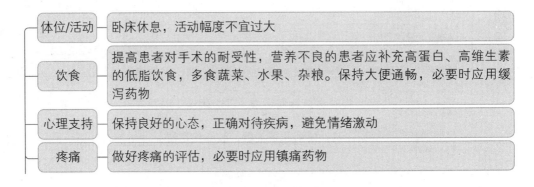

```
                          ┌─ 戒烟、指导做深呼吸及有效咳嗽

              ┌─ 呼吸道    ├─ 呼吸困难者予氧气吸入，监测脉搏氧饱和度及呼吸型态、频率
              │  管理
              │           └─ 痰液黏稠者予雾化吸入，根据医嘱用抗生素

              │           ┌─ 要卧床休息，告诉患者不要突然起身、坐下或转身等，避免任何碰
              │           │  撞、外伤，禁止按摩、挤压、热敷腹部，避免突然加大腹压的运动，
              ├─ 防止动脉  ┤  如剧烈咳嗽、用力排便、屏气或剧烈运动。一旦患者感到疼痛加剧，
              │  破裂      │  范围扩大，面色苍白出冷汗，血压下降，脉搏细速等症状，应疑为夹
              │           └─ 层破裂，即使报告医生，采取措施

      护        │           ┌─ 附壁血栓脱落，可引起急慢性下肢缺血症状，患者可出现下肢疼痛，
      理        ├─ 双下肢血  ┤  皮色苍白，皮温下降，感觉减弱，运动障碍，末梢动脉搏动消失
      措        │  运观察
      施        │
              ├─ 每4小时触摸并对比四肢动脉脉搏强弱，判断有无组织灌注不良

              ├─ 肾灌注不良时，肾血流减少，尿量减少，血清尿素氮、肌酐值上升，监测每小时尿
              │  量，每1~2天检验尿常规、肾功能

              ├─ 监测血压变化，控制血压于稳定状态，以免瘤体破裂

              └─ 监测心率变化，必要时遵医嘱应用药物减慢心率，减低心肌收缩力、减慢左室收缩速度


              ┌─ 了解手术情况：手术方式、术中出血、输血、麻醉等

              ├─ 基础生命体征、氧饱和度和疼痛

              ├─ 营养：患者的进食情况及有无贫血、低蛋白血症

              ├─ 患者的活动能力

              ├─ 两肺呼吸音、咳嗽、咳痰及痰的性质、呼吸功能锻炼仪使用情况

      术        ├─ 切口敷料及切口愈合
      后
      评        ├─ 腹部症状、体征、肠鸣音
      估
              ├─ 双下肢血供情况

              ├─ 全身出血症状

              ├─ 皮温色泽与尿量

              ├─ 实验室检查结果：PT、APTT等

              └─ 用药情况，药物的作用及不良反应
```

	体位/活动	腔内隔绝术后：患肢制动24小时，逐渐增加活动量，术后病情允许协助离床活动

术后干预措施

- **体位/活动**：腔内隔绝术后：患肢制动24小时，逐渐增加活动量，术后病情允许协助离床活动
- **饮食/输液**：腔内隔绝术后6小时即可进流质饮食，逐渐过渡为高蛋白高维生素低脂饮食，血压高者限制盐的摄入，有肾功损害者选择优质蛋白饮食。调节静脉输液速度，记录24小时出入量
- 严密监测患者的生命体征，控制高血压，减少渗血和假性动脉瘤的发生
- **呼吸道的管理**
  - 氧气吸入，根据病情选择吸氧方式及吸氧流量
  - 雾化吸入
  - 鼓励有效咳嗽咳痰
  - 咳痰困难者，采取指压胸骨切迹上方刺激咳嗽、咳痰
- **切口**
  - 观察切口敷料情况及有无血肿
  - 切口感染者，协助做好分泌物培养，加强换药
- **疼痛管理**
  - 有效控制疼痛，保证足够的睡眠
  - 疼痛 >5分，联系医生给予止痛药，30分钟后观察镇痛效果
- **抗凝治疗/抗凝药物肝素的注意事项**
  - 根据具体情况进行适当抗凝治疗，防止人工血管内血栓形成
  - 静脉穿刺部位按压3～5分钟
  - 监测APTT，应为正常的1.5～2.5倍
  - 注意抗凝药物的不良反应，观察有无全身出血症状
- **心理支持**：保持良好的心态，正确对待疾病
- **预防感染**
  - 病房通风良好，做好基础护理，防止口腔和泌尿道感染
  - 术后大剂量、广谱抗生素的应用
- **腔内隔绝术后的并发症**
  - **内漏**：从各种途径不断有血液灌注入假腔的现象
  - **支架置入术后综合征**：术后短期出现的一过性C反应蛋白升高、发热及红细胞、白细胞、血小板三系轻度下降的现象，体检时无感染证据，原因不明
  - **脊髓缺血**：是严重的并发症，表现为下肢瘫或截瘫
  - **支架移位**：如支架移位覆盖了肾动脉和肠系膜上动脉，可引起急性肾衰竭、高血压、急性肠坏死，如患者出现少尿、无尿、血尿、剧烈腹痛、血便等应立即通知医师处理
- **双下肢血运观察**：附壁血栓脱落，可引起急慢性下肢缺血症状，患者可出现下肢疼痛、皮色苍白，皮温下降，感觉减弱，运动障碍，末梢动脉搏动消失

五、健康教育

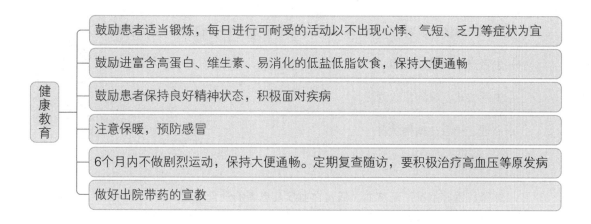

健康教育
- 鼓励患者适当锻炼，每日进行可耐受的活动以不出现心悸、气短、乏力等症状为宜
- 鼓励进富含高蛋白、维生素、易消化的低盐低脂饮食，保持大便通畅
- 鼓励患者保持良好精神状态，积极面对疾病
- 注意保暖，预防感冒
- 6个月内不做剧烈运动，保持大便通畅。定期复查随访，要积极治疗高血压等原发病
- 做好出院带药的宣教

第十三节　自发性气胸护理

自发性气胸是指由于肺部疾病使肺组织和脏层胸膜破裂，或靠近肺表面的细微气肿泡破裂，肺和支气管内空气逸入胸膜腔。多见于男性青壮年或患有慢性支气管炎、肺气肿以及肺结核者。本病属肺科急症之一，严重者可危及生命，及时处理可治愈。

一、临床表现

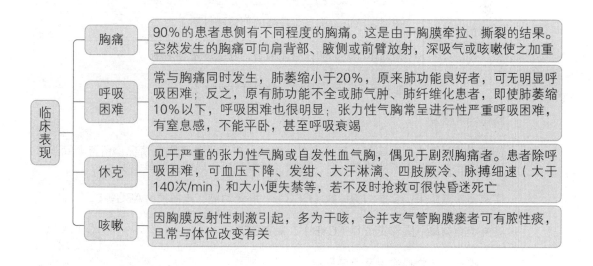

临床表现
- 胸痛：90%的患者患侧有不同程度的胸痛。这是由于胸膜牵拉、撕裂的结果。空然发生的胸痛可向肩背部、腋侧或前臂放射，深吸气或咳嗽使之加重
- 呼吸困难：常与胸痛同时发生，肺萎缩小于20%，原来肺功能良好者，可无明显呼吸困难；反之，原有肺功能不全或肺气肿、肺纤维化患者，即使肺萎缩10%以下，呼吸困难也很明显；张力性气胸常呈进行性严重呼吸困难，有窒息感，不能平卧，甚至呼吸衰竭
- 休克：见于严重的张力性气胸或自发性血气胸，偶见于剧烈胸痛者。患者除呼吸困难，可血压下降、发绀、大汗淋漓、四肢厥冷、脉搏细速（大于140次/min）和大小便失禁等，若不及时抢救可很快昏迷死亡
- 咳嗽：因胸膜反射性刺激引起，多为干咳，合并支气管胸膜瘘者可有脓性痰，且常与体位改变有关

二、护理评估

基础生命体征、神志、瞳孔、脉搏、氧饱和度、疼痛和肢体活动等情况

患者产生气胸的原因

生活方式，吸烟、饮酒史

心理、社会、精神状况

家庭支持情况

体重、营养状况：无贫血、低蛋白血症及患者的进食情况

呼吸系统基础疾病史及过去史：高血压、冠心病、糖尿病

早期症状如咳嗽、咳痰，痰量及性状；胸闷、胸痛（疼痛的部位和性质）、气促、呼吸困难、缺氧症状和休克；有无开放性伤口、气管有无偏移、有无纵隔摆动；血糖水平

胸部体征，如叩诊有无鼓音，呼吸音是否清晰

动脉血气分析（ABG）情况，胸片检查肺压缩程度

根据病情准备胸腔穿刺术、胸腔闭式引流术的物品及药物，及时配合医生进行有关处理

患者对疾病的认知程度，有无焦虑、恐惧

护理评估

病情及主要症状：
- 咳嗽、咳痰、痰量及性状
- 胸闷、气促、胸痛（疼痛的部位和性质）
- 胸部体征，如叩诊有无鼓音，呼吸音是否清晰
- 面色变化、呼吸困难、缺氧症状和休克

胸穿抽气情况

胸腔闭式引流术后观察创口有无出血、漏气、皮下气肿及胸痛情况；留置期间观察气泡溢出情况及引流液的量、色、性状，管周敷料、局部皮肤等情况

实验室检查结果：全血细胞计数（CBC）、肝肾功能、电解质、ABG等

特殊检查结果：胸部正位片（CXR）、胸部CT

用药情况，药物的作用及不良反应

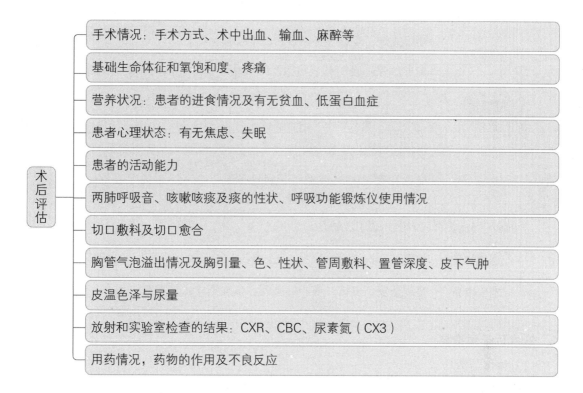

术后评估
- 手术情况：手术方式、术中出血、输血、麻醉等
- 基础生命体征和氧饱和度、疼痛
- 营养状况：患者的进食情况及有无贫血、低蛋白血症
- 患者心理状态：有无焦虑、失眠
- 患者的活动能力
- 两肺呼吸音、咳嗽咳痰及痰的性状、呼吸功能锻炼仪使用情况
- 切口敷料及切口愈合
- 胸管气泡溢出情况及胸引量、色、性状、管周敷料、置管深度、皮下气肿
- 皮温色泽与尿量
- 放射和实验室检查的结果：CXR、CBC、尿素氮（CX3）
- 用药情况，药物的作用及不良反应

三、护理诊断

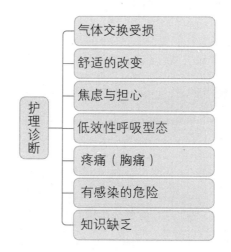

护理诊断
- 气体交换受损
- 舒适的改变
- 焦虑与担心
- 低效性呼吸型态
- 疼痛（胸痛）
- 有感染的危险
- 知识缺乏

四、护理措施

1. 一般护理措施

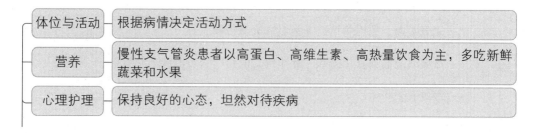

- 体位与活动 —— 根据病情决定活动方式
- 营养 —— 慢性支气管炎患者以高蛋白、高维生素、高热量饮食为主，多吃新鲜蔬菜和水果
- 心理护理 —— 保持良好的心态，坦然对待疾病

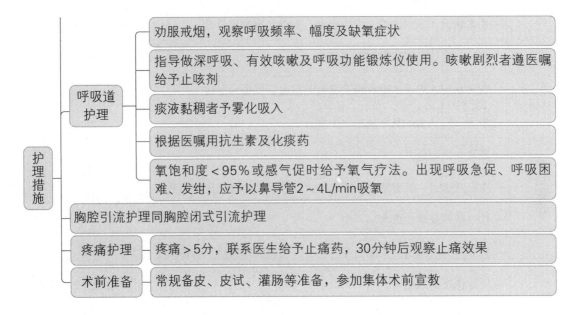

2. 术后干预措施

（1）体位与活动

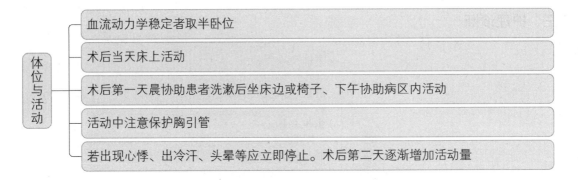

（2）输液与饮食

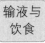

输液与 饮食	液体速度适中，＜60滴/分；心肺功能不全者，宜缓慢滴入
	术后6小时可进半流饮食，逐渐过渡到普食，多吃水果、蔬菜；高蛋白粗纤维饮 食，保持大便通畅

（3）呼吸道管理

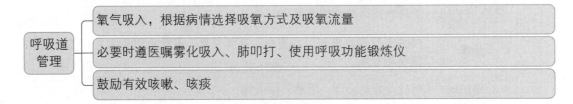

（4）切口、疼痛护理

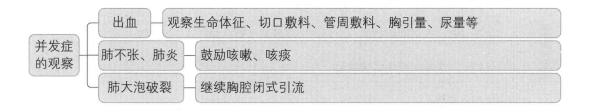

（5）并发症的观察

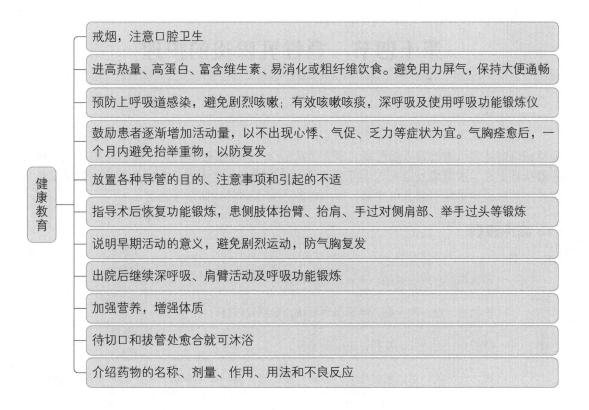

（6）健康教育

（7）其他

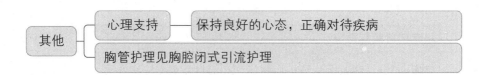

其他 —— 心理支持 —— 保持良好的心态，正确对待疾病
      —— 胸管护理见胸腔闭式引流护理

五、健康教育

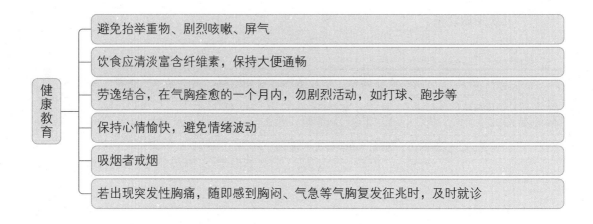

健康教育 —— 避免抬举重物、剧烈咳嗽、屏气
        —— 饮食应清淡富含纤维素，保持大便通畅
        —— 劳逸结合，在气胸痊愈的一个月内，勿剧烈活动，如打球、跑步等
        —— 保持心情愉快，避免情绪波动
        —— 吸烟者戒烟
        —— 若出现突发性胸痛，随即感到胸闷、气急等气胸复发征兆时，及时就诊

第十四节　急性乳腺炎的护理

　　急性乳腺炎是因为细菌感染所致的急性乳房炎症，常在短期内形成脓肿，多由金黄色葡萄球菌或链球菌沿淋巴管入侵所致。多见于产后 2～6 周哺乳的妇女，特别是初产妇，病菌一般从乳头破口或皲裂处侵入，也可直接侵入引起感染。本病固然有特效治疗，但是发病后痛苦，乳腺组织破坏引起乳房变形，影响哺乳。对本病的预防重于治疗。

一、临床表现

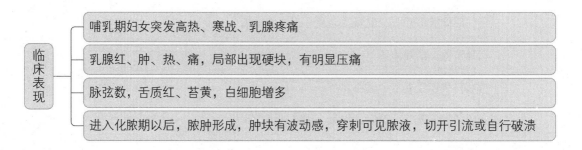

临床表现 —— 哺乳期妇女突发高热、寒战、乳腺疼痛
        —— 乳腺红、肿、热、痛，局部出现硬块，有明显压痛
        —— 脉弦数，舌质红、苔黄，白细胞增多
        —— 进入化脓期以后，脓肿形成，肿块有波动感，穿刺可见脓液，切开引流或自行破溃

二、护理评估

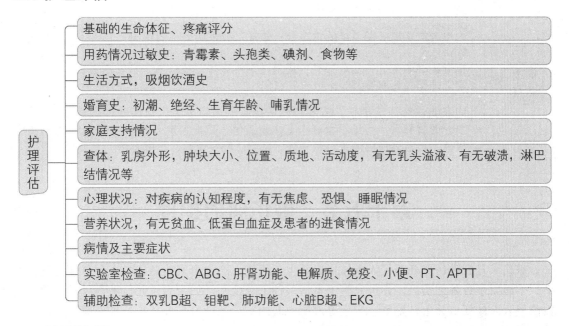

- 护理评估
  - 基础的生命体征、疼痛评分
  - 用药情况过敏史：青霉素、头孢类、碘剂、食物等
  - 生活方式，吸烟饮酒史
  - 婚育史：初潮、绝经、生育年龄、哺乳情况
  - 家庭支持情况
  - 查体：乳房外形，肿块大小、位置、质地、活动度，有无乳头溢液、有无破溃，淋巴结情况等
  - 心理状况：对疾病的认知程度，有无焦虑、恐惧、睡眠情况
  - 营养状况，有无贫血、低蛋白血症及患者的进食情况
  - 病情及主要症状
  - 实验室检查：CBC、ABG、肝肾功能、电解质、免疫、小便、PT、APTT
  - 辅助检查：双乳B超、钼靶、肺功能、心脏B超、EKG

三、护理诊断

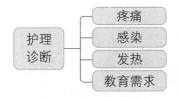

- 护理诊断
  - 疼痛
  - 感染
  - 发热
  - 教育需求

四、护理措施

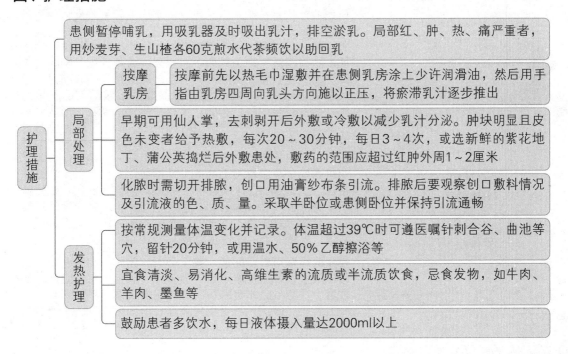

- 护理措施
  - 患侧暂停哺乳，用吸乳器及时吸出乳汁，排空淤乳。局部红、肿、热、痛严重者，用炒麦芽、生山楂各60克煎水代茶频饮以助回乳
  - 局部处理
    - 按摩乳房：按摩前先以热毛巾湿敷并在患侧乳房涂上少许润滑油，然后用手指由乳房四周向乳头方向施以正压，将瘀滞乳汁逐步推出
    - 早期可用仙人掌，去刺剥开后外敷或冷敷以减少乳汁分泌。肿块明显且皮色未变者给予热敷，每次20～30分钟，每日3～4次，或选新鲜的紫花地丁、蒲公英捣烂后外敷患处，敷药的范围应超过红肿外周1～2厘米
    - 化脓时需切开排脓，创口用油膏纱布条引流。排脓后要观察创口敷料情况及引流液的色、质、量。采取半卧位或患侧卧位并保持引流通畅
  - 发热护理
    - 按常规测量体温变化并记录。体温超过39℃时可遵医嘱针刺合谷、曲池等穴，留针20分钟，或用温水、50%乙醇擦浴等
    - 宜食清淡、易消化、高维生素的流质或半流质饮食，忌食发物，如牛肉、羊肉、墨鱼等
    - 鼓励患者多饮水，每日液体摄入量达2000ml以上

五、健康教育

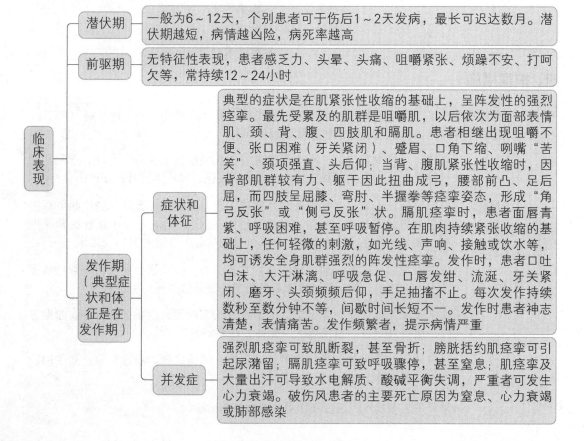

健康教育	向患者解释哺乳期卫生的重要性，使其了解本病发生的原因
	指导正确的哺乳方法。授乳前用清洁温水毛巾轻拭乳头，授乳后对乳房内未排空乳汁用吸乳器充分吸出或自行挤出
	内衣要保持清洁柔软。脓肿破溃后排脓期患者多为气血两亏，饮食宜调补气血、健脾和胃。可给予营养丰富、易消化、高维生素、高蛋白食物，如红枣粳米粥、山药老母鸡汤等。忌辛辣、炙烤、肥甘厚腻、鱼腥发物

第十五节　破伤风的护理

破伤风是有破伤风杆菌侵入人体伤口并生长繁殖、产生毒素所造成的一种急性特异性感染。常继发于各种创伤后，亦可发生于不洁条件下分娩的产妇及新生儿。破伤风是由破伤风梭菌侵入人体伤口并生长繁殖、产生毒素所引起的一种急性特异性感染。破伤风是一种十分严重的疾病，病死率高，故应采取积极的综合治疗措施。

一、临床表现

临床表现	潜伏期		一般为6~12天，个别患者可于伤后1~2天发病，最长可迟达数月。潜伏期越短，病情越凶险，病死率越高
	前驱期		无特征性表现，患者感乏力、头晕、头痛、咀嚼紧张、烦躁不安、打呵欠等，常持续12~24小时
	发作期（典型症状和体征是在发作期）	症状和体征	典型的症状是在肌紧张性收缩的基础上，呈阵发性的强烈痉挛。最先受累及的肌群是咀嚼肌，以后依次为面部表情肌、颈、背、腹、四肢肌和膈肌。患者相继出现咀嚼不便、张口困难（牙关紧闭）、蹙眉、口角下缩、咧嘴"苦笑"、颈项强直、头后仰；当背、腹肌紧张性收缩时，因背部肌群较有力、躯干因此扭曲成弓、腰部前凸、足后屈，而四肢呈屈膝、弯肘、半握拳等痉挛姿态，形成"角弓反张"或"侧弓反张"状。膈肌痉挛时，患者面唇青紫、呼吸困难，甚至呼吸暂停。在肌肉持续紧张收缩的基础上，任何轻微的刺激，如光线、声响、接触或饮水等，均可诱发全身肌群强烈的阵发性痉挛。发作时，患者口吐白沫、大汗淋漓、呼吸急促、口唇发绀、流涎、牙关紧闭、磨牙、头颈频频后仰，手足抽搐不止。每次发作持续数秒至数分钟不等，间歇时间长短不一。发作时患者神志清楚，表情痛苦。发作频繁者，提示病情严重
		并发症	强烈肌痉挛可致肌断裂，甚至骨折；膀胱括约肌痉挛可引起尿潴留；膈肌痉挛可致呼吸骤停，甚至窒息；肌痉挛及大量出汗可导致水电解质、酸碱平衡失调，严重者可发生心力衰竭。破伤风患者的主要死亡原因为窒息、心力衰竭或肺部感染

二、护理评估

基础生命体征及全身情况，患者的肌痉挛和呼吸状况。注意有无呼吸困难、窒息或肺部感染等并发症

评估患者身体各部位有无损伤、刺伤、扎伤或骨折等，损伤的部位、范围、深度和有无红肿、污染等。若为新生儿，注意其脐带残端有无红肿等感染迹象

受伤史和相关因素：了解有无开放性损伤病史，如火器伤、烧伤、开放性骨折、木刺或锈钉刺伤等，注意了解伤口的污染程度、深度、开口大小、是否及时进行彻底清创及引流是否通畅等信息；有无产后感染或新生儿脐带消毒不严等

了解发病情况，评估患者的前驱症状、肌肉收缩和痉挛症状发作的持续时间、间隔时间、严重程度等

了解破伤风预防接种史等

心理和家庭社会支持

饮食及大小便情况

护理评估

观察抽搐是局部还是全身性，是持续状态还是阵发性，抽搐发作时间、持续时间、间歇时间、发作频率

神志和生命体征及其呼吸动态变化

胃肠道功能：了解患者是否腹胀、排便排气症状和腹部体征及其动态改变

有无水、电解质、酸碱失衡的症状与体征及其改变，周围微循环状况及其改变

有无并发症状：高热、皮肤受损等

有无舌咬伤及其他意外损伤

家属对疾病的认知程度及支持系统：家属对患者的关心程度、经济情况

观察药物疗效及不良反应，注意冬眠药物及营养支持易引起静脉炎

气管切开护理，痰液的观察

呼吸机的应用

辅助检查：血常规、生化全项、血气分析等

三、护理诊断

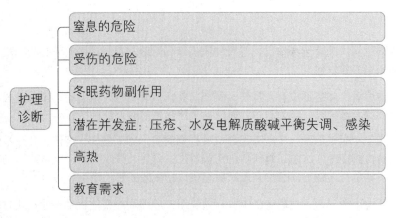

护理诊断
- 窒息的危险
- 受伤的危险
- 冬眠药物副作用
- 潜在并发症：压疮、水及电解质酸碱平衡失调、感染
- 高热
- 教育需求

四、护理措施

1. 保持呼吸道通畅

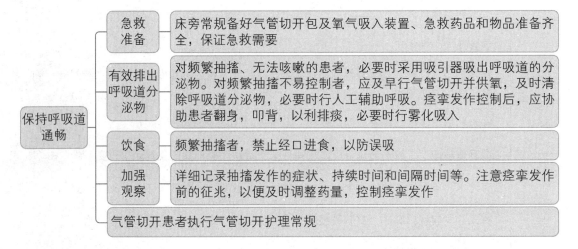

保持呼吸道通畅
- **急救准备**：床旁常规备好气管切开包及氧气吸入装置、急救药品和物品准备齐全，保证急救需要
- **有效排出呼吸道分泌物**：对频繁抽搐、无法咳嗽的患者，必要时采用吸引器吸出呼吸道的分泌物。对频繁抽搐不易控制者，应及早行气管切开并供氧，及时清除呼吸道分泌物，必要时行人工辅助呼吸。痉挛发作控制后，应协助患者翻身，叩背，以利排痰，必要时行雾化吸入
- **饮食**：频繁抽搐者，禁止经口进食，以防误吸
- **加强观察**：详细记录抽搐发作的症状、持续时间和间隔时间等。注意痉挛发作前的征兆，以便及时调整药量，控制痉挛发作
- 气管切开患者执行气管切开护理常规

2. 维持体液平衡

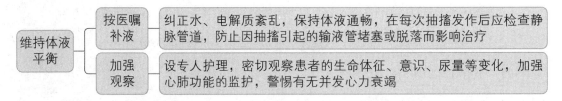

维持体液平衡
- **按医嘱补液**：纠正水、电解质紊乱，保持体液通畅，在每次抽搐发作后应检查静脉管道，防止因抽搐引起的输液管堵塞或脱落而影响治疗
- **加强观察**：设专人护理，密切观察患者的生命体征、意识、尿量等变化，加强心肺功能的监护，警惕有无并发心力衰竭

3. 保护患者，防止意外损伤

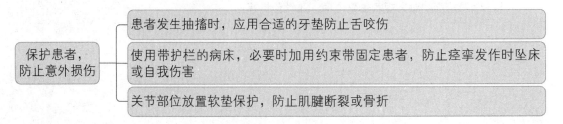

保护患者，防止意外损伤
- 患者发生抽搐时，应用合适的牙垫防止舌咬伤
- 使用带护栏的病床，必要时加用约束带固定患者，防止痉挛发作时坠床或自我伤害
- 关节部位放置软垫保护，防止肌腱断裂或骨折

4. 其他

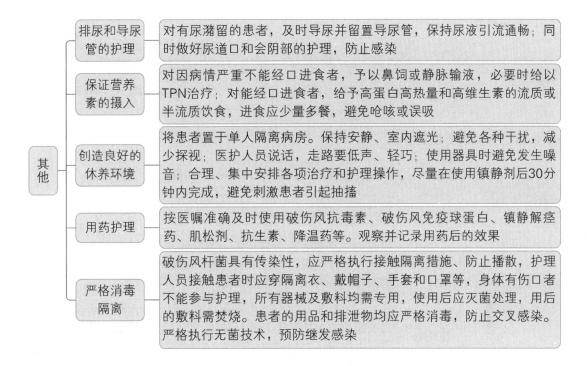

其他

排尿和导尿管的护理	对有尿潴留的患者，及时导尿并留置导尿管，保持尿液引流通畅；同时做好尿道口和会阴部的护理，防止感染
保证营养素的摄入	对因病情严重不能经口进食者，予以鼻饲或静脉输液，必要时给以TPN治疗；对能经口进食者，给予高蛋白高热量和高维生素的流质或半流质饮食，进食应少量多餐，避免呛咳或误吸
创造良好的休养环境	将患者置于单人隔离病房。保持安静、室内遮光；避免各种干扰，减少探视；医护人员说话，走路要低声、轻巧；使用器具时避免发生噪音；合理、集中安排各项治疗和护理操作，尽量在使用镇静剂后30分钟内完成，避免刺激患者引起抽搐
用药护理	按医嘱准确及时使用破伤风抗毒素、破伤风免疫球蛋白、镇静解痉药、肌松剂、抗生素、降温药等。观察并记录用药后的效果
严格消毒隔离	破伤风杆菌具有传染性，应严格执行接触隔离措施、防止播散，护理人员接触患者时应穿隔离衣、戴帽子、手套和口罩等，身体有伤口者不能参与护理，所有器械及敷料均需专用，使用后应灭菌处理，用后的敷料需焚烧。患者的用品和排泄物均应严格消毒，防止交叉感染。严格执行无菌技术，预防继发感染

五、健康教育

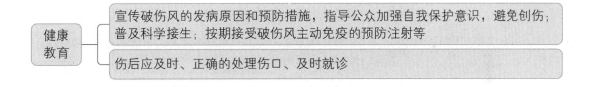

| 健康教育 | 宣传破伤风的发病原因和预防措施，指导公众加强自我保护意识，避免创伤；普及科学接生；按期接受破伤风主动免疫的预防注射等 |
| | 伤后应及时、正确的处理伤口、及时就诊 |

第十六节　肌腱损伤护理

肌腱损伤多为开放性，以切割伤较多，常合并神经血管伤或者骨关节损伤，也可发生闭合性撕裂伤，肌腱断裂后，相应的关节失去活动功能，为常见的运动系统损伤。直接暴力造成的肌肉或肌腹移行部完全断裂或部分断裂，叫做肌肉断裂。外力引起的肌肉突然猛力的收缩，可造成肌腱起止点的完全或部分撕裂，叫做肌腱断裂。如果肌腱长期反复经受轻微外伤，或肌腱本身有慢性磨损，导致腱纤维变性、变细，日后轻微扭伤即可造成肌腱断裂，叫做肌腱自发性断裂。肌肉过度疲劳、肌肉急性扭伤治疗不当或者不良姿态和畸形所致的肌肉平衡失调，叫做慢性肌劳损。

一、临床表现

1. 肩袖损伤

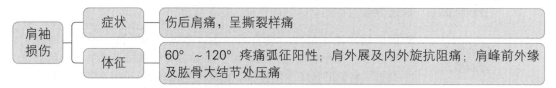

肩袖损伤 ── 症状 ── 伤后肩痛，呈撕裂样痛

肩袖损伤 ── 体征 ── 60°～120° 疼痛弧征阳性；肩外展及内外旋抗阻痛；肩峰前外缘及肱骨大结节处压痛

2. 肱二头肌长头肌腱损伤

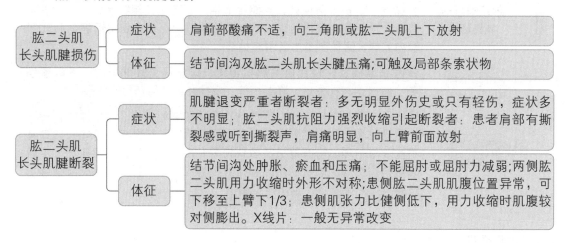

肱二头肌长头肌腱损伤 ── 症状 ── 肩前部酸痛不适，向三角肌或肱二头肌上下放射

肱二头肌长头肌腱损伤 ── 体征 ── 结节间沟及肱二头肌长头腱压痛;可触及局部条索状物

肱二头肌长头肌腱断裂 ── 症状 ── 肌腱退变严重者断裂者：多无明显外伤史或只有轻伤，症状多不明显；肱二头肌抗阻力强烈收缩引起断裂者：患者肩部有撕裂感或听到撕裂声，肩痛明显，向上臂前面放射

肱二头肌长头肌腱断裂 ── 体征 ── 结节间沟处肿胀、瘀血和压痛；不能屈肘或屈肘力减弱;两侧肱二头肌用力收缩时外形不对称；患侧肱二头肌肌腹位置异常，可下移至上臂下1/3；患侧肌张力比健侧低下，用力收缩时肌腹较对侧膨出。X线片：一般无异常改变

3. 肱三头肌肌腱损伤

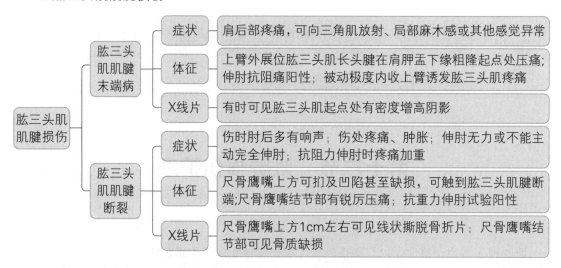

肱三头肌肌腱损伤 ── 肱三头肌肌腱末端病 ── 症状 ── 肩后部疼痛，可向三角肌放射、局部麻木感或其他感觉异常

肱三头肌肌腱末端病 ── 体征 ── 上臂外展位肱三头肌长头腱在肩胛盂下缘粗隆起点处压痛；伸肘抗阻痛阳性；被动极度内收上臂诱发肱三头肌疼痛

肱三头肌肌腱末端病 ── X线片 ── 有时可见肱三头肌起点处有密度增高阴影

肱三头肌肌腱断裂 ── 症状 ── 伤时肘后多有响声；伤处疼痛、肿胀；伸肘无力或不能主动完全伸肘；抗阻力伸肘时疼痛加重

肱三头肌肌腱断裂 ── 体征 ── 尺骨鹰嘴上方可扪及凹陷甚至缺损，可触到肱三头肌腱断端;尺骨鹰嘴结节部有锐厉压痛；抗重力伸肘试验阳性

肱三头肌肌腱断裂 ── X线片 ── 尺骨鹰嘴上方1cm左右可见线状撕脱骨折片；尺骨鹰嘴结节部可见骨质缺损

4. 肱骨外上髁炎（网球肘）

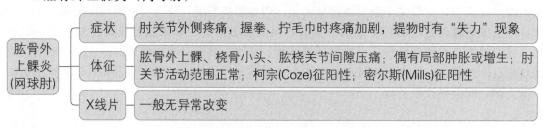

肱骨外上髁炎(网球肘) ── 症状 ── 肘关节外侧疼痛，握拳、拧毛巾时疼痛加剧，提物时有"失力"现象

肱骨外上髁炎(网球肘) ── 体征 ── 肱骨外上髁、桡骨小头、肱桡关节间隙压痛；偶有局部肿胀或增生；肘关节活动范围正常；柯宗(Coze)征阳性；密尔斯(Mills)征阳性

肱骨外上髁炎(网球肘) ── X线片 ── 一般无异常改变

　图解实用急诊科临床护理

5. 肱骨内上髁炎（高尔夫球肘）

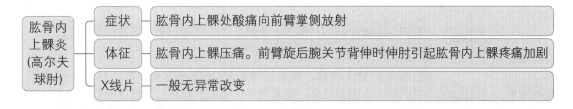

肱骨内上髁炎(高尔夫球肘)	症状	肱骨内上髁处酸痛向前臂掌侧放射
	体征	肱骨内上髁压痛。前臂旋后腕关节背伸时伸肘引起肱骨内上髁疼痛加剧
	X线片	一般无异常改变

6. 股内收肌腱损伤

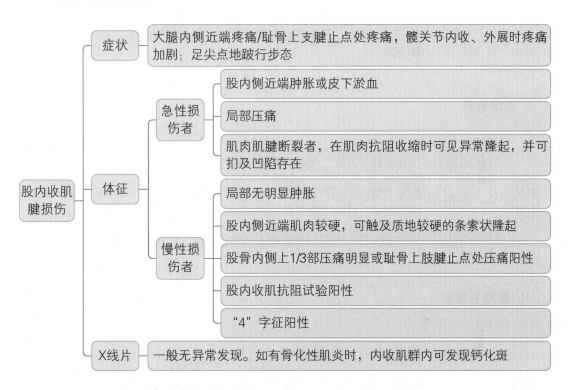

股内收肌腱损伤	症状		大腿内侧近端疼痛/耻骨上支腱止点处疼痛，髋关节内收、外展时疼痛加剧；足尖点地跛行步态
	体征	急性损伤者	股内侧近端肿胀或皮下淤血
			局部压痛
			肌肉肌腱断裂者，在肌肉抗阻收缩时可见异常隆起，并可扪及凹陷存在
		慢性损伤者	局部无明显肿胀
			股内侧近端肌肉较硬，可触及质地较硬的条索状隆起
			股骨内侧上1/3部压痛明显或耻骨上肢腱止点处压痛阳性
			股内收肌抗阻试验阳性
			"4"字征阳性
	X线片		一般无异常发现。如有骨化性肌炎时，内收肌群内可发现钙化斑

7. 髂胫束损伤

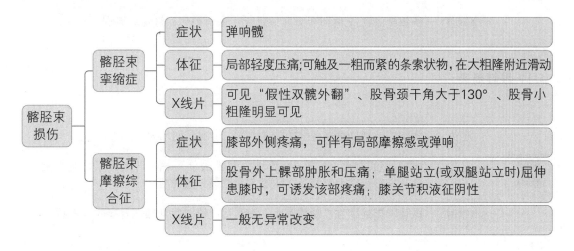

髂胫束损伤	髂胫束挛缩症	症状	弹响髋
		体征	局部轻度压痛;可触及一粗而紧的条索状物,在大粗隆附近滑动
		X线片	可见"假性双髋外翻"、股骨颈干角大于130°、股骨小粗隆明显可见
	髂胫束摩擦综合征	症状	膝部外侧疼痛，可伴有局部摩擦感或弹响
		体征	股骨外上髁部肿胀和压痛；单腿站立(或双腿站立时)屈伸患膝时，可诱发该部疼痛；膝关节积液征阴性
		X线片	一般无异常改变

8. 股四头肌腱损伤

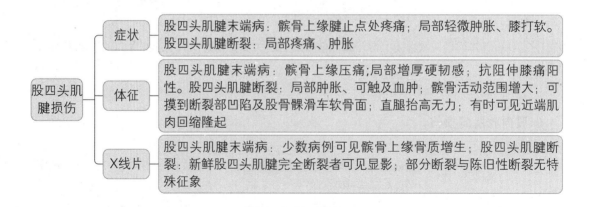

股四头肌腱损伤	症状	股四头肌腱末端病：髌骨上缘腱止点处疼痛；局部轻微肿胀、膝打软。股四头肌腱断裂：局部疼痛、肿胀
	体征	股四头肌腱末端病：髌骨上缘压痛；局部增厚硬韧感；抗阻伸膝痛阳性。股四头肌腱断裂：局部肿胀、可触及血肿；髌骨活动范围增大；可摸到断裂部凹陷及股骨髁滑车软骨面；直腿抬高无力；有时可见近端肌肉回缩隆起
	X线片	股四头肌腱末端病：少数病例可见髌骨上缘骨质增生；股四头肌腱断裂：新鲜股四头肌腱完全断裂者可见显影；部分断裂与陈旧性断裂无特殊征象

9. 髌腱断裂

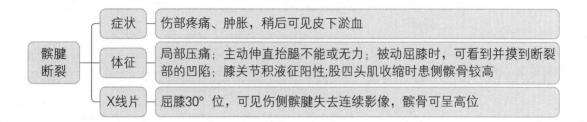

髌腱断裂	症状	伤部疼痛、肿胀，稍后可见皮下淤血
	体征	局部压痛；主动伸直抬腿不能或无力；被动屈膝时，可看到并摸到断裂部的凹陷；膝关节积液征阳性；股四头肌收缩时患侧髌骨较高
	X线片	屈膝30°位，可见伤侧髌腱失去连续影像，髌骨可呈高位

10. 髌腱末端病

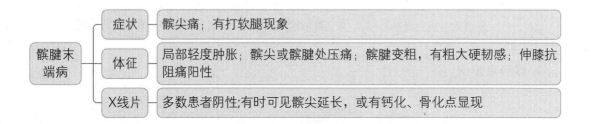

髌腱末端病	症状	髌尖痛；有打软腿现象
	体征	局部轻度肿胀；髌尖或髌腱处压痛；髌腱变粗，有粗大硬韧感；伸膝抗阻痛阳性
	X线片	多数患者阴性；有时可见髌尖延长，或有钙化、骨化点显现

11. 跟腱断裂

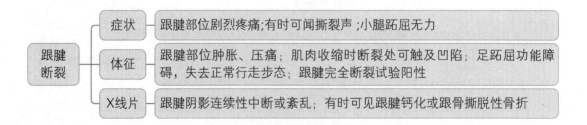

跟腱断裂	症状	跟腱部位剧烈疼痛；有时可闻撕裂声；小腿跖屈无力
	体征	跟腱部位肿胀、压痛；肌肉收缩时断裂处可触及凹陷；足跖屈功能障碍，失去正常行走步态；跟腱完全断裂试验阳性
	X线片	跟腱阴影连续性中断或紊乱；有时可见跟腱钙化或跟骨撕脱性骨折

12. 跟腱止点末端病

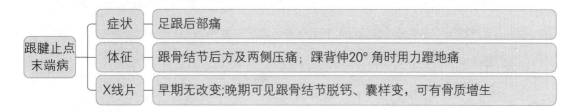

跟腱止点末端病
- 症状 — 足跟后部痛
- 体征 — 跟骨结节后方及两侧压痛；踝背伸20°角时用力蹬地痛
- X线片 — 早期无改变；晚期可见跟骨结节脱钙、囊样变，可有骨质增生

二、护理评估

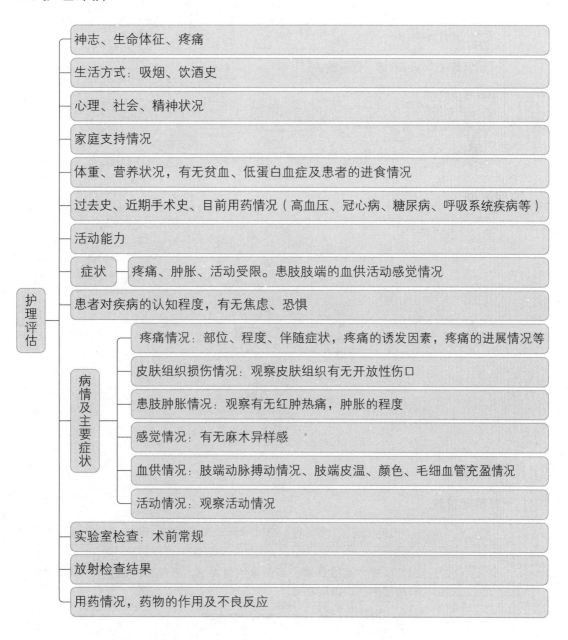

护理评估
- 神志、生命体征、疼痛
- 生活方式：吸烟、饮酒史
- 心理、社会、精神状况
- 家庭支持情况
- 体重、营养状况，有无贫血、低蛋白血症及患者的进食情况
- 过去史、近期手术史、目前用药情况（高血压、冠心病、糖尿病、呼吸系统疾病等）
- 活动能力
- 症状 — 疼痛、肿胀、活动受限。患肢肢端的血供活动感觉情况
- 患者对疾病的认知程度，有无焦虑、恐惧
- 病情及主要症状
  - 疼痛情况：部位、程度、伴随症状，疼痛的诱发因素，疼痛的进展情况等
  - 皮肤组织损伤情况：观察皮肤组织有无开放性伤口
  - 患肢肿胀情况：观察有无红肿热痛，肿胀的程度
  - 感觉情况：有无麻木异样感
  - 血供情况：肢端动脉搏动情况、肢端皮温、颜色、毛细血管充盈情况
  - 活动情况：观察活动情况
- 实验室检查：术前常规
- 放射检查结果
- 用药情况，药物的作用及不良反应

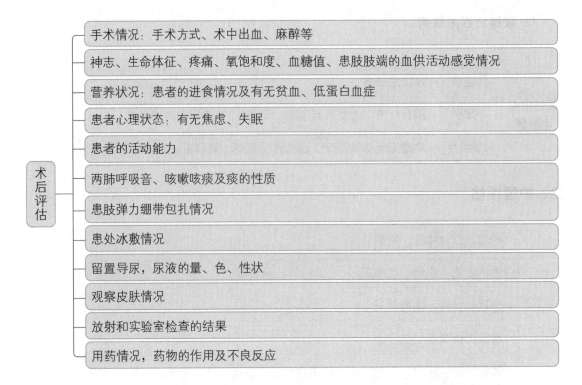

术后评估

- 手术情况：手术方式、术中出血、麻醉等
- 神志、生命体征、疼痛、氧饱和度、血糖值、患肢肢端的血供活动感觉情况
- 营养状况：患者的进食情况及有无贫血、低蛋白血症
- 患者心理状态：有无焦虑、失眠
- 患者的活动能力
- 两肺呼吸音、咳嗽咳痰及痰的性质
- 患肢弹力绷带包扎情况
- 患处冰敷情况
- 留置导尿，尿液的量、色、性状
- 观察皮肤情况
- 放射和实验室检查的结果
- 用药情况，药物的作用及不良反应

三、护理诊断

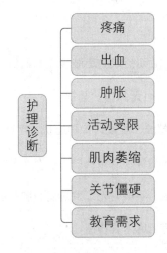

护理诊断

- 疼痛
- 出血
- 肿胀
- 活动受限
- 肌肉萎缩
- 关节僵硬
- 教育需求

四、护理措施

1. 一般护理措施

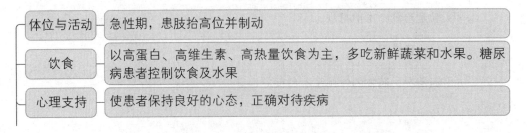

- 体位与活动：急性期，患肢抬高位并制动
- 饮食：以高蛋白、高维生素、高热量饮食为主，多吃新鲜蔬菜和水果。糖尿病患者控制饮食及水果
- 心理支持：使患者保持良好的心态，正确对待疾病

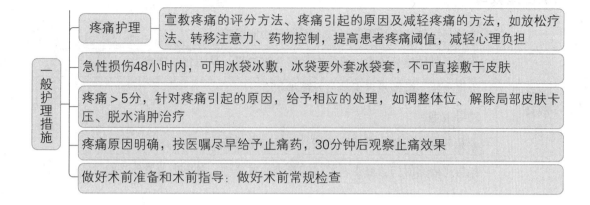

一般护理措施
- 疼痛护理 —— 宣教疼痛的评分方法、疼痛引起的原因及减轻疼痛的方法，如放松疗法、转移注意力、药物控制，提高患者疼痛阈值，减轻心理负担
- 急性损伤48小时内，可用冰袋冰敷，冰袋要外套冰袋套，不可直接敷于皮肤
- 疼痛＞5分，针对疼痛引起的原因，给予相应的处理，如调整体位、解除局部皮肤卡压、脱水消肿治疗
- 疼痛原因明确，按医嘱尽早给予止痛药，30分钟后观察止痛效果
- 做好术前准备和术前指导：做好术前常规检查

2. 术后护理措施

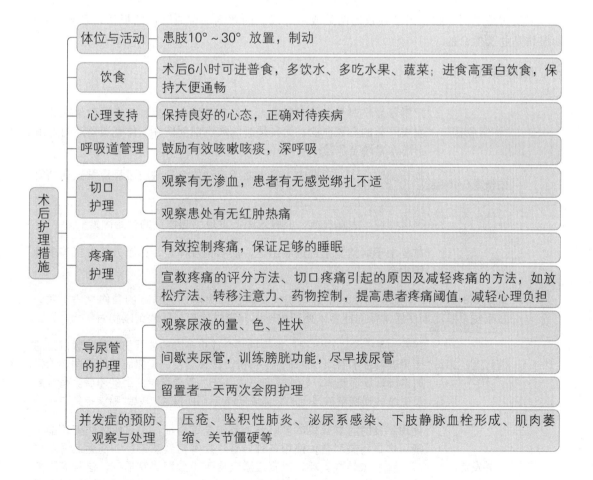

术后护理措施
- 体位与活动 —— 患肢10°～30°放置，制动
- 饮食 —— 术后6小时可进普食，多饮水、多吃水果、蔬菜；进食高蛋白饮食，保持大便通畅
- 心理支持 —— 保持良好的心态，正确对待疾病
- 呼吸道管理 —— 鼓励有效咳嗽咳痰，深呼吸
- 切口护理
  - 观察有无渗血，患者有无感觉绑扎不适
  - 观察患处有无红肿热痛
- 疼痛护理
  - 有效控制疼痛，保证足够的睡眠
  - 宣教疼痛的评分方法、切口疼痛引起的原因及减轻疼痛的方法，如放松疗法、转移注意力、药物控制，提高患者疼痛阈值，减轻心理负担
- 导尿管的护理
  - 观察尿液的量、色、性状
  - 间歇夹尿管，训练膀胱功能，尽早拔尿管
  - 留置者一天两次会阴护理
- 并发症的预防、观察与处理 —— 压疮、坠积性肺炎、泌尿系感染、下肢静脉血栓形成、肌肉萎缩、关节僵硬等

五、健康教育

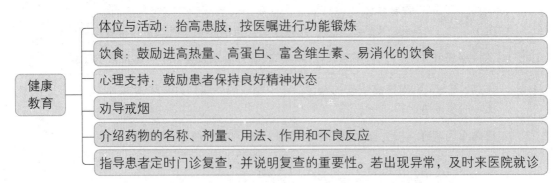

健康教育
- 体位与活动：抬高患肢，按医嘱进行功能锻炼
- 饮食：鼓励进高热量、高蛋白、富含维生素、易消化的饮食
- 心理支持：鼓励患者保持良好精神状态
- 劝导戒烟
- 介绍药物的名称、剂量、用法、作用和不良反应
- 指导患者定时门诊复查，并说明复查的重要性。若出现异常，及时来医院就诊

第十七节　多发伤的护理

多发伤是指同一致伤因子导致的两处或两处以上的解剖部位或脏器的损伤，且至少有一处损伤是危及生命的。

一、临床表现

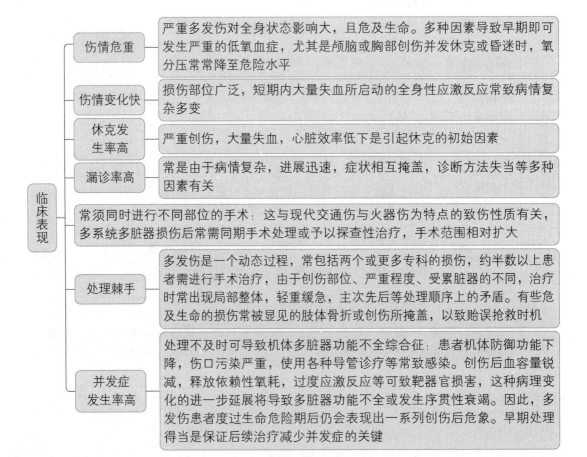

临床表现
- 伤情危重：严重多发伤对全身状态影响大，且危及生命。多种因素导致早期即可发生严重的低氧血症，尤其是颅脑或胸部创伤并发休克或昏迷时，氧分压常常降至危险水平
- 伤情变化快：损伤部位广泛，短期内大量失血所启动的全身性应激反应常致病情复杂多变
- 休克发生率高：严重创伤，大量失血，心脏效率低下是引起休克的初始因素
- 漏诊率高：常是由于病情复杂，进展迅速，症状相互掩盖，诊断方法失当等多种因素有关
- 常须同时进行不同部位的手术：这与现代交通伤与火器伤为特点的致伤性质有关，多系统多脏器损伤后常需同期手术处理或予以探查性治疗，手术范围相对扩大
- 处理棘手：多发伤是一个动态过程，常包括两个或更多专科的损伤，约半数以上患者需进行手术治疗，由于创伤部位、严重程度、受累脏器的不同，治疗时常出现局部整体、轻重缓急、主次先后等处理顺序上的矛盾。有些危及生命的损伤常被显见的肢体骨折或创伤所掩盖，以致贻误抢救时机
- 并发症发生率高：处理不及时可导致机体多脏器功能不全综合征：患者机体防御功能下降，伤口污染严重，使用各种导管诊疗等常致感染。创伤后血容量锐减，释放依赖性氧耗，过度应激反应等可致靶器官损害，这种病理变化的进一步延展将导致多脏器功能不全或发生序贯性衰竭。因此，多发伤患者度过生命危险期后仍会表现出一系列创伤后危象。早期处理得当是保证后续治疗减少并发症的关键

二、护理评估

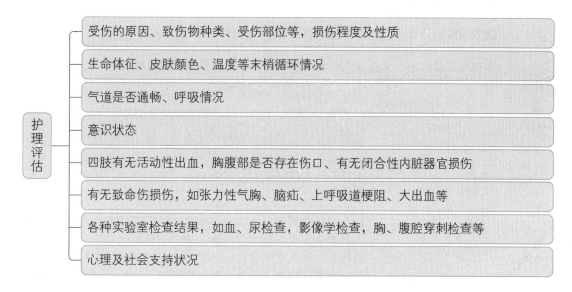

护理评估
- 受伤的原因、致伤物种类、受伤部位等，损伤程度及性质
- 生命体征、皮肤颜色、温度等末梢循环情况
- 气道是否通畅、呼吸情况
- 意识状态
- 四肢有无活动性出血，胸腹部是否存在伤口、有无闭合性内脏器官损伤
- 有无致命伤损伤，如张力性气胸、脑疝、上呼吸道梗阻、大出血等
- 各种实验室检查结果，如血、尿检查，影像学检查，胸、腹腔穿刺检查等
- 心理及社会支持状况

三、护理诊断

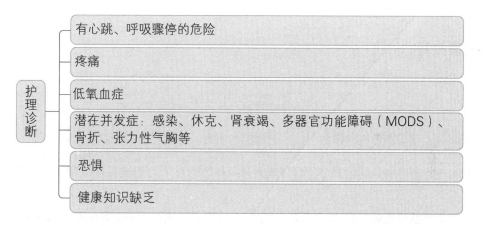

护理诊断
- 有心跳、呼吸骤停的危险
- 疼痛
- 低氧血症
- 潜在并发症：感染、休克、肾衰竭、多器官功能障碍（MODS）、骨折、张力性气胸等
- 恐惧
- 健康知识缺乏

四、护理措施

- 立即给予持续心电监护、血压、血氧饱和度监测，密切观察并记录病情及生命体征的变化。留置导尿以观察并记录尿量、尿色等。备齐抢救仪器设备及药品，积极配合医师进行抢救
- 及时清理呼吸道异物或分泌物，保持通畅。给予氧气吸入，必要时建立人工气道，呼吸机辅助呼吸
- 迅速建立两条有效的外周静脉通路或中心静脉通路，监测中心静脉压，合理补充血容量，必要时给予输血，尽快恢复有效循环血量
- 查找失血原因，控制活动性出血，应在抗休克的同时做好术前准备。如怀疑是内出血引起的休克，应在抗休克的同时紧急手术

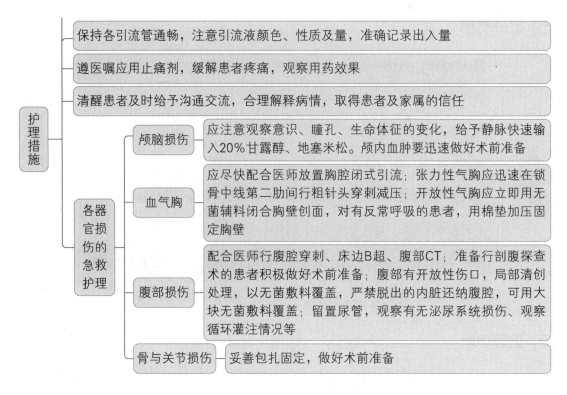

护理措施

保持各引流管通畅，注意引流液颜色、性质及量，准确记录出入量

遵医嘱应用止痛剂，缓解患者疼痛，观察用药效果

清醒患者及时给予沟通交流，合理解释病情，取得患者及家属的信任

各器官损伤的急救护理

颅脑损伤：应注意观察意识、瞳孔、生命体征的变化，给予静脉快速输入20%甘露醇、地塞米松。颅内血肿要迅速做好术前准备

血气胸：应尽快配合医师放置胸腔闭式引流；张力性气胸应迅速在锁骨中线第二肋间行粗针头穿刺减压；开放性气胸应立即用无菌辅料闭合胸壁创面，对有反常呼吸的患者，用棉垫加压固定胸壁

腹部损伤：配合医师行腹腔穿刺、床边B超、腹部CT；准备行剖腹探查术的患者积极做好术前准备；腹部有开放性伤口，局部清创处理，以无菌敷料覆盖，严禁脱出的内脏还纳腹腔，可用大块无菌敷料覆盖；留置尿管，观察有无泌尿系统损伤、观察循环灌注情况等

骨与关节损伤：妥善包扎固定，做好术前准备

五、健康教育

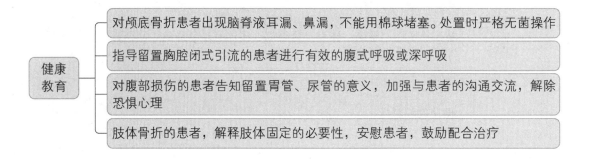

健康教育

对颅底骨折患者出现脑脊液耳漏、鼻漏，不能用棉球堵塞。处置时严格无菌操作

指导留置胸腔闭式引流的患者进行有效的腹式呼吸或深呼吸

对腹部损伤的患者告知留置胃管、尿管的意义，加强与患者的沟通交流，解除恐惧心理

肢体骨折的患者，解释肢体固定的必要性，安慰患者，鼓励配合治疗

第十八节　舌咬伤

　　新生儿惊厥容易发生舌咬伤、窒息以及脑缺氧等并发症。新生儿惊厥是指由多种原因（产伤、缺氧、代谢异常、感染及先天畸形等）导致的中枢神经系统功能暂时性紊乱的一种症状，为脑组织部分神经元突然发生不同程度异常放电导致全身或局部肌肉不随意的收缩运动。

一、临床表现

临床表现 —— 患儿常见细微发作如面肌抽动，眼球偏斜，震颤，眨眼，吸吮及咀嚼动作，呼吸节律异常等，症状与病情并不一致；多灶性阵挛性发作者可见数个肢体移动性发作，甚至角弓反张，也有发作性肌张力低下，伴苍白，眼球上翻

二、护理评估

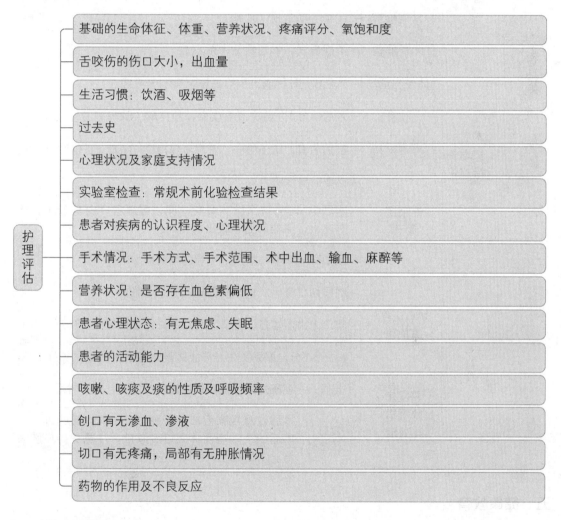

护理评估
- 基础的生命体征、体重、营养状况、疼痛评分、氧饱和度
- 舌咬伤的伤口大小，出血量
- 生活习惯：饮酒、吸烟等
- 过去史
- 心理状况及家庭支持情况
- 实验室检查：常规术前化验检查结果
- 患者对疾病的认识程度、心理状况
- 手术情况：手术方式、手术范围、术中出血、输血、麻醉等
- 营养状况：是否存在血色素偏低
- 患者心理状态：有无焦虑、失眠
- 患者的活动能力
- 咳嗽、咳痰及痰的性质及呼吸频率
- 创口有无渗血、渗液
- 切口有无疼痛，局部有无肿胀情况
- 药物的作用及不良反应

三、护理诊断

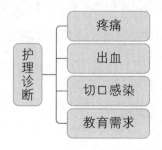

护理诊断
- 疼痛
- 出血
- 切口感染
- 教育需求

四、护理措施

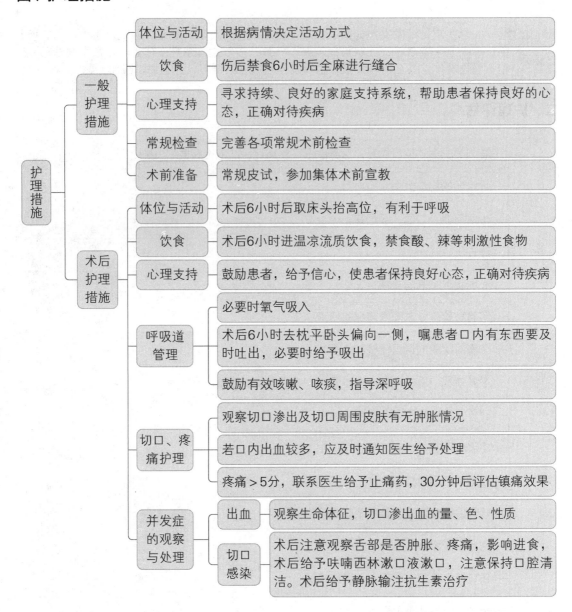

护理措施
- 一般护理措施
  - 体位与活动 — 根据病情决定活动方式
  - 饮食 — 伤后禁食6小时后全麻进行缝合
  - 心理支持 — 寻求持续、良好的家庭支持系统，帮助患者保持良好的心态，正确对待疾病
  - 常规检查 — 完善各项常规术前检查
  - 术前准备 — 常规皮试，参加集体术前宣教
- 术后护理措施
  - 体位与活动 — 术后6小时后取床头抬高位，有利于呼吸
  - 饮食 — 术后6小时进温凉流质饮食，禁食酸、辣等刺激性食物
  - 心理支持 — 鼓励患者，给予信心，使患者保持良好心态，正确对待疾病
  - 呼吸道管理
    - 必要时氧气吸入
    - 术后6小时去枕平卧头偏向一侧，嘱患者口内有东西要及时吐出，必要时给予吸出
    - 鼓励有效咳嗽、咳痰，指导深呼吸
  - 切口、疼痛护理
    - 观察切口渗出及切口周围皮肤有无肿胀情况
    - 若口内出血较多，应及时通知医生给予处理
    - 疼痛＞5分，联系医生给予止痛药，30分钟后评估镇痛效果
  - 并发症的观察与处理
    - 出血 — 观察生命体征，切口渗出血的量、色、性质
    - 切口感染 — 术后注意观察舌部是否肿胀、疼痛，影响进食，术后给予呋喃西林漱口液漱口，注意保持口腔清洁。术后给予静脉输注抗生素治疗

五、健康教育

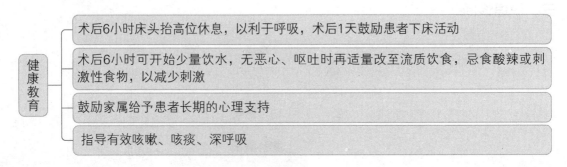

健康教育
- 术后6小时床头抬高位休息，以利于呼吸，术后1天鼓励患者下床活动
- 术后6小时可开始少量饮水，无恶心、呕吐时再适量改至流质饮食，忌食酸辣或刺激性食物，以减少刺激
- 鼓励家属给予患者长期的心理支持
- 指导有效咳嗽、咳痰、深呼吸

第六章

常见妇产科急救护理

第一节　前置胎盘

　　胎盘正常附着在子宫体部的前、后、侧壁。因为子宫内膜炎以及多次刮宫使子宫内膜受损，局部血液供应不良，胎盘全部或部分附着于子宫下段或者覆盖子宫颈内口，位于胎儿先露的前方，称为前置胎盘。

一、临床表现

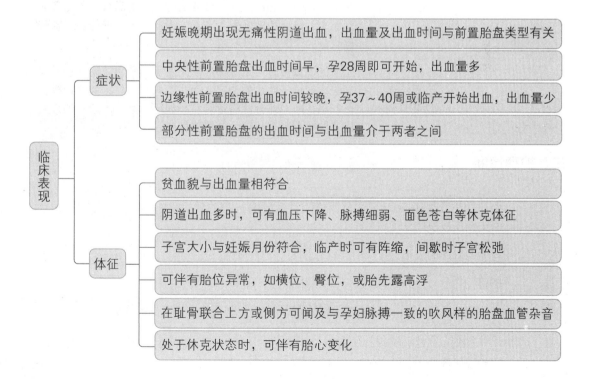

二、护理评估

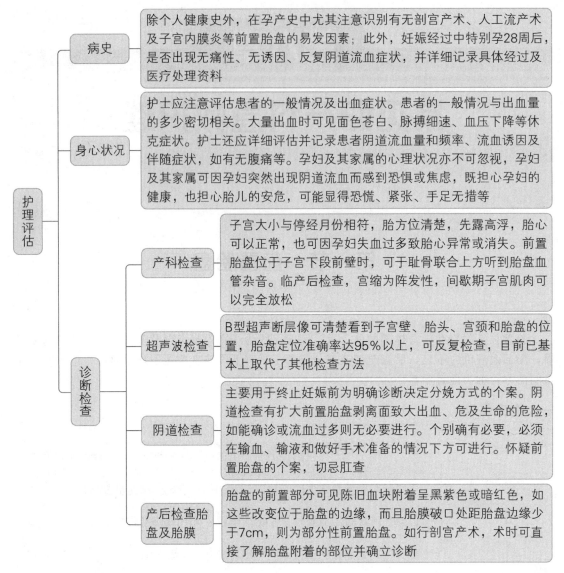

护理评估

- **病史**：除个人健康史外，在孕产史中尤其注意识别有无剖宫产术、人工流产术及子宫内膜炎等前置胎盘的易发因素；此外，妊娠经过中特别孕28周后，是否出现无痛性、无诱因、反复阴道流血症状，并详细记录具体经过及医疗处理资料

- **身心状况**：护士应注意评估患者的一般情况及出血症状。患者的一般情况与出血量的多少密切相关。大量出血时可见面色苍白、脉搏细速、血压下降等休克症状。护士还应详细评估并记录患者阴道流血量和频率、流血诱因及伴随症状，如有无腹痛等。孕妇及其家属的心理状况亦不可忽视，孕妇及其家属可因孕妇突然出现阴道流血而感到恐惧或焦虑，既担心孕妇的健康，也担心胎儿的安危，可能显得恐慌、紧张、手足无措等

- **诊断检查**
  - **产科检查**：子宫大小与停经月份相符，胎方位清楚，先露高浮，胎心可以正常，也可因孕妇失血过多致胎心异常或消失。前置胎盘位于子宫下段前壁时，可于耻骨联合上方听到胎盘血管杂音。临产后检查，宫缩为阵发性，间歇期子宫肌肉可以完全放松
  - **超声波检查**：B型超声断层像可清楚看到子宫壁、胎头、宫颈和胎盘的位置，胎盘定位准确率达95％以上，可反复检查，目前已基本上取代了其他检查方法
  - **阴道检查**：主要用于终止妊娠前为明确诊断决定分娩方式的个案。阴道检查有扩大前置胎盘剥离面致大出血、危及生命的危险，如能确诊或流血过多则无必要进行。个别确有必要，必须在输血、输液和做好手术准备的情况下方可进行。怀疑前置胎盘的个案，切忌肛查
  - **产后检查胎盘及胎膜**：胎盘的前置部分可见陈旧血块附着呈黑紫色或暗红色，如这些改变位于胎盘的边缘，而且胎膜破口处距胎盘边缘少于7cm，则为部分性前置胎盘。如行剖宫产术，术时可直接了解胎盘附着的部位并确立诊断

三、护理诊断

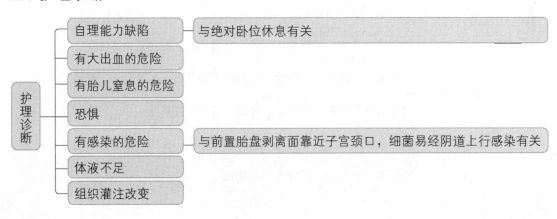

护理诊断

- **自理能力缺陷**——与绝对卧位休息有关
- **有大出血的危险**
- **有胎儿窒息的危险**
- **恐惧**
- **有感染的危险**——与前置胎盘剥离面靠近子宫颈口，细菌易经阴道上行感染有关
- **体液不足**
- **组织灌注改变**

四、护理措施

護理措施

- 孕妇绝对卧床休息，禁止肛查。如有必要，可在做好备血及手术准备的情况下，严格消毒行阴道检查
- 间断吸氧半小时，2次/日；保持会阴清洁，5%聚维酮碘会阴擦洗2次/日；备血，做好输血及急症手术准备
- 观察生命体征及病情变化，密切监测胎心、胎动、宫缩和阴道流血情况，并评估出血量
- 根据医嘱给予子宫收缩抑制剂，积极纠正贫血、预防感染
- 遵医嘱做好用药护理。观察宫缩抑制剂如硫酸镁、沙丁胺醇的作用及副作用。使用硫酸镁时，注意根据宫缩调整滴速，并密切观察有无中毒表现。如呼吸小于16次/分或尿量少于17ml/h或膝反射消失，则提示硫酸镁中毒，应及时通知医师处理
- 给予心理护理和心理支持，降低患者焦虑程度

五、健康教育

健康教育 —— 护士应加强孕妇的管理和宣教。防止多产，避免多次刮宫、引产或宫内感染，减少子宫内膜损伤或子宫内膜炎。对妊娠期出血，无论量多少均应就医，做到及时诊断，正确处理

第二节 子痫

　　子痫系妊娠期特有的疾病，为妊娠高血压综合征最严重的阶段，临床表现除高血压、蛋白尿以及水肿外，在先兆子痫的基础上突然出现胸闷、剧烈头痛、视物模糊、抽搐或者昏迷等，同时易并发心、肾衰竭。在子痫发作前大都有先兆子痫的症状和体征，但也有没有任何警告征象而突然发病的病例。子痫可发生在产前、产中和产后7日内。很多病例产前、产时在医生的严密监视下认为已度过危险期，但是产后遇到冲动或兴奋状态时突发抽搐、昏迷。另外，子痫抽搐可重复发作，重复次数愈多，预后愈差，为孕产妇和围生儿死亡的主要原因之一。

一、临床表现

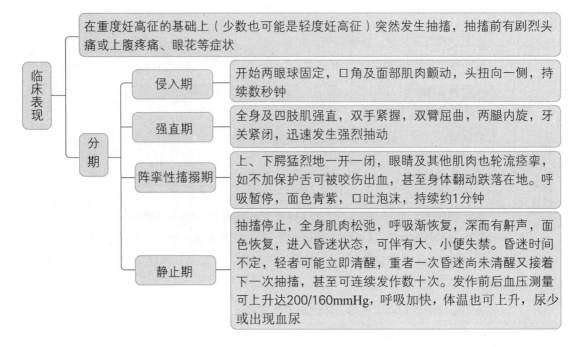

临床表现
- 在重度妊高征的基础上（少数也可能是轻度妊高征）突然发生抽搐，抽搐前有剧烈头痛或上腹疼痛、眼花等症状
- 分期
  - 侵入期：开始两眼球固定，口角及面部肌肉颤动，头扭向一侧，持续数秒钟
  - 强直期：全身及四肢肌强直，双手紧握，双臂屈曲，两腿内旋，牙关紧闭，迅速发生强烈抽动
  - 阵挛性搐搦期：上、下腭猛烈地一开一闭，眼睛及其他肌肉也轮流痉挛，如不加保护舌可被咬伤出血，甚至身体翻动跌落在地。呼吸暂停，面色青紫，口吐泡沫，持续约1分钟
  - 静止期：抽搐停止，全身肌肉松弛，呼吸渐恢复，深而有鼾声，面色恢复，进入昏迷状态，可伴有大、小便失禁。昏迷时间不定，轻者可能立即清醒，重者一次昏迷尚未清醒又接着下一次抽搐，甚至可连续发作数十次。发作前后血压测量可上升达200/160mmHg，呼吸加快，体温也可上升，尿少或出现血尿

二、护理评估

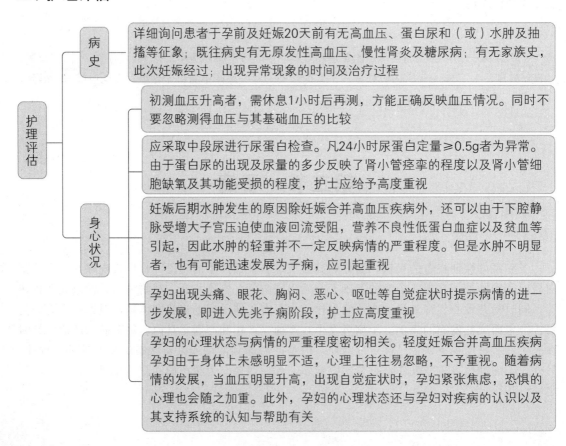

护理评估
- 病史：详细询问患者于孕前及妊娠20天前有无高血压、蛋白尿和（或）水肿及抽搐等征象；既往病史有无原发性高血压、慢性肾炎及糖尿病；有无家族史，此次妊娠经过；出现异常现象的时间及治疗过程
- 身心状况
  - 初测血压升高者，需休息1小时后再测，方能正确反映血压情况。同时不要忽略测得血压与其基础血压的比较
  - 应采取中段尿进行尿蛋白检查。凡24小时尿蛋白定量≥0.5g者为异常。由于蛋白尿的出现及尿量的多少反映了肾小管痉挛的程度以及肾小管细胞缺氧及其功能受损的程度，护士应给予高度重视
  - 妊娠后期水肿发生的原因除妊娠合并高血压疾病外，还可以由于下腔静脉受增大子宫压迫使血液回流受阻，营养不良性低蛋白血症以及贫血等引起，因此水肿的轻重并不一定反映病情的严重程度。但是水肿不明显者，也有可能迅速发展为子痫，应引起重视
  - 孕妇出现头痛、眼花、胸闷、恶心、呕吐等自觉症状时提示病情的进一步发展，即进入先兆子痫阶段，护士应高度重视
  - 孕妇的心理状态与病情的严重程度密切相关。轻度妊娠合并高血压疾病孕妇由于身体上未感明显不适，心理上往往易忽略，不予重视。随着病情的发展，当血压明显升高，出现自觉症状时，孕妇紧张焦虑，恐惧的心理也会随之加重。此外，孕妇的心理状态还与孕妇对疾病的认识以及其支持系统的认知与帮助有关

三、护理诊断

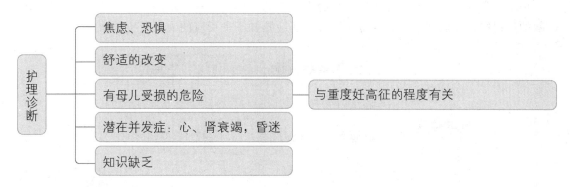

护理诊断
- 焦虑、恐惧
- 舒适的改变
- 有母儿受损的危险 —— 与重度妊高征的程度有关
- 潜在并发症：心、肾衰竭，昏迷
- 知识缺乏

四、护理措施

1. 临床观察内容

子痫患者在抽搐发作尚未控制或病情未稳定之前，一般不宜搬运。

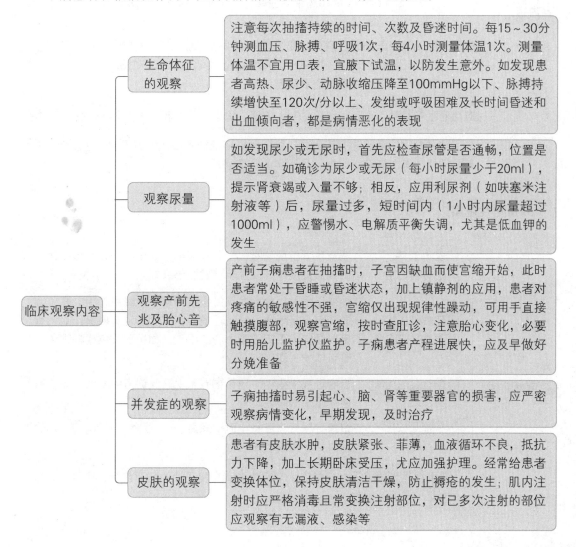

临床观察内容

生命体征的观察
注意每次抽搐持续的时间、次数及昏迷时间。每15~30分钟测血压、脉搏、呼吸1次，每4小时测量体温1次。测量体温不宜用口表，宜腋下试温，以防发生意外。如发现患者高热、尿少、动脉收缩压降至100mmHg以下、脉搏持续增快至120次/分以上、发绀或呼吸困难及长时间昏迷和出血倾向者，都是病情恶化的表现

观察尿量
如发现尿少或无尿时，首先应检查尿管是否通畅，位置是否适当。如确诊为尿少或无尿（每小时尿量少于20ml），提示肾衰竭或入量不够；相反，应用利尿剂（如呋塞米注射液等）后，尿量过多，短时间内（1小时内尿量超过1000ml），应警惕水、电解质平衡失调，尤其是低血钾的发生

观察产前先兆及胎心音
产前子痫患者在抽搐时，子宫因缺血而使宫缩开始，此时患者常处于昏睡或昏迷状态，加上镇静剂的应用，患者对疼痛的敏感性不强，宫缩仅出现规律性躁动，可用手直接触摸腹部，观察宫缩，按时查肛诊，注意胎心变化，必要时用胎儿监护仪监护。子痫患者产程进展快，应及早做好分娩准备

并发症的观察
子痫抽搐时易引起心、脑、肾等重要器官的损害，应严密观察病情变化，早期发现，及时治疗

皮肤的观察
患者有皮肤水肿，皮肤紧张、菲薄，血液循环不良，抵抗力下降，加上长期卧床受压，尤应加强护理。经常给患者变换体位，保持皮肤清洁干燥，防止褥疮的发生；肌内注射时应严格消毒且常变换注射部位，对已多次注射的部位应观察有无漏液、感染等

2. 药物观察内容

护士应掌握解痉、降压、利尿、扩容等药物的作用、剂量、用法、不良反应等。在执行医嘱的过程中，除做到准时、准量投药外，还应熟知不良反应的表现及抢救措施。

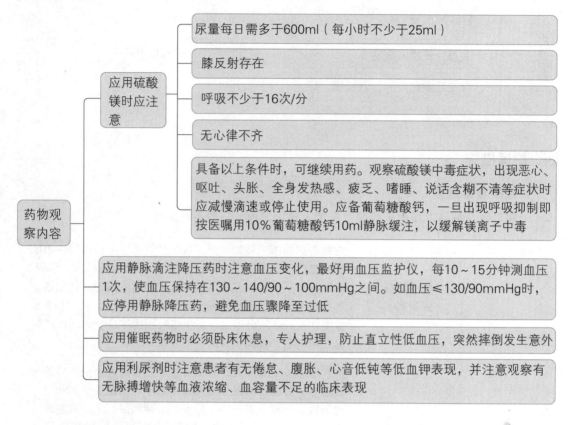

药物观察内容

应用硫酸镁时应注意
- 尿量每日需多于600ml（每小时不少于25ml）
- 膝反射存在
- 呼吸不少于16次/分
- 无心律不齐
- 具备以上条件时，可继续用药。观察硫酸镁中毒症状，出现恶心、呕吐、头胀、全身发热感、疲乏、嗜睡、说话含糊不清等症状时应减慢滴速或停止使用。应备葡萄糖酸钙，一旦出现呼吸抑制即按医嘱用10%葡萄糖酸钙10ml静脉缓注，以缓解镁离子中毒

- 应用静脉滴注降压药时注意血压变化，最好用血压监护仪，每10～15分钟测血压1次，使血压保持在130～140/90～100mmHg之间。如血压≤130/90mmHg时，应停用静脉降压药，避免血压骤降至过低

- 应用催眠药物时必须卧床休息，专人护理，防止直立性低血压，突然摔倒发生意外

- 应用利尿剂时注意患者有无倦怠、腹胀、心音低钝等低血钾表现，并注意观察有无脉搏增快等血液浓缩、血容量不足的临床表现

3. 预见性观察

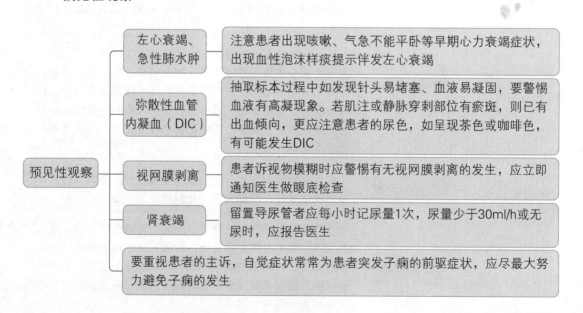

预见性观察

- 左心衰竭、急性肺水肿：注意患者出现咳嗽、气急不能平卧等早期心力衰竭症状，出现血性泡沫样痰提示伴发左心衰竭
- 弥散性血管内凝血（DIC）：抽取标本过程中如发现针头易堵塞、血液易凝固，要警惕血液有高凝现象。若肌注或静脉穿刺部位有瘀斑，则已有出血倾向，更应注意患者的尿色，如呈现茶色或咖啡色，有可能发生DIC
- 视网膜剥离：患者诉视物模糊时应警惕有无视网膜剥离的发生，应立即通知医生做眼底检查
- 肾衰竭：留置导尿管者应每小时记尿量1次，尿量少于30ml/h或无尿时，应报告医生
- 要重视患者的主诉，自觉症状常常为患者突发子痫的前驱症状，应尽最大努力避免子痫的发生

五、健康教育

健康教育
- 指导患者摄取足够的水和富含纤维的食物，可有效防止因卧床休息，活动减少而造成的便秘，摄入足够的蛋白质则可补充尿蛋白的损失，除非全身水肿，否则不宜限制盐的摄入
- 将有关妊娠合并高血压疾病的症状、体征告诉患者，便于在病情发展时患者能及时汇报，督促患者坚持计数胎动，以判断胎儿宫内的情况，告诉患者及家属此病的危害性，以引起他们的重视
- 给予患者心理支持。理解、同情患者的感受，耐心倾听患者的诉说，对患者及其家属进行适当的安慰，告诉患者只要积极配合治疗与护理，此病的预后是比较理想的；在治疗护理过程中给予患者适当的信息，如病情得到控制，血压稳定，胎心音正常等，使其对病情有所了解，以增加患者的安全感

第三节　异位妊娠

异位妊娠指的是受精卵在宫腔以外的器官着床发育，又称宫外孕。按其发生的部位不同，可分输卵管妊娠、卵巢妊娠、腹腔妊娠、子宫颈妊娠及残角子宫妊娠。其中以输卵管妊娠最为常见，占异位妊娠的 95% 左右。

一、临床表现

异位妊娠的临床表现是多样的，患者可能有典型的症状、不典型症状或无症状。其症状与受精卵的着床部位，有无流产或破裂以及出血量多少，出血速度及时间长短有关。

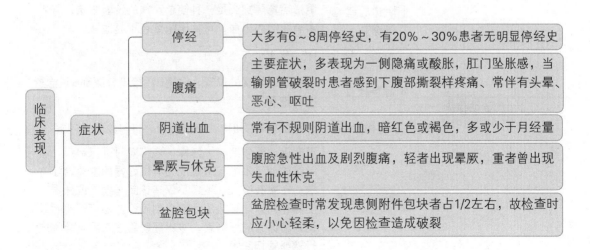

临床表现
- 症状
  - 停经：大多有6~8周停经史，有20%~30%患者无明显停经史
  - 腹痛：主要症状，多表现为一侧隐痛或酸胀，肛门坠胀感，当输卵管破裂时患者感到下腹部撕裂样疼痛、常伴有头晕、恶心、呕吐
  - 阴道出血：常有不规则阴道出血，暗红色或褐色，多或少于月经量
  - 晕厥与休克：腹腔急性出血及剧烈腹痛，轻者出现晕厥，重者曾出现失血性休克
  - 盆腔包块：盆腔检查时常发现患侧附件包块者占1/2左右，故检查时应小心轻柔，以免因检查造成破裂

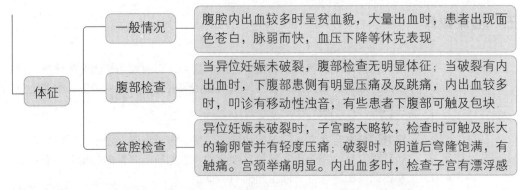

```
                ┌── 一般情况 ──  腹腔内出血较多时呈贫血貌，大量出血时，患者出现面
                │                色苍白，脉弱而快，血压下降等休克表现
                │
     ┌── 体征 ──┤── 腹部检查 ──  当异位妊娠未破裂，腹部检查无明显体征；当破裂有内
     │          │                出血时，下腹部患侧有明显压痛及反跳痛，内出血较多
     │          │                时，叩诊有移动性浊音，有些患者下腹部可触及包块
     │          │
     │          └── 盆腔检查 ──  异位妊娠未破裂时，子宫略大略软，检查时可触及胀大
     │                           的输卵管并有轻度压痛；破裂时，阴道后穹隆饱满，有
     │                           触痛。宫颈举痛明显。内出血多时，检查子宫有漂浮感
```

二、护理评估

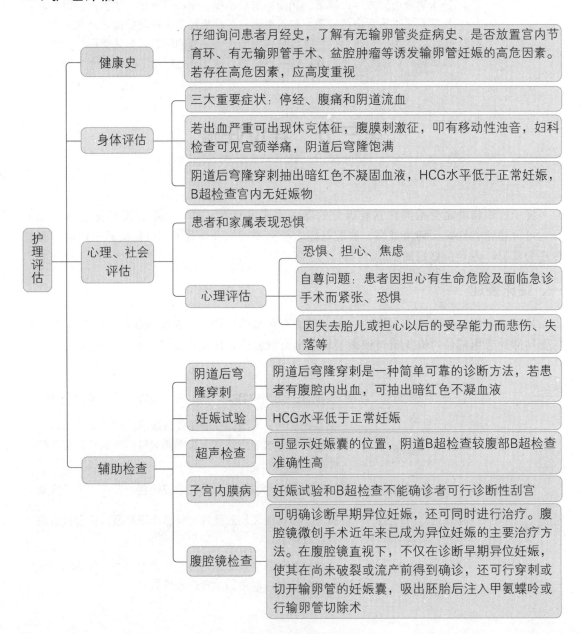

```
              ┌── 健康史 ──────  仔细询问患者月经史，了解有无输卵管炎症病史、是否放置宫内节
              │                  育环、有无输卵管手术、盆腔肿瘤等诱发输卵管妊娠的高危因素。
              │                  若存在高危因素，应高度重视
              │
              │                ┌ 三大重要症状：停经、腹痛和阴道流血
              │                │
              ├── 身体评估 ──┤ 若出血严重可出现休克体征，腹膜刺激征，叩有移动性浊音，妇科
              │                │ 检查可见宫颈举痛，阴道后穹隆饱满
              │                │
              │                └ 阴道后穹隆穿刺抽出暗红色不凝固血液，HCG水平低于正常妊娠，
              │                  B超检查宫内无妊娠物
              │
              │                ┌ 患者和家属表现恐惧
  护理         ├── 心理、社会 ─┤                    ┌ 恐惧、担心、焦虑
  评估         │    评估        │                    │
              │                └── 心理评估 ────────┤ 自尊问题：患者因担心有生命危险及面临急诊
              │                                     │ 手术而紧张、恐惧
              │                                     │
              │                                     └ 因失去胎儿或担心以后的受孕能力而悲伤、失
              │                                       落等
              │
              │                ┌ 阴道后穹  阴道后穹隆穿刺是一种简单可靠的诊断方法，若患
              │                │ 隆穿刺    者有腹腔内出血，可抽出暗红色不凝血液
              │                │
              │                ├ 妊娠试验  HCG水平低于正常妊娠
              │                │
              │                ├ 超声检查  可显示妊娠囊的位置，阴道B超检查较腹部B超检查
              └── 辅助检查 ──┤          准确性高
                             │
                             ├ 子宫内膜病  妊娠试验和B超检查不能确诊者可行诊断性刮宫
                             │
                             │           可明确诊断早期异位妊娠，还可同时进行治疗。腹
                             │           腔镜微创手术近年来已成为异位妊娠的主要治疗方
                             └ 腹腔镜检查  法。在腹腔镜直视下，不仅在诊断早期异位妊娠，
                                         使其在尚未破裂或流产前得到确诊，还可行穿刺或
                                         切开输卵管的妊娠囊，吸出胚胎后注入甲氨蝶呤或
                                         行输卵管切除术
```

三、护理诊断

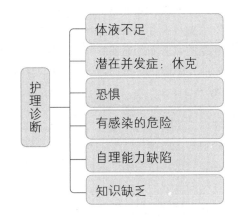

护理诊断
- 体液不足
- 潜在并发症：休克
- 恐惧
- 有感染的危险
- 自理能力缺陷
- 知识缺乏

四、护理措施

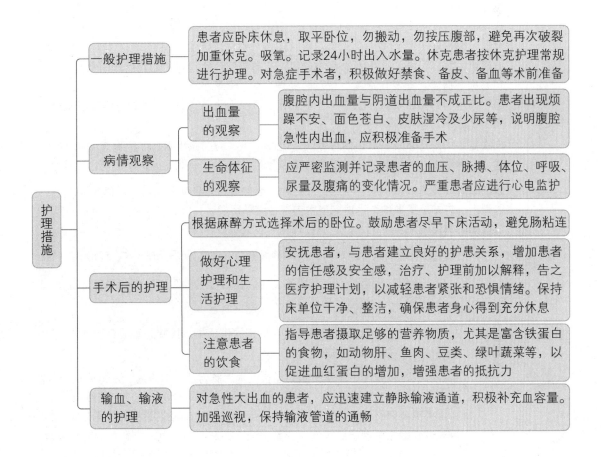

护理措施

- 一般护理措施：患者应卧床休息，取平卧位，勿搬动，勿按压腹部，避免再次破裂加重休克。吸氧。记录24小时出入水量。休克患者按休克护理常规进行护理。对急症手术者，积极做好禁食、备皮、备血等术前准备

- 病情观察
  - 出血量的观察：腹腔内出血量与阴道出血量不成正比。患者出现烦躁不安、面色苍白、皮肤湿冷及少尿等，说明腹腔急性内出血，应积极准备手术
  - 生命体征的观察：应严密监测并记录患者的血压、脉搏、体位、呼吸、尿量及腹痛的变化情况。严重患者应进行心电监护

- 手术后的护理
  - 根据麻醉方式选择术后的卧位。鼓励患者尽早下床活动，避免肠粘连
  - 做好心理护理和生活护理：安抚患者，与患者建立良好的护患关系，增加患者的信任感及安全感，治疗、护理前加以解释，告之医疗护理计划，以减轻患者紧张和恐惧情绪。保持床单位干净、整洁，确保患者身心得到充分休息
  - 注意患者的饮食：指导患者摄取足够的营养物质，尤其是富含铁蛋白的食物，如动物肝、鱼肉、豆类、绿叶蔬菜等，以促进血红蛋白的增加，增强患者的抵抗力

- 输血、输液的护理：对急性大出血的患者，应迅速建立静脉输液通道，积极补充血容量。加强巡视，保持输液管道的通畅

五、健康教育

健康教育

非手术治疗期间注意卧床休息，宫外孕已破裂的患者，绝对卧床休息，勿搬动患者及按压下腹部，并尽量减少改变体位和增加腹压的动作，如咳嗽、用力大便等，保持大便通畅，大便秘结时可服润肠通便的食品，如蜂蜜、麻仁丸等，禁止灌肠，避免造成宫外孕妊娠破裂，腹腔内急性内出血，危及生命

保持外阴清洁，每天外阴抹洗，大小便后清洁外阴，防止感染

向患者宣讲输卵管妊娠常见的病因：慢性输卵管炎、输卵管手术史、输卵管发育不良或功能异常及宫内节育器避孕失败等，发生异位妊娠的机会较大

向患者宣讲输卵管妊娠三大临床表现：停经（多数患者停经6～8周后出现不规则阴道出血，但有20%～30%无停经史）、腹痛（输卵管妊娠未破裂，表现下腹部一侧隐痛或酸胀感，输卵管妊娠破裂后，突然发生下腹部一侧撕裂样疼痛，伴肛门坠胀感）和不规则阴道出血。妊娠破裂内出血，可引起晕厥和休克。严密观察患者的生命体征的同时，告知患者有下腹剧痛、汗出肢冷、头晕眼花、恶心呕吐、有便意等特殊不适时，应马上报告医护人员

向患者讲明各种检查的必要性及诊断意义。尿和血妊娠试验为诊断宫外孕的重要方法，HCG测定与B超配合为早期诊断的依据；后穹隆部穿刺可明确诊断，如抽出不凝血，应立即手术

向患者讲解异位妊娠非手术治疗的方案以及需要配合的问题。如化疗药物毒性大，容易破坏血管，如发现渗漏，应及时处理。化学药物的不良反应：恶心、呕吐腹痛、腹泻、白细胞减少、脱发、色素沉着、口腔溃疡等。而一些杀胚药物，需每天晨起空腹服，共服7天等

向决定手术的患者及家属讲解手术可以经腹手术或腹腔镜手术，并根据患者的年龄、生育要求及病情而决定的手术方式及预后。使患者消除顾虑，积极配合治疗

术前宣讲异位妊娠多为急性手术，应在术前准备前向患者及家属耐心解释病情，解答疑问，告知注意事项，迅速完成术前准备。稳定患者情绪，让患者及家属知道异位妊娠术后仍有怀孕的机会，以消除对手术的顾虑

术后宣讲

术后早期下床活动，可预防深静脉血栓形成，促进肠蠕动恢复及伤口愈合

向患者解释术后由于子宫脱膜剥脱，出现少量的阴道出血，属正常现象。注意保持外阴清洁，勤换卫生垫

术后留置尿管应保持外阴清洁，防止尿道感染，拔除尿管后适当饮水，定期小便，尽快自解小便

异位妊娠多有内出血及失血的症状，术后肠胃功能恢复后，注意饮食调养，进食容易消化、高蛋白、高维生素及含铁丰富的食物，如鸡、猪瘦肉、鱼、蛋类等血肉有情之品，可用大枣、当归、阿胶、鸡血藤、黄精等补血养血

异位妊娠未破裂者服用活血化瘀、消癥杀胚中药汤剂，宜饭前温服，对异位妊娠稳定型，包块型的患者应用活血化瘀，佐以益气的汤剂，宜饭后温服

第四节　产后出血

　　胎儿娩出后24小时内阴道出血量超过500ml者叫做产后出血。产后出血是分娩期的严重并发症，是产妇死亡的重要原因之一，在我国居产妇死亡的首位，其发生率占分娩总数的2%～3%。产后出血的预后随失血量、失血速度及产妇体质不同而异。如果短时内大量失血可迅速发生失血性休克，严重者危及产妇生命，休克时间过长可导致脑垂体缺血坏死，继发严重的脑垂体功能减退即席汉综合征。所以，应特别重视护理以加强防治工作。

一、临床表现

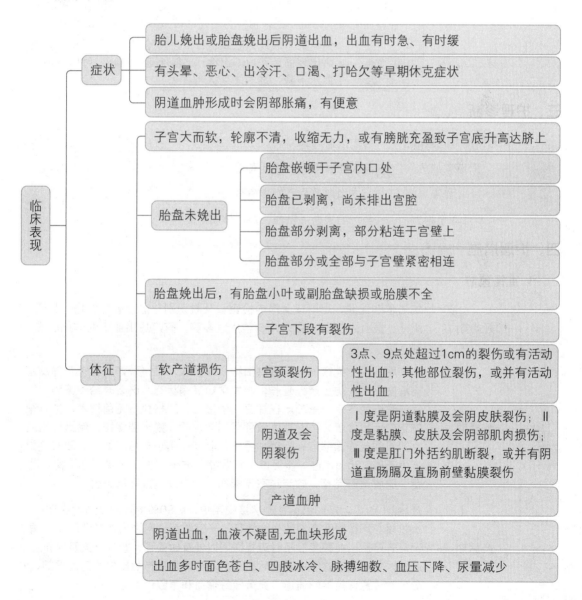

二、护理评估

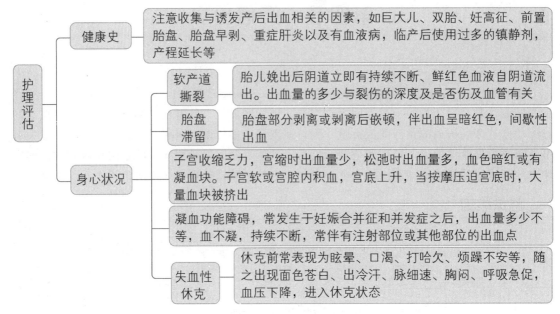

护理评估
- 健康史：注意收集与诱发产后出血相关的因素，如巨大儿、双胎、妊高征、前置胎盘、胎盘早剥、重症肝炎以及有血液病，临产后使用过多的镇静剂，产程延长等
- 身心状况
  - 软产道撕裂：胎儿娩出后阴道立即有持续不断、鲜红色血液自阴道流出。出血量的多少与裂伤的深度及是否伤及血管有关
  - 胎盘滞留：胎盘部分剥离或剥离后嵌顿，伴出血呈暗红色，间歇性出血
  - 子宫收缩乏力，宫缩时出血量少，松弛时出血量多，血色暗红或有凝血块。子宫软或宫腔内积血，宫底上升，当按摩压迫宫底时，大量血块被挤出
  - 凝血功能障碍，常发生于妊娠合并征和并发症之后，出血量多少不等，血不凝，持续不断，常伴有注射部位或其他部位的出血点
  - 失血性休克：休克前常表现为眩晕、口渴、打哈欠、烦躁不安等，随之出现面色苍白、出冷汗、脉细速、胸闷、呼吸急促，血压下降，进入休克状态

三、护理诊断

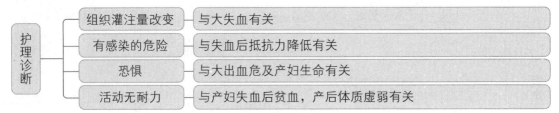

护理诊断
- 组织灌注量改变——与大失血有关
- 有感染的危险——与失血后抵抗力降低有关
- 恐惧——与大出血危及产妇生命有关
- 活动无耐力——与产妇失血后贫血，产后体质虚弱有关

四、护理措施

1. 重视预防

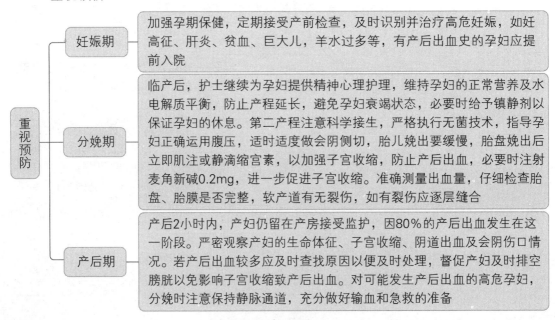

重视预防
- 妊娠期：加强孕期保健，定期接受产前检查，及时识别并治疗高危妊娠，如妊高征、肝炎、贫血、巨大儿，羊水过多等，有产后出血史的孕妇应提前入院
- 分娩期：临产后，护士继续为孕妇提供精神心理护理，维持孕妇的正常营养及水电解质平衡，防止产程延长，避免孕妇衰竭状态，必要时给予镇静剂以保证孕妇的休息。第二产程注意科学接生，严格执行无菌技术，指导孕妇正确运用腹压，适时适度做会阴侧切，胎儿娩出要缓慢，胎盘娩出后立即肌注或静滴缩宫素，以加强子宫收缩，防止产后出血，必要时注射麦角新碱0.2mg，进一步促进子宫收缩。准确测量出血量，仔细检查胎盘、胎膜是否完整，软产道有无裂伤，如有裂伤应逐层缝合
- 产后期：产后2小时内，产妇仍留在产房接受监护，因80%的产后出血发生在这一阶段。严密观察产妇的生命体征、子宫收缩、阴道出血及会阴伤口情况。若产后出血较多应及时查找原因以便及时处理，督促产妇及时排空膀胱以免影响子宫收缩致产后出血。对可能发生产后出血的高危孕妇，分娩时注意保持静脉通道，充分做好输血和急救的准备

图解实用急诊科临床护理

2. 协助医生执行止血措施

遇到发生产后大出血情况，医护人员必须密切配合，统一指挥。在确定原因的同时，争分夺秒进行抢救。

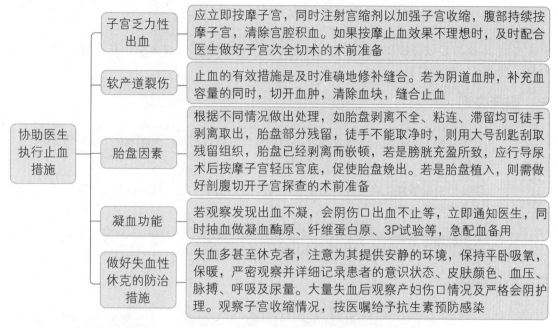

协助医生执行止血措施

- 子宫乏力性出血：应立即按摩子宫，同时注射宫缩剂以加强子宫收缩，腹部持续按摩子宫，清除宫腔积血。如果按摩止血效果不理想时，及时配合医生做好子宫次全切术的术前准备
- 软产道裂伤：止血的有效措施是及时准确地修补缝合。若为阴道血肿，补充血容量的同时，切开血肿，清除血块，缝合止血
- 胎盘因素：根据不同情况做出处理，如胎盘剥离不全、粘连、滞留均可徒手剥离取出，胎盘部分残留，徒手不能取净时，则用大号刮匙刮取残留组织，胎盘已经剥离而嵌顿，若是膀胱充盈所致，应行导尿术后按摩子宫轻压宫底，促使胎盘娩出。若是胎盘植入，则需做好剖腹切开子宫探查的术前准备
- 凝血功能：若观察发现出血不凝，会阴伤口出血不止等，立即通知医生，同时抽血做凝血酶原、纤维蛋白原、3P试验等，急配血备用
- 做好失血性休克的防治措施：失血多甚至休克者，注意为其提供安静的环境，保持平卧吸氧，保暖，严密观察并详细记录患者的意识状态、皮肤颜色、血压、脉搏、呼吸及尿量。大量失血后观察产妇伤口情况及严格会阴护理。观察子宫收缩情况，按医嘱给予抗生素预防感染

3. 心理护理

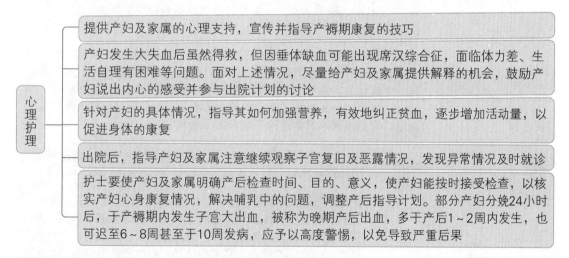

心理护理

- 提供产妇及家属的心理支持，宣传并指导产褥期康复的技巧
- 产妇发生大失血后虽然得救，但因垂体缺血可能出现席汉综合征，面临体力差、生活自理有困难等问题。面对上述情况，尽量给产妇及家属提供解释的机会，鼓励产妇说出内心的感受并参与出院计划的讨论
- 针对产妇的具体情况，指导其如何加强营养，有效地纠正贫血，逐步增加活动量，以促进身体的康复
- 出院后，指导产妇及家属注意继续观察子宫复旧及恶露情况，发现异常情况及时就诊
- 护士要使产妇及家属明确产后检查时间、目的、意义，使产妇能按时接受检查，以核实产妇心身康复情况，解决哺乳中的问题，调整产后指导计划。部分产妇分娩24小时后，于产褥期内发生子宫大出血，被称为晚期产后出血，多于产后1~2周内发生，也可迟至6~8周甚至于10周发病，应予以高度警惕，以免导致严重后果

五、健康教育

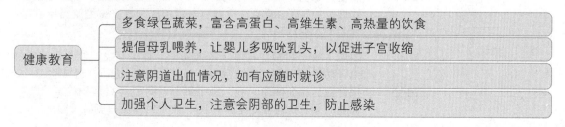

健康教育

- 多食绿色蔬菜，富含高蛋白、高维生素、高热量的饮食
- 提倡母乳喂养，让婴儿多吸吮乳头，以促进子宫收缩
- 注意阴道出血情况，如有应随时就诊
- 加强个人卫生，注意会阴部的卫生，防止感染

第五节 胎盘早期剥离

妊娠 20 周以后或分娩期胎儿娩出前，正常位置的胎盘部分或者全部从子宫壁剥离，称胎盘早期剥离（胎盘早剥）。

一、临床表现

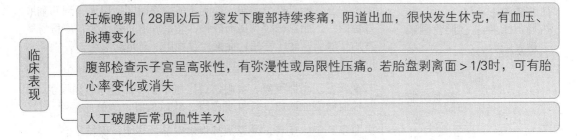

临床表现	妊娠晚期（28周以后）突发下腹部持续疼痛，阴道出血，很快发生休克，有血压、脉搏变化
	腹部检查示子宫呈高张性，有弥漫性或局限性压痛。若胎盘剥离面＞1/3时，可有胎心率变化或消失
	人工破膜后常见血性羊水

二、护理评估

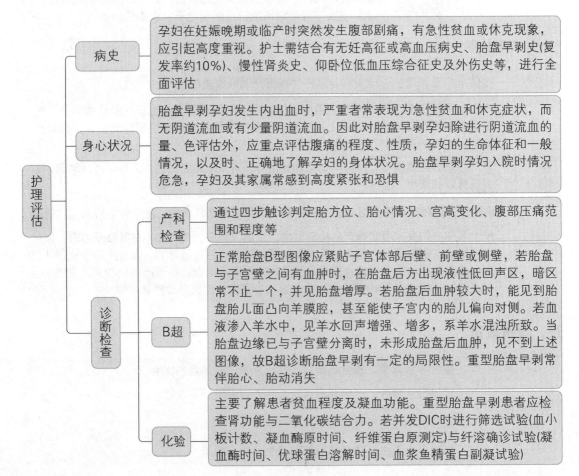

护理评估	病史	孕妇在妊娠晚期或临产时突然发生腹部剧痛，有急性贫血或休克现象，应引起高度重视。护士需结合有无妊高征或高血压病史、胎盘早剥史(复发率约10%)、慢性肾炎史、仰卧位低血压综合征史及外伤史等，进行全面评估
	身心状况	胎盘早剥孕妇发生内出血时，严重者常表现为急性贫血和休克症状，而无阴道流血或有少量阴道流血。因此对胎盘早剥孕妇除进行阴道流血的量、色评估外，应重点评估腹痛的程度、性质，孕妇的生命体征和一般情况，以及时、正确地了解孕妇的身体状况。胎盘早剥孕妇入院时情况危急，孕妇及其家属常感到高度紧张和恐惧
	诊断检查：产科检查	通过四步触诊判定胎方位、胎心情况、宫高变化、腹部压痛范围和程度等
	诊断检查：B超	正常胎盘B型图像应紧贴子宫体部后壁、前壁或侧壁，若胎盘与子宫壁之间有血肿时，在胎盘后方出现液性低回声区，暗区常不止一个，并见胎盘增厚。若胎盘后血肿较大时，能见到胎盘胎儿面凸向羊膜腔，甚至能使子宫内的胎儿偏向对侧。若血液渗入羊水中，见羊水回声增强、增多，系羊水混浊所致。当胎盘边缘已与子宫壁分离时，未形成胎盘后血肿，见不到上述图像，故B超诊断胎盘早剥有一定的局限性。重型胎盘早剥常伴胎心、胎动消失
	诊断检查：化验	主要了解患者贫血程度及凝血功能。重型胎盘早剥患者应检查肾功能与二氧化碳结合力。若并发DIC时进行筛选试验(血小板计数、凝血酶原时间、纤维蛋白原测定)与纤溶确诊试验(凝血酶时间、优球蛋白溶解时间、血浆鱼精蛋白副凝试验)

三、护理诊断

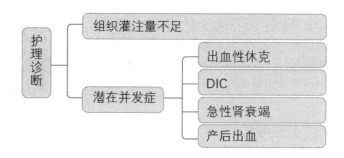

四、护理措施

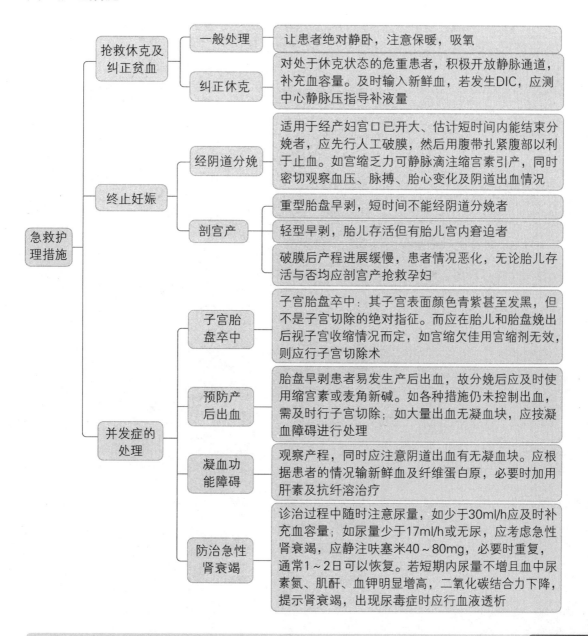

五、健康教育

健康教育 ——— 胎盘早剥会引起大量出血，这对孕妇和胎儿都很危险。此外，胎盘早剥还会阻断胎儿的氧气和营养供应，增加胎儿出现发育问题、早产或胎死宫内的风险。一般是由于血管病变、机械性因素、胎膜早破、子宫静脉压突然升高等原因造成的

第七章

急性中毒急救护理

第一节 有机磷农药中毒

有机磷农药种类有很多，根据其毒性强弱分为高毒、中毒、低毒三类。高毒类有机磷农药少量接触即可中毒，低毒类大量进入体内也可发生危害。人体对有机磷的中毒量、致死量差异很大。由消化道进入较呼吸道吸入或皮肤吸收中毒症状重、发病急；但是如吸入大量或浓度过高的有机磷农药，可在 5 分钟内发病，迅速致死。

一、临床表现

胆碱能危象的各种症状和体征，包括 M-样症状、N-样症状及中枢神经系统症状三大类。

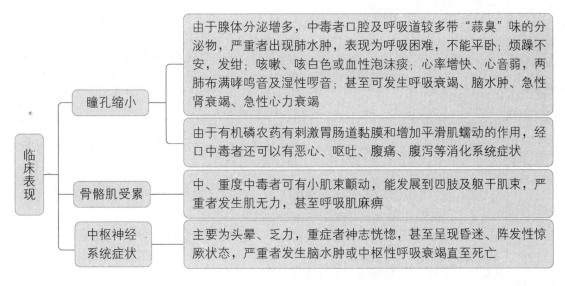

临床表现	瞳孔缩小	由于腺体分泌增多，中毒者口腔及呼吸道较多带"蒜臭"味的分泌物，严重者出现肺水肿，表现为呼吸困难，不能平卧；烦躁不安，发绀；咳嗽、咳白色或血性泡沫痰；心率增快、心音弱，两肺布满哮鸣音及湿性啰音；甚至可发生呼吸衰竭、脑水肿、急性肾衰竭、急性心力衰竭
		由于有机磷农药有刺激胃肠道黏膜和增加平滑肌蠕动的作用，经口中毒者还可以有恶心、呕吐、腹痛、腹泻等消化系统症状
	骨骼肌受累	中、重度中毒者可有小肌束颤动，能发展到四肢及躯干肌束，严重者发生肌无力，甚至呼吸肌麻痹
	中枢神经系统症状	主要为头晕、乏力，重症者神志恍惚，甚至呈现昏迷、阵发性惊厥状态，严重者发生脑水肿或中枢性呼吸衰竭直至死亡

二、护理评估

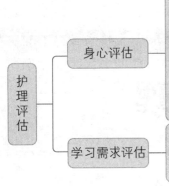

护理评估

- **身心评估**：了解患者有无头晕、头痛、多汗、恶心、呕吐、腹痛、腹泻、视物模糊、瞳孔缩小、呼吸困难、支气管分泌物增多、急性肺水肿等毒蕈碱样症状；有无肌肉纤维颤动、全身紧束感；有无呼吸肌麻痹引起呼吸衰竭、脉搏加快、血压升高、心律失常等烟碱样症状；有无共济失调、烦躁不安、抽搐、意识不清、语言障碍、大小便失禁等中枢神经系统症状；了解患者及家属的心理状况、是否焦虑及恐惧，既往有无类似病史及住院经历，家庭经济情况及其社会关系

- **学习需求评估**：患者、家属的学习能力及对有机磷农药中毒的认识程度；是否了解有机磷农药中毒的基本知识及主要用药的作用；是否清楚有机磷农药中毒的现场急救方法及预防措施等

三、护理诊断

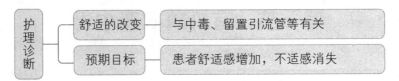

护理诊断

- **舒适的改变**：与中毒、留置引流管等有关
- **预期目标**：患者舒适感增加，不适感消失

四、护理措施

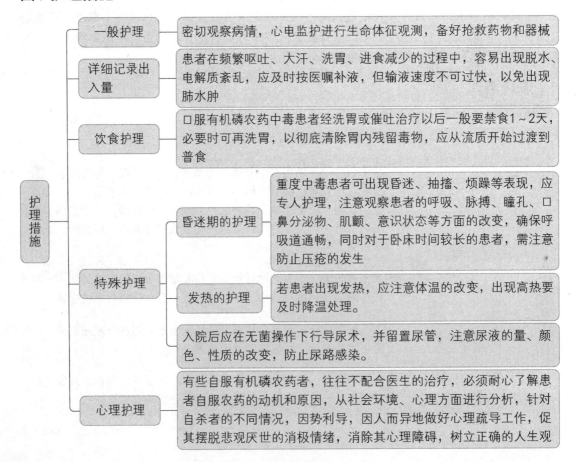

护理措施

- **一般护理**：密切观察病情，心电监护进行生命体征观测，备好抢救药物和器械

- **详细记录出入量**：患者在频繁呕吐、大汗、洗胃、进食减少的过程中，容易出现脱水、电解质紊乱，应及时按医嘱补液，但输液速度不可过快，以免出现肺水肿

- **饮食护理**：口服有机磷农药中毒患者经洗胃或催吐治疗以后一般要禁食1～2天，必要时可再洗胃，以彻底清除胃内残留毒物，应从流质开始过渡到普食

- **特殊护理**：
  - **昏迷期的护理**：重度中毒患者可出现昏迷、抽搐、烦躁等表现，应专人护理，注意观察患者的呼吸、脉搏、瞳孔、口鼻分泌物、肌颤、意识状态等方面的改变，确保呼吸道通畅，同时对于卧床时间较长的患者，需注意防止压疮的发生
  - **发热的护理**：若患者出现发热，应注意体温的改变，出现高热要及时降温处理。
  - 入院后应在无菌操作下行导尿术，并留置尿管，注意尿液的量、颜色、性质的改变，防止尿路感染。

- **心理护理**：有些自服有机磷农药者，往往不配合医生的治疗，必须耐心了解患者自服农药的动机和原因，从社会环境、心理方面进行分析，针对自杀者的不同情况，因势利导，因人而异地做好心理疏导工作，促其摆脱悲观厌世的消极情绪，消除其心理障碍，树立正确的人生观

五、健康教育

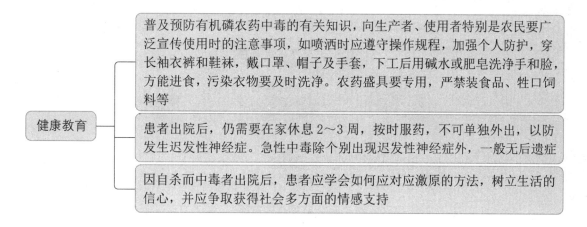

健康教育

普及预防有机磷农药中毒的有关知识，向生产者、使用者特别是农民要广泛宣传使用时的注意事项，如喷洒时应遵守操作规程，加强个人防护，穿长袖衣裤和鞋袜，戴口罩、帽子及手套，下工后用碱水或肥皂洗净手和脸，方能进食，污染衣物要及时洗净。农药盛具要专用，严禁装食品、牲口饲料等

患者出院后，仍需要在家休息2~3周，按时服药，不可单独外出，以防发生迟发性神经症。急性中毒除个别出现迟发性神经症外，一般无后遗症

因自杀而中毒者出院后，患者应学会如何应对应激原的方法，树立生活的信心，并应争取获得社会多方面的情感支持

第二节　急性一氧化碳中毒

一氧化碳中毒是含碳物质燃烧不完全时的产物经呼吸道吸入引起中毒。一氧化碳极易和血红蛋白结合，形成碳氧血红蛋白（HbCO），使血红蛋白丧失携氧的能力及作用，导致组织窒息；对全身的组织细胞均有毒性作用，尤其对大脑皮质的影响最为严重。当人们意识到已发生一氧化碳中毒时，往往为时已晚。由于支配人体运动的大脑皮质最先受到麻痹损害，使人无法实现有目的的自主运动。因此一氧化碳中毒者往往无法进行有效的自救。

一、临床表现

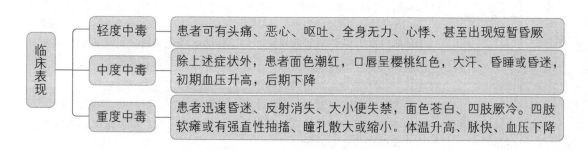

临床表现

轻度中毒：患者可有头痛、恶心、呕吐、全身无力、心悸、甚至出现短暂昏厥

中度中毒：除上述症状外，患者面色潮红，口唇呈樱桃红色，大汗、昏睡或昏迷，初期血压升高，后期下降

重度中毒：患者迅速昏迷、反射消失、大小便失禁，面色苍白、四肢厥冷。四肢软瘫或有强直性抽搐、瞳孔散大或缩小。体温升高、脉快、血压下降

二、护理评估

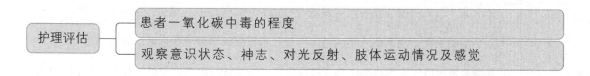

护理评估

患者一氧化碳中毒的程度

观察意识状态、神志、对光反射、肢体运动情况及感觉

三、护理诊断

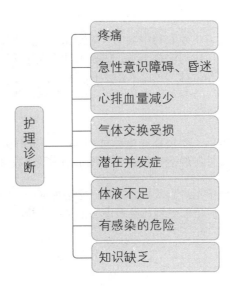

护理诊断
- 疼痛
- 急性意识障碍、昏迷
- 心排血量减少
- 气体交换受损
- 潜在并发症
- 体液不足
- 有感染的危险
- 知识缺乏

四、护理措施

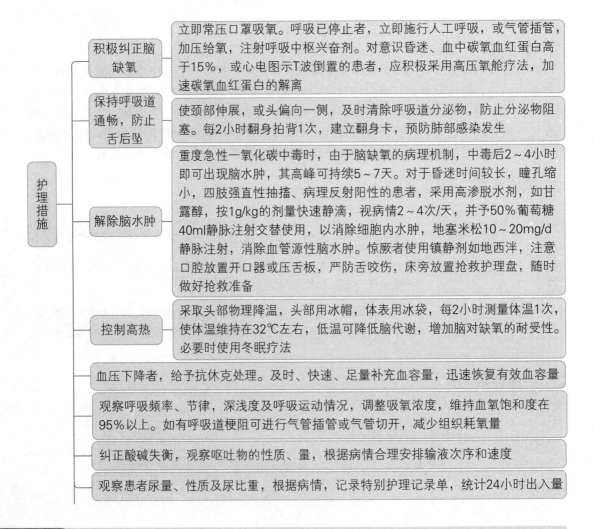

护理措施

积极纠正脑缺氧：立即常压口罩吸氧。呼吸已停止者，立即施行人工呼吸，或气管插管，加压给氧，注射呼吸中枢兴奋剂。对意识昏迷、血中碳氧血红蛋白高于15%，或心电图示T波倒置的患者，应积极采用高压氧舱疗法，加速碳氧血红蛋白的解离

保持呼吸道通畅，防止舌后坠：使颈部伸展，或头偏向一侧，及时清除呼吸道分泌物，防止分泌物阻塞。每2小时翻身拍背1次，建立翻身卡，预防肺部感染发生

解除脑水肿：重度急性一氧化碳中毒时，由于脑缺氧的病理机制，中毒后2～4小时即可出现脑水肿，其高峰可持续5～7天。对于昏迷时间较长，瞳孔缩小，四肢强直性抽搐、病理反射阳性的患者，采用高渗脱水剂，如甘露醇，按1g/kg的剂量快速静滴，视病情2～4次/天，并予50%葡萄糖40ml静脉注射交替使用，以消除细胞内水肿，地塞米松10～20mg/d静脉注射，消除血管源性脑水肿。惊厥者使用镇静剂如地西泮，注意口腔放置开口器或压舌板，严防舌咬伤，床旁放置抢救护理盘，随时做好抢救准备

控制高热：采取头部物理降温，头部用冰帽，体表用冰袋，每2小时测量体温1次，使体温维持在32℃左右，低温可降低脑代谢，增加脑对缺氧的耐受性。必要时使用冬眠疗法

血压下降者，给予抗休克处理。及时、快速、足量补充血容量，迅速恢复有效血容量

观察呼吸频率、节律，深浅度及呼吸运动情况，调整吸氧浓度，维持血氧饱和度在95%以上。如有呼吸道梗阻可进行气管插管或气管切开，减少组织耗氧量

纠正酸碱失衡，观察呕吐物的性质、量，根据病情合理安排输液次序和速度

观察患者尿量、性质及尿比重，根据病情，记录特别护理记录单，统计24小时出入量

预防感染	加强口腔、皮肤护理,督促患者刷牙、漱口,自己不能清洁者,每日2次口腔护理。勤翻身,保持皮肤清洁。维护病房环境整洁,每日紫外线消毒1小时。严格执行无菌操作及消毒隔离制度,避免交叉感染
疼痛的护理	评估疼痛的部位、时间、性质、强度和影响因素,加强心理护理,解除焦虑和恐惧心理,帮助患者取舒适体位,适当的支持和制动,遵医嘱使用镇痛剂,观察镇痛效果
营养支持	进食高热量、高维生素、易消化饮食,不能进食者,通过静脉补液,保证能量供给,保持大便通畅,防止发生便秘

注意安全,防止坠床。加用床护栏,或遵医嘱使用镇静剂,保持病房安静,护理操作集中完成,减少对患者的刺激

及时执行各种标本的采集,为治疗提供依据

做好健康教育工作,嘱患者清醒后仍要休息2周,向患者及家属解释可能发生迟发性脑病及其原因,使其主动配合

加强工业卫生宣传和教育工作,了解一氧化碳的性质,认真执行安全操作规程,定时检修、维护,做好一氧化碳浓度的检测和报警,加强自我防护。居室用煤炉,要装烟筒,保持室内通风

五、健康教育

健康教育	加强预防一氧化碳中毒的宣传,家庭用火炉要安装烟筒,烟筒应严密不可漏气,保持室内通风
	厂矿要认真执行安全操作规程,煤气发生炉和管道要经常维修以防漏气,进入高浓度一氧化碳的环境执行紧急任务时,要戴好特制的一氧化碳防毒面具,系好安全带,两人同时工作,以便彼此监护和互救

第三节 百草枯中毒护理

百草枯又叫做克芜踪,属于吡啶类除草剂,国内商品为 20% 的百草枯溶液,是目前我国农村使用较为广泛的、毒性最大的除草剂之一,国外报道中毒病死率为 64%,国内有报道病死率高达 95%。

百草枯可经皮肤、呼吸道以及消化道吸收,吸收后通过血液循环几乎分布于所有的组织器官,肺中浓度最高,肺纤维化常在第 5~9 天发生,2~3 周达到高峰,最终因肺纤维化呼吸窘迫综合征死亡。中毒机制与超氧离子的产生有关,急性中毒主要以肺水肿、肺出血、肺纤维化以及肝肾损害为主要表现。吸收后主要蓄积于肺组织,被肺泡I、II型细胞主动摄取和转运,经线粒体还原酶II、细胞色素 C 还原酶催化,产生超氧化物阴离子（O_2）、羟自由基（OH^-）、过氧化氢（H_2O_2）等,引起细胞膜脂质过氧化,导致细胞破坏,造成多系统损害。

一、临床表现

主要特点是出现成人呼吸窘迫综合征。

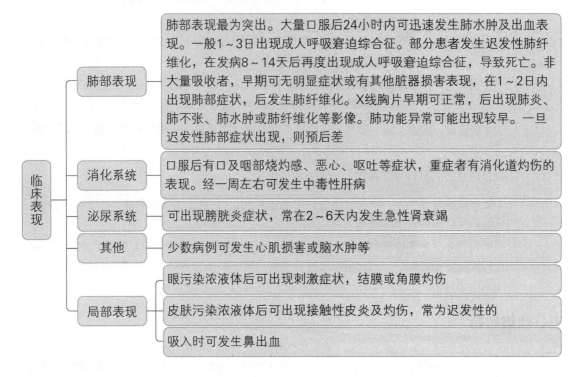

临床表现
- 肺部表现 —— 肺部表现最为突出。大量口服后24小时内可迅速发生肺水肿及出血表现。一般1~3日出现成人呼吸窘迫综合征。部分患者发生迟发性肺纤维化，在发病8~14天后再度出现成人呼吸窘迫综合征，导致死亡。非大量吸收者，早期可无明显症状或有其他脏器损害表现，在1~2日内出现肺部症状，后发生肺纤维化。X线胸片早期可正常，后出现肺炎、肺不张、肺水肿或肺纤维化等影像。肺功能异常可能出现较早。一旦迟发性肺部症状出现，则预后差
- 消化系统 —— 口服后有口及咽部烧灼感、恶心、呕吐等症状，重症者有消化道灼伤的表现。经一周左右可发生中毒性肝病
- 泌尿系统 —— 可出现膀胱炎症状，常在2~6天内发生急性肾衰竭
- 其他 —— 少数病例可发生心肌损害或脑水肿等
- 局部表现
  - 眼污染浓液体后可出现刺激症状，结膜或角膜灼伤
  - 皮肤污染浓液体后可出现接触性皮炎及灼伤，常为迟发性的
  - 吸入时可发生鼻出血

二、护理评估

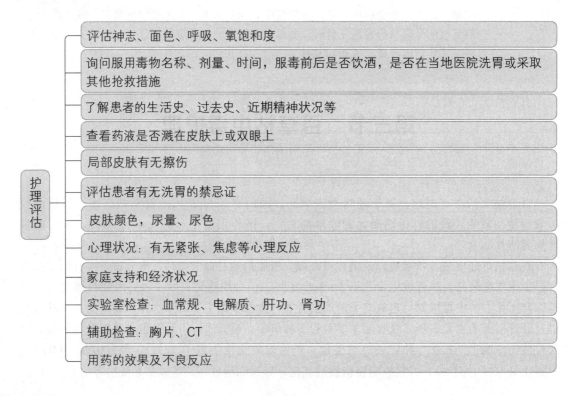

护理评估
- 评估神志、面色、呼吸、氧饱和度
- 询问服用毒物名称、剂量、时间，服毒前后是否饮酒，是否在当地医院洗胃或采取其他抢救措施
- 了解患者的生活史、过去史、近期精神状况等
- 查看药液是否溅在皮肤上或双眼上
- 局部皮肤有无擦伤
- 评估患者有无洗胃的禁忌证
- 皮肤颜色，尿量、尿色
- 心理状况：有无紧张、焦虑等心理反应
- 家庭支持和经济状况
- 实验室检查：血常规、电解质、肝功、肾功
- 辅助检查：胸片、CT
- 用药的效果及不良反应

三、护理诊断

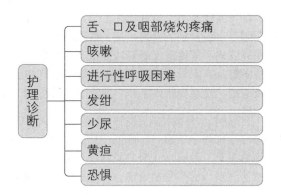

护理诊断
- 舌、口及咽部烧灼疼痛
- 咳嗽
- 进行性呼吸困难
- 发绀
- 少尿
- 黄疸
- 恐惧

四、护理措施

护理措施

立即洗胃
无心跳呼吸立即给予心肺脑复苏及进一步生命支持；有心跳呼吸，清除口鼻分泌物，保持呼吸道通畅；昏迷患者去枕平卧位，头偏向一侧，并给予持续心电监护、血压、氧饱和度监测

患者来院后立即洗胃，洗胃时洗胃液体温度要适宜，适宜温度即可避免促进毒物吸收，又可避免因温度低而使患者发生寒战等不良反应，注入量200~300ml/次为宜，若>500ml，会促进胃内容物进入肠道，影响洗胃效果

清除体内尚未吸收的毒物，在尽早洗胃的基础上，口服20%甘露醇导泻，口服活性炭吸附毒物

开通静脉通路，根据患者情况给予胃黏膜保护剂、保肝药物，给予抗氧化剂（维生素C）及抗生素等。尽早应用激素、抗自由基药物，尽早应用大剂量激素可预防肺纤维化的形成。激素应早期、足量、全程

密切观察病情变化
百草枯中毒后密切观察患者意识状态、瞳孔、心率、心律、血压、脉搏、呼吸、血氧饱和度等情况，发现异常及时报告医生，积极抢救。准确记录尿量，必要时留置尿管，观察尿液性状、颜色，有无肉眼血尿、茶色尿，有无少尿、无尿症状出现。观察呕吐物及大便颜色、性状及量，以判断有无消化道出血，还要防止呕吐物误吸入呼吸道引起窒息。特别注意有无肺损害现象，因百草枯对机体各个组织器官有严重损害，尤以肺损害为主。应密切观察呼吸的频率、节律，有无胸闷、咳嗽及进行性呼吸困难，有无呼吸道梗阻及咯血等

口腔护理
百草枯具有腐蚀性，口服2~3天可出现口腔黏膜、咽喉部糜烂溃疡，舌体、扁桃体肿大疼痛，黏膜脱落易继发感染。在护理过程中特别注意保持口腔清洁，可用生理盐水及利多卡因溶液交替含漱，随时保持口腔清洁，减少因分泌物渗出引起的粘连、出血、感染。出现腹部疼痛、消化道出血，给予止血药物，并仔细观察大便的颜色、次数和量

呼吸道护理
由于肺是百草枯毒性作用的靶器官，进入人体的百草枯被组织细胞摄取后在肺内产生氧自由基，造成细胞膜脂质氧化，破坏细胞结构，引起细胞肿胀、变性、坏死，进而导致肺内出血、肺水肿、透明膜变性或纤维细胞增生。肺纤维化多在中毒后5~9天内发生，2周或3周达高峰。因此，应保持呼吸道通畅，鼓励患者深呼吸，用力咳嗽，积极进行肺功能锻炼，定期进行胸部X线检查，发现异常及时处理

肾功能的监测	百草枯中毒可造成肾小管急性坏死，导致不同程度的肾功能损害。百草枯中毒1～3天即可出现肾功能损害，在中毒12小时，患者即可出现蛋白尿及血尿，甚至出现肾衰竭。尿量是反映肾功能情况最直接的指标，严格记录24小时尿量，观察尿量及有无尿频、尿急、尿痛等膀胱刺激症状；根据尿量调整输液量及输液速度，发现少尿或多尿，要及时报告医生，定期做生化、肾功能、尿常规化验
饮食护理	禁食期过后鼓励患者饮食，早期如牛奶、米汤等，逐渐加入鸡蛋、瘦肉等高蛋白、高维生素、高碳水化合物类食品，如因咽喉部疼痛不能进食时，可于进食前给予利多卡因稀释后含漱，以减轻疼痛，必要时给予鼻饲，以保证营养供给
基础护理	患者入院后立即脱去污染衣物并清洗皮肤，有呕吐者，随时更换衣服及床单，给患者创造一个整洁、舒适的环境；同时加强营养支持，按医嘱要求完成当日补液量及输入各种药物
心理护理	服药中毒后给患者造成的身心痛苦及预后的担忧使之产生焦虑、恐惧心理，护理人员应同情、理解患者，给患者讲解治疗措施对抢救生命的重要性，加强心理疏导、安慰。多给予劝导、鼓励，尽可能满足患者的合理要求，帮助患者度过情绪的低谷，使其能积极配合治疗与护理

五、健康教育

健康教育	向患者和家属讲解此病的疗程，让患者和家属积极配合治疗
	普及防毒知识，讲解口服百草枯的毒性和危害性
	定期随访，了解患者的活动能力和生存质量

第四节　氨气中毒护理

　　氨气主要作用于上气道，意外吸入高浓度可引起喉头水肿以致窒息。接触氨后会嗅到强烈刺激气味，眼流泪、晶体混浊、虹膜炎症，可导致失明。吸入可引起咽、喉痛、发音嘶哑。吸入氨浓度较高时可引起喉头痉挛，声带水肿，发生窒息。氨进入气管、支气管会引起咳嗽、咳痰、痰内有血，严重时可咯血及肺水肿、呼吸困难、咳白色或血性泡沫痰，双肺布满大、中水泡音。吸入高浓度氨气，可以兴奋中枢神经系统，引起惊厥、抽搐、嗜睡和昏迷。吸入极高浓度的氨可以反射性引起心搏骤停。

一、临床表现

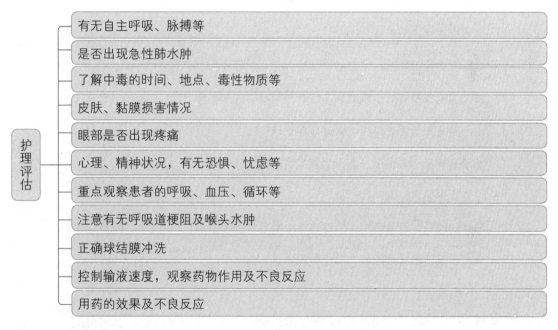

临床反应

接触氨后会嗅到强烈刺激气味，眼流泪、刺痛。过浓的氨水溅入眼内可损伤角膜，引起角膜溃疡，严重者可引起角膜穿孔、晶体混浊、虹膜炎症等，可导致失明

吸入氨气可引起咽、喉痛、发音嘶哑。吸入氨浓度较高时可引起喉头痉挛、声带水肿，发生窒息

氨进入气管、支气管会引起咳嗽、咳痰、痰内有血。严重时可咯血及肺水肿，呼吸困难、咳白色或血性泡沫痰，双肺布满大、中水泡音

吸入高浓度的氨可诱发惊厥、抽搐、嗜睡、昏迷等意识障碍。个别患者吸入极浓的氨气可发生呼吸心跳停止

二、护理评估

护理评估

有无自主呼吸、脉搏等

是否出现急性肺水肿

了解中毒的时间、地点、毒性物质等

皮肤、黏膜损害情况

眼部是否出现疼痛

心理、精神状况，有无恐惧、忧虑等

重点观察患者的呼吸、血压、循环等

注意有无呼吸道梗阻及喉头水肿

正确球结膜冲洗

控制输液速度，观察药物作用及不良反应

用药的效果及不良反应

三、护理诊断

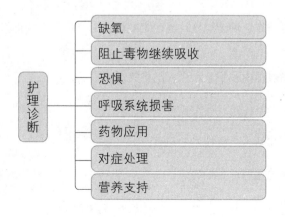

护理诊断

缺氧

阻止毒物继续吸收

恐惧

呼吸系统损害

药物应用

对症处理

营养支持

四、护理措施

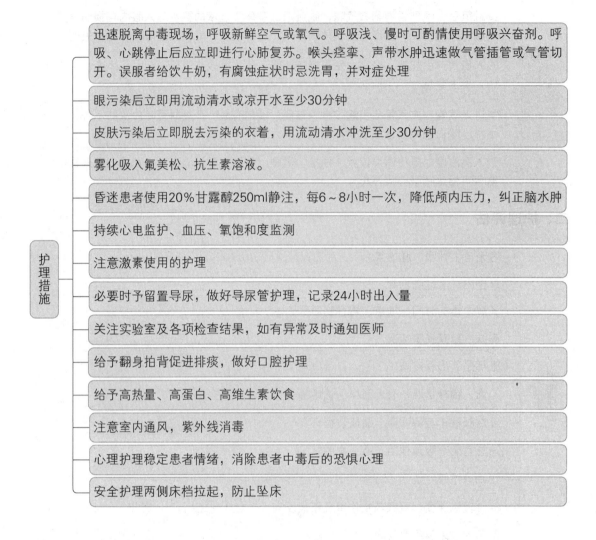

护理措施

- 迅速脱离中毒现场，呼吸新鲜空气或氧气。呼吸浅、慢时可酌情使用呼吸兴奋剂。呼吸、心跳停止后应立即进行心肺复苏。喉头痉挛、声带水肿迅速做气管插管或气管切开。误服者给饮牛奶，有腐蚀症状时忌洗胃，并对症处理
- 眼污染后立即用流动清水或凉开水至少30分钟
- 皮肤污染后立即脱去污染的衣着，用流动清水冲洗至少30分钟
- 雾化吸入氟美松、抗生素溶液。
- 昏迷患者使用20%甘露醇250ml静注，每6~8小时一次，降低颅内压力，纠正脑水肿
- 持续心电监护、血压、氧饱和度监测
- 注意激素使用的护理
- 必要时予留置导尿，做好导尿管护理，记录24小时出入量
- 关注实验室及各项检查结果，如有异常及时通知医师
- 给予翻身拍背促进排痰，做好口腔护理
- 给予高热量、高蛋白、高维生素饮食
- 注意室内通风，紫外线消毒
- 心理护理稳定患者情绪，消除患者中毒后的恐惧心理
- 安全护理两侧床档拉起，防止坠床

五、健康教育

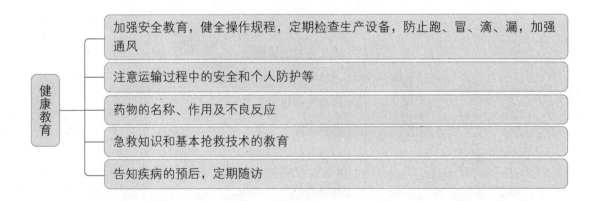

健康教育

- 加强安全教育，健全操作规程，定期检查生产设备，防止跑、冒、滴、漏，加强通风
- 注意运输过程中的安全和个人防护等
- 药物的名称、作用及不良反应
- 急救知识和基本抢救技术的教育
- 告知疾病的预后，定期随访

第五节　酒精中毒护理

酒精中毒俗称醉酒，一次饮用大量的酒类饮料后乙醇（酒精）会对中枢神经系统产生先兴奋后抑制作用，重度中毒可使呼吸、心跳抑制而死亡。酒精中毒是由遗传、身体状况、心理、环境和社会等诸多因素造成的，但就个体而言差异较大，遗传被认为是起关键作用的因素。

一、临床表现

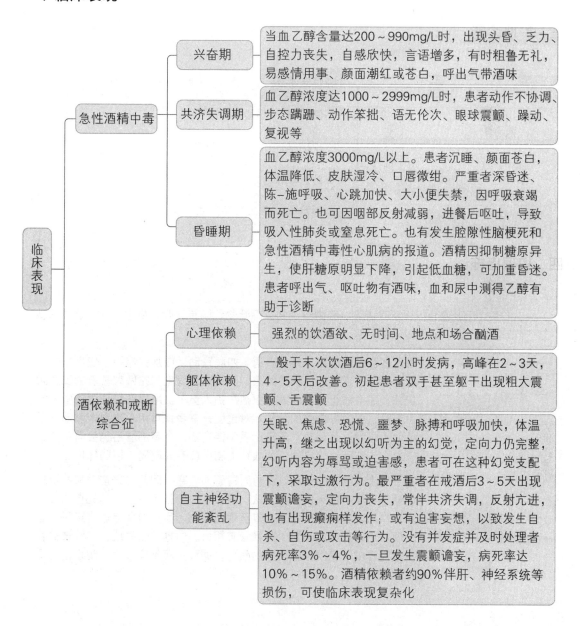

二、护理评估

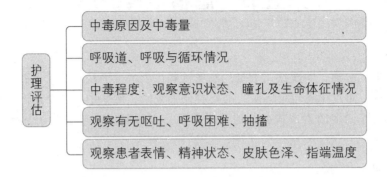

护理评估
- 中毒原因及中毒量
- 呼吸道、呼吸与循环情况
- 中毒程度：观察意识状态、瞳孔及生命体征情况
- 观察有无呕吐、呼吸困难、抽搐
- 观察患者表情、精神状态、皮肤色泽、指端温度

三、护理诊断

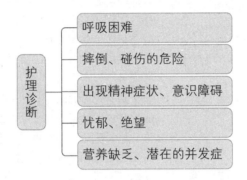

护理诊断
- 呼吸困难
- 摔倒、碰伤的危险
- 出现精神症状、意识障碍
- 忧郁、绝望
- 营养缺乏、潜在的并发症

四、护理措施

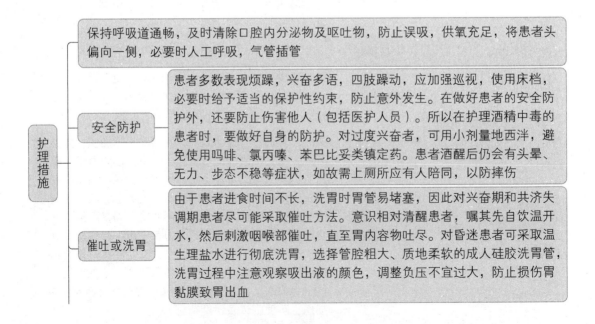

护理措施
- 保持呼吸道通畅，及时清除口腔内分泌物及呕吐物，防止误吸，供氧充足，将患者头偏向一侧，必要时人工呼吸，气管插管
- 安全防护：患者多数表现烦躁，兴奋多语，四肢躁动，应加强巡视，使用床档，必要时给予适当的保护性约束，防止意外发生。在做好患者的安全防护外，还要防止伤害他人（包括医护人员）。所以在护理酒精中毒的患者时，要做好自身的防护。对过度兴奋者，可用小剂量地西泮，避免使用吗啡、氯丙嗪、苯巴比妥类镇定药。患者酒醒后仍会有头晕、无力、步态不稳等症状，如故需上厕所应有人陪同，以防摔伤
- 催吐或洗胃：由于患者进食时间不长，洗胃时胃管易堵塞，因此对兴奋期和共济失调期患者尽可能采取催吐方法。意识相对清醒患者，嘱其先自饮温开水，然后刺激咽喉部催吐，直至胃内容物吐尽。对昏迷患者可采取温生理盐水进行彻底洗胃，选择管腔粗大、质地柔软的成人硅胶洗胃管，洗胃过程中注意观察吸出液的颜色，调整负压不宜过大，防止损伤胃黏膜致胃出血

保暖	急性酒精中毒患者全身血管扩张，散发大量热量，有些甚至寒战。所以一定要注意保暖，特别是在寒冷冬季，应提高室温或加盖好被子或加热水袋，使用热水袋应防止烫伤，以维持正常体温
做好心理护理	酒精中毒患者多是由于家庭、生活、工作、经济等原因引起的醉酒，对醉酒的患者给予关心和安慰，让患者发泄心中的郁积、不满和愤怒，或是倾听他的诉说；同时与患者及陪同家属沟通，强调酗酒对身体的危害性，可导致营养不良，神经系统损害，造成记忆力减退、智力下降、胃炎、胃溃疡甚至死亡等不良预后，帮助患者从酗酒中解脱出来

五、健康教育

健康教育	患者情绪稳定后向其本人及家属宣传酗酒的危害：过量饮酒则会导致酒精性肝硬化、胃肠功能紊乱、胃溃疡、营养不良等，给家庭带来巨大的经济损失
	教会解酒的一般常识，如轻度醉酒者，可给予浓茶或咖啡等
	对于原来患有心、肺、肝、肾等脏器疾病患者应劝其戒酒

参考文献

［1］ 黄燕梅，李欣.急诊科护理与风险防范［M］.北京：人民军医出版社，2013.

［2］ 徐国英.急诊护理必备（专科护士必备丛书）［M］.北京：北京大学医学出版社有限公司，2012.

［3］ 周望梅，高云.实用护理细节丛书—急诊护理细节问答全书［M］.北京：化学工业出版社，2013.

［4］ 孟庆义.全国专科护理领域岗位规范化培训教材——急诊护理学［M］.北京：人民卫生出版社，2009.

［5］ 许健瑞，等.急诊护理学（全国医学院校高职高专系列教材）［M］.北京：北京大学医学出版社，2010.

［6］ 黄艺仪，等.临床急诊急救护理学.第二版.［M］.北京：人民军医出版社，2015.

［7］ 黄艺仪，张美芬，李欣.现代急诊急救护理学［M］.北京：人民军医出版社，2008.

［8］ 刘均娥.急诊护理学.第3版.［M］.北京：北京大学医学出版社，2015.

［9］ 姜平.急诊护理学［M］.北京：中国协和医科大学出版社，2015.

［10］ 戴红.临床急诊科护理细节［M］.北京：人民卫生出版社，2008.

［11］ 裴桂芹.急诊科护理基本知识与技能1100问［M］.北京：科学出版社，2010.

［12］ 史冬雷.急诊科护理工作指南［M］.北京：人民卫生出版社，2016.

［13］ 郑一宁，吴欣娟.实用急诊科护理及技术［M］.北京：科学出版社，2008.